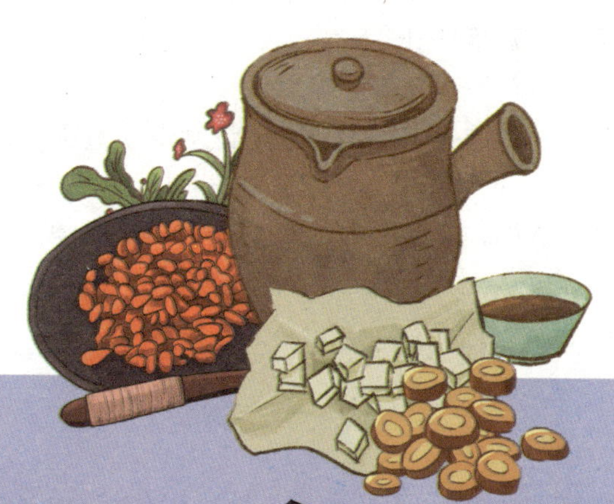

《伤寒论》精析

成凯◎主编

CNS K 湖南科学技术出版社 · 长沙

图书在版编目（CIP）数据

《伤寒论》精析 / 成凯主编. — 长沙：湖南科学技术出版社，2024.8
ISBN 978-7-5710-2841-1

Ⅰ. ①伤… Ⅱ. ①成… Ⅲ. ①《伤寒论》 Ⅳ. ①R222.2

中国国家版本馆 CIP 数据核字（2024）第 076451 号

《SHANGHANLUN》JINGXI
《伤寒论》精析
主　　编：成　凯
出 版 人：潘晓山
责任编辑：杨　颖
出版发行：湖南科学技术出版社
社　　址：湖南省长沙市开福区芙蓉中路一段 416 号泊富国际金融中心 40 楼
网　　址：http://www.hnstp.com
印　　刷：济宁华兴印务有限责任公司
（印装质量问题请直接与本厂联系）
厂　　址：济宁高新区黄屯立交桥西 327 国道南华兴工业园 1 楼
邮　　编：272106
版　　次：2024 年 8 月第 1 版
印　　次：2024 年 8 月第 1 次印刷
开　　本：710mm×1000mm　1/16
印　　张：16
字　　数：278 千字
书　　号：ISBN 978-7-5710-2841-1
定　　价：68.00 元

以脏腑为核心，以经络为维系，以气血精液为物质基础，以阴阳五行为说理工具，构成了中医药学的基本理论体系。在这种理论指导下，运用自然药物或非药物防治疾病和保健的手段，以临床表现和人体自身感受为判断疗效的标准，在实践中不断发展和进步，成就了中国传统医学之辉煌。

原本的中医药理论，蕴藏于大量的传统文献中，学习者通过各种教材初步掌握了各方面知识要点之后，再选择研读重要的中医药原著，才可能真正领会中医药学的理论精髓，更好地指导临床实践。清代名医费伯雄说："学医而不读《灵》《素》，则不明经络，无以知致病之由。不读《伤寒》《金匮》，则无以知立方之法，而无从施治。不读金、元四大家，则无以通补泻温凉之用，而不知变。"

《伤寒论》重点阐述外感病与杂病的诊治规律，建立了六经辨证的理论体系，理法方药兼备，是中医临床治疗学的奠基之作，一直受到古今医家的高度重视，历来是中医必读的经典著作。但原著年代久远，文辞古奥，阅读困难，不易准确理解和掌握。本导读立意于深入浅出，释疑解惑，详述原著的写作背景、内容安排、重点难点、学术渊源、学术沿革、学术体系、学术观点、学术评价、应用心得等。原文排列顺序以明代赵开美复刻宋本《伤寒论》为准，解说忠实原著，力求持论公允，理论联系实际，突出临床应用，讲清

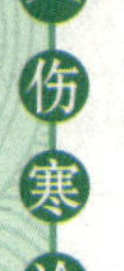
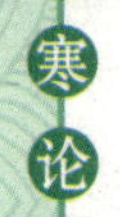
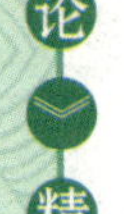

难点疑点。各类病证都在释义分析的基础上，提出病因病机、主要证候、辨证要点、治疗方法、对证方剂、药物配伍、使用方法、调摄养护等，前后系统连贯，要旨一目了然，密切配合临床，贴近医疗实践，便于读者学习、理解和应用。

本书不仅适合中医爱好者阅读，也可作为中医临床、教学、科研、备考之参考，适合于各级中医、中药、中西医结合的医师、教师、科研人员以及中医药院校的研究生、大学生等阅读。

第 1 章　著作简况

导致疾病的原因是多种多样的，而本书之名为什么如此专注于“伤寒”呢?

这就需要从当时的气候条件和社会环境来认识。据著名气象学家竺可桢在《中国近五千年来气候变迁的初步研究》一文中描述：到东汉时代，我国天气趋于寒冷，有几次冬天严寒，晚春的洛阳还降霜降雪，冻死不少穷苦人。直到三国时代曹操在铜雀台种橘，只开花不结果，气候比前述汉武帝时代寒冷。曹操儿子曹丕到淮河广陵视察士兵演习，由于严寒，淮河冻结，演习不得不停止。公元 366 年，渤海湾从昌黎到营口连续 3 年全部冰冻，冰上可以来往车马及几千人的军队。那时年平均温度比现在低 2℃~4℃。由此可见张仲景所处的时代气候是比较寒冷的。再者，当时是我国历史上社会政治最黑暗、动乱发生最频繁、经济破坏最严重、卫生防疫最糟糕的战争年代，人们生活在战火与饥荒之中，流离失所，颠沛惊恐，缺衣少食，饥寒交迫，就更加易于遭受寒凉病邪的伤害。以此推测，当时的外感病因尤以寒凉病邪为甚，故以“伤寒”命名，是有一定根据的。

感受寒凉等病邪就容易产生疾病，这固然是人们对疾病发生与发展的粗浅认识。但“伤寒”二字，还有没有其他更多更广更高更深层次的特殊含义呢?

有！但这仍然需要从当时的社会文化背景和医药认识水平来探究。追溯秦汉时期及其之前的“伤寒”概念，可以发现“伤寒”几乎是多种发热性疾病的同义语，当时将各种各样的外感热病统称为“伤寒”，此即《素问·热论》所言：“今夫热病者，皆伤寒之类也。”甘肃武威出土的汉代医简也记载有“伤寒”的病名及症状。当时大都以外感风寒立论，治疗多行温法。如《史记·扁鹊仓公列传》中的“诊籍”就明确提出“为之液汤，火齐，逐热。一饮汗尽，再饮热去，三饮病已”，可见当时中医临床确已使

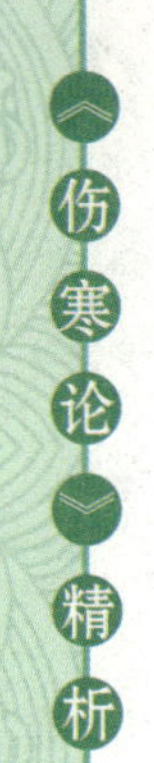

用汤药来治疗伤寒热病了。由于伤寒热病的猖獗流行，使当时医家必须重视对该病的研究，其在医学中所占的地位逐渐上升，所包含的实际内容逐渐扩大，其理论系统也逐步趋向成熟。汉代著名医家淳于意、华佗等均有关于伤寒热病治疗的论述。众多医家的探索与经验积累为张仲景的研究奠定了临床治疗与理论著述的基础，而张仲景对“伤寒”的认识则更为系统和深刻，他已经将“伤寒”的辨证论治推向了中医临床医学的一个阶段性高峰，《伤寒杂病论》中的“伤寒”学说较之《黄帝内经》《难经》已经有了长足的进展。晋·皇甫谧《甲乙经·序》中认为“伊尹以亚圣之才，撰用《神农本草》，以为《汤液》”；而“仲景论广《伊尹汤液》，为数十卷，用之多验”。

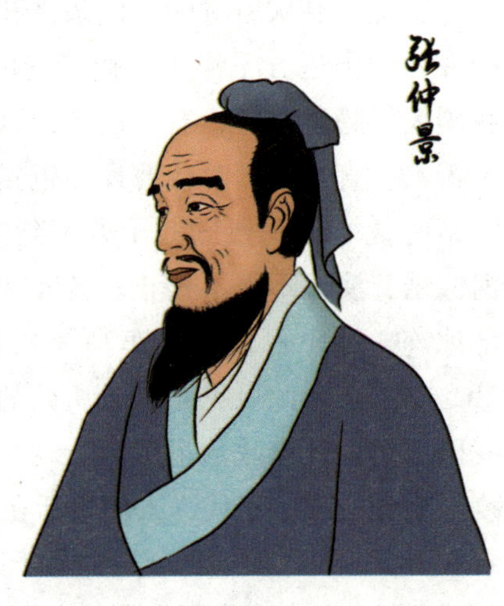

如果将当时诸多医家对“伤寒”的认识与张仲景《伤寒杂病论》中对“伤寒”的认识结合起来，就不难发现，“伤寒”二字在不同条件下还有其不同的特殊含义，至少可以说有“广义伤寒”与“狭义伤寒”之分。

“广义伤寒”是一切外感热病的总称。《备急千金要方》引《小品方》云：“伤寒，雅士之辞，云天行、瘟疫，是田舍间号耳。”《肘后方》云：“贵胜雅言，总名伤寒，世俗因号为时行。”又云：“伤寒、时行、瘟疫名同一种耳，而本源小异。”由此可见，“伤寒”是当时世人对各种外感热病总和的雅称，社会上也流传着“天行”“瘟疫”“时行”等不同称谓。

狭义伤寒是专指外感风寒、感而即发的疾病。《伤寒论·伤寒例》云：“冬时严寒，万类深藏，君子固密，则不伤于寒，触冒之者，乃名伤寒耳。”又云：“中而即病者，名曰伤寒。”即是指狭义伤寒而言。

《难经·五十八难》中描述：“伤寒有五，有中风，有伤寒，有湿温，有热病，有温病。”前者“伤寒有五”是广义伤寒的概念，泛指多种外感热病，意即“广义伤寒”包括了“中风、伤寒、湿温、热病、温病”等各种病症。后者“有伤寒”是狭义伤寒的意思，意即5种类型之中的一个病症，也就是5种外感热病中有一个是属于“外感风寒、感而即发”的狭义伤寒。

《伤寒论》全书讲述的是包括“湿温、热病、温病”在内的广义伤寒。而书中《辨太阳病脉证并治上第五》中叙述的“太阳病，或已发热，或未发热，必恶寒，体痛，呕逆，脉阴阳俱紧者，名为伤寒”，则是属于概念最小的狭义伤寒，书中用麻黄汤一类方药治疗的病症，均属于狭义伤寒。

张仲景撰著的《伤寒杂病论》是我国第一部理法方药兼备、理论联系实际的临床著作，也是中医药学术发展史上具有辉煌成就与重要价值的一部经典著作。它继《黄帝内经》《难经》等中医经典理论著作之后，系统地揭示了外感热病与多种杂病的诊治规律，创造性地发展和完善了六经辨证的理论体系，从而奠定了中医临床医学的基础。《伤寒论》所确立的六经辨证及其融理、法、方、药于一体的理论体系与治疗方法，具有相当高的科学水平和实用价值，它既适用于外感热病的辨证论治，也适用于多种杂病的辨证论治，长期以来一直有效地指导着历代医家的临床实践，并对中医药学术的发展产生了巨大影响。历代医家都十分重视对《伤寒论》的学习与研究，称其“启万世之法程，诚医门之圣书”。因此，《伤寒论》是中医药工作者的必读医著之一。

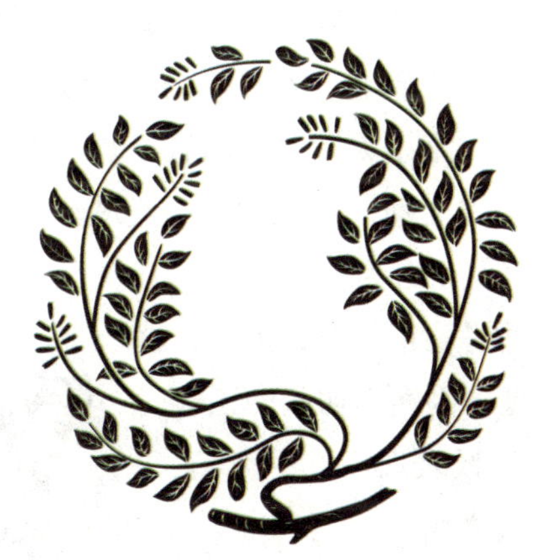

第 2 章　辨太阳病脉证并治

太阳包括手太阳、足太阳二经和膀胱、小肠二腑。足太阳经外居体表，内属于膀胱之腑。膀胱位于下焦，内藏津液，与肾互为表里。太阳之气依赖于肾中阳气的资助，蒸化膀胱所藏之津液，形成一种雾露之气，达于体表，行于其经，称为太阳之气。太阳之气行于体表者，隶属于卫气。卫气生化于肾中之元阳，肾与膀胱为表里，故卫气首先运行于足太阳膀胱经。卫气昼行于阳，夜行于阴，有肥腠理、温分肉、司开合、卫外固表、抵御外邪之功，是保护人体的第一道屏障。卫气虽出于下焦，但其功能的发挥，必依赖于中焦的资助，上焦的开发，其中重要的是依赖于肺气的宣发与输布，才能发挥熏肤、充身、泽毛、若雾露之溉的作用。因此，太阳主表与肺主皮毛是相互协调的。由于太阳之腑内合于肾，太阳之经外连督脉，得肾之元阳之资，督脉阳气之助，故太阳为阳气最旺之经；而太阳之腑藏津液而主气化，也与卫气关系最为密切。

当病邪侵袭人体之时，正气奋起抗邪，就发生太阳病，又称表证。因病属初起，正气旺盛，抵抗力较强，证候表现多属阳性。因此，太阳病之病因多为外邪侵袭，病程为初期阶段，病位在一身之表，病性多属阳实范畴，为六经病的第一阶段。

原著精读

原文1

太阳之为病，脉浮[①]，头项强痛[②]而恶寒[③]。

注释

①浮：脉象浅表，轻按即得，主表证。
②头项强痛：头部与项部僵硬疼痛，有拘紧感。
③恶寒：厌恶寒冷。

释义

本条讲述太阳病脉证提纲。

“脉浮”是外邪袭表，卫气向外抗邪的反映，揭示病位在表，正气未虚，为表病的主脉。“恶寒”是太阳病出现最早和贯穿始终的症状，后人将其作为诊断太阳表证的必有症状，并总结出“有一分恶寒，便有一分表证”的规律和经验。“脉浮、头项强痛、恶寒”三症并见，反映了外邪侵袭太阳，人体肌表受邪，正邪交争于体表的病理机转，是太阳病的基本特征，也是表证的共有症状，所以列在太阳病篇之首。以下凡称太阳病时，多含有此组脉证。也就是说，凡见此组脉证，即可诊断为太阳病。

外感病初起，卫气奋起抗邪，正邪交争于体表，多数病人会有“发热”症状，但本条却没有将“发热”列入提纲证中。究其原因：太阳病初起，发热较恶寒出现稍晚，早期未必都能见到。如论中第 3 条描述太阳伤寒表实证时就有“或已发热，或未发热，必恶寒”之说，提示太阳病发热有迟有早，未必都能及时见到，但恶寒则是早期就有的必见之症，是为“必恶寒”。

“脉浮、头项强痛、恶寒”三症同时并见于外感病的早期才是太阳表证。如只有恶寒，而脉象不浮甚或沉微，则有可能是三阴虚寒病证，尤其是少阴阳虚寒化证，心肾阳气虚衰，阴寒内盛，常见恶寒，且四肢逆冷，下利清谷，后世称之为“形寒怕冷”，这是阳虚不能温煦周身所致，与太阳表证的恶寒相去甚远，临床需作仔细辨别，切勿混淆。

原文2

太阳病，发热，汗出，恶风[①]，脉缓[②]者，名为中风[③]。

注释

①恶风：风吹到身上不舒服，恶寒之轻者。

②脉缓：与紧脉相对而言，脉象宽柔和缓，非怠慢迟缓之意。

③中风：中医证候名，以“发热，汗出，恶风，脉缓”为主要临床表现，是外感病邪所引起的一种太阳表虚证，与内伤杂病的中风病不同。

释义

本条讲述太阳病中风证的主要脉证。

本证系因风寒袭表、营卫失调所致。由于风寒侵袭而风邪偏盛，风邪伤卫，卫阳浮盛于外，与邪气交争，故发热；风性疏泄且伤于卫阳，使卫外失固，营不内守，营阴外泄，故见汗出；汗出肌腠疏松，不胜风袭，故云恶风，结合提纲证，实则是恶风寒；又因汗出，营阴外泄，故脉搏松弛宽缓而呈柔和之象。《灵枢·邪气脏腑病形》描述：“脉缓者，尺之皮肤亦缓。”

由于太阳中风是以汗出、脉浮缓为特征，故后世医家习称其为太阳中风表虚证。但必须注意的是，这里所说的“表虚”，并不是真正的虚证，而仅仅是肌表腠理稍疏、卫外功能不强之意，因为这只是与第 3 条无汗而“脉阴阳俱紧”之伤寒表实证相对而言的。

原文3

太阳病，或已发热，或未发热，必恶寒，体痛，呕逆，脉阴阳俱紧[①]者，名为伤寒[②]。

注释

①脉阴阳俱紧：寸、关、尺三部脉象都是浮紧的。寸脉为阳，尺脉为阴，此处是指寸关尺三部脉来均有紧束、紧张之象。

②伤寒：中医证候名，以“或已发热，或未发热，必恶寒，体痛，呕逆，脉阴阳俱紧”为主要临床表现，是外感病邪所引起的一种太阳表实证，属狭义伤寒。

释义

本条讲述太阳病伤寒证的主要脉证。

本条前有“太阳病”三字，即包含有第 1 条“脉浮，头项强痛而恶寒”的脉证，也就是在太阳病提纲证的基础上又见有“或已发热，或未发热，必恶寒，体痛，呕逆，脉阴阳俱紧"，即为太阳"伤寒"证。这里的"伤寒"，是狭义"伤寒"。

在太阳病脉浮、头项强痛而恶寒的基础上，不论发热与否，只要见到体痛、呕逆、脉阴阳俱紧等脉证者，即为太阳伤寒证。"必恶寒"，说明恶寒必然最早出现，因风寒之邪一旦侵袭体表，卫阳即被郁遏，故起病便有恶寒。若风寒较甚，卫阳郁闭较重，正气尚未能及时达表抗邪，则也可暂不发热。稍后，正气则会与邪气做斗争，发热也就随之表现出来。文中"或已发热，或未发热"，只说明发热有迟有早，而并非是始终没有发热，因为发热终归是要出现的。寒邪有收引凝敛的特性，风寒之邪外闭卫阳，并使营阴郁滞，经气运行不畅，故身体疼痛，脉阴阳俱紧。脉之阴阳，柯韵伯谓指浮沉而言，陈修园谓指尺寸而言，二者可以合参。细心体察张仲景原意，应更加重视尺寸。浮沉主候表里，尺寸尤辨虚实。证之临床，太阳伤寒表实证应见尺寸之脉俱紧。紧者，如绳转索，为寒气凝滞、正气欲伸不得之象。

太阳中风表虚证的病理特点是卫外不固、营阴外泄，故有汗出。太阳伤寒表实证的病理特点是卫阳郁闭、营阴郁滞，故应无汗。本条虽未明言，但已寓有无汗之意。因为寒邪有收引凝敛的特性，病人腠理闭塞，是不会出汗的。

原文4

伤寒一日[①]，太阳受之，脉若静[②]者，为不传；颇欲吐，若躁烦，脉数急[③]者，为传也。

注释

①伤寒一日：外感病早期。伤寒：此指广义伤寒，与上条狭义伤寒有别。一日，约略之辞，指患病初期。

②脉若静：脉象变化不很大，与太阳表证相符，如伤寒脉浮紧，中风脉浮缓，无数急之象。

③脉数急：脉的速率很快。与脉静相对而言，表明脉象已经有了显著变化。

释义

本条讲述判断外感病是否传变，以脉证为依据。

伤寒一日，太阳受之，源于《素问·热论》"伤寒一日，巨阳受之"，巨阳就是太阳。伤寒初期，人体受邪，太阳首当其冲。太阳已病，就有传经之可能。本条以脉为重心，讨论外感病邪传变的问题。风寒邪气伤人，必先中于肌表。其演变途径：一是正胜邪衰，脉象平和，病情向愈，在太阳阶段即可缓解；一是正气能抗邪，邪气尚未传里，正邪交争于表，疾病仍在太阳阶

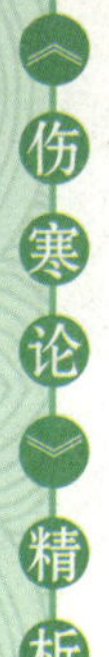

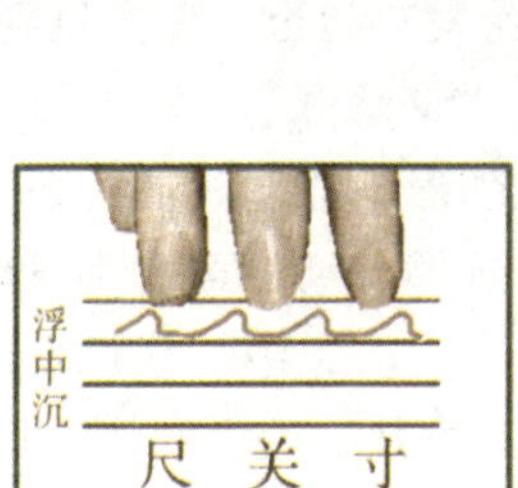

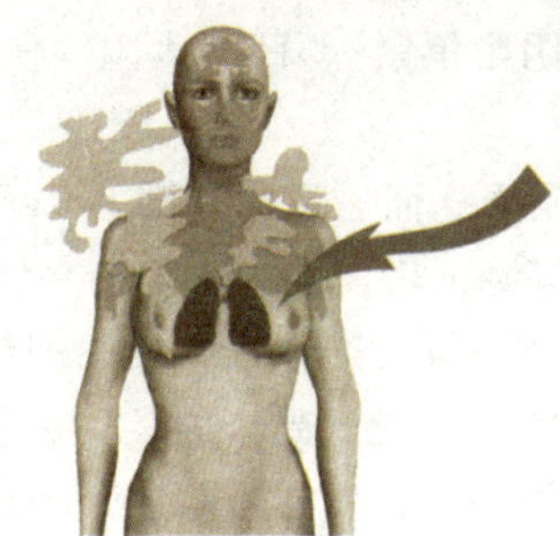

数脉一息五至以上。
数脉主热，亦主虚证。

段。二者均为“不传”。另一种状态是正衰邪胜，病情加重而进展，或向他经传变，故曰“传”。传变与否，应以脉证为据。若在脉象上的反应是不数、不急，说明邪气尚微，正能胜邪，显示病未传变。若脉现数急，又兼见欲吐、躁烦，则说明邪气转盛，传而为热，并影响胃气和心神，是病情加重和发生传变的迹象。既然已经转化为热病，就应引起足够的警惕和重视，并应按照热病发生、发展和变化的规律来辨证论治。

原文5

伤寒二三日，阳明、少阳证不见者，为不传也。

释义

本条讲述外感病的传变。

本条承接上条继续讨论外感病的传变。上条言伤寒一日就有传变的可能，本条言伤寒二三日，亦有传变的可能。太阳主外，故风寒外袭，“一日”即可“受之”。少阳与阳明在里，而邪气化热传变常在二三日。若二三日传变之期，仍不见口苦、咽干、目眩的半表半里热证，也未见不恶寒、反恶热、口渴、脉大等阳明里热亢盛证，就说明病情尚未传变。病邪仍在太阳，治疗时仍可从太阳病辨证施治。

原文6

太阳病，发热而渴，不恶寒者，为温病[①]。若发汗已，身灼热[②]者，名风温[③]。风温为病，脉阴阳俱浮，自汗出，身重，多眠睡[④]，鼻息必鼾[⑤]，语言难出[⑥]。若被下者，小便不利，直视失溲[⑦]；若被火[⑧]者，微发黄色，剧则如惊痫，时瘛疭[⑨]，若火熏之[⑩]。一逆[⑪]尚引日，再逆促命期。

注释

①温病：外感温热之邪，以发热而渴、不恶寒为主要脉证，是太阳病中的一种证型，属于广义伤寒的范畴。

②灼热：身热显著，扪之灼手，形容发热严重。

③风温：太阳温病误用辛温发汗后的一种变证。与后世《温病学》中的风温不同。

④多眠睡：嗜睡状态，非常人之熟睡。

⑤鼾（hān）：呼吸时鼻中发出的响声。

⑥语言难出：语言不清晰，謇涩难出。

⑦失溲：大小便失禁。溲，一般指小便，但此处却是指二便失禁。

⑧被火：误用火法治疗。火，指温针、烧针、灸法、熏法、熨法等一类的治疗方法。

⑨时瘛疭：阵发性手足搐搦。瘛（chì），收缩。疭（zòng），松弛。

⑩若火熏之：如果使用火熏的方法治疗。另有医家将“若”解释为“像”，形容肤色晦暗，像火熏过一样。

⑪ 逆：指误治。正确的治疗为顺，误治则为逆。

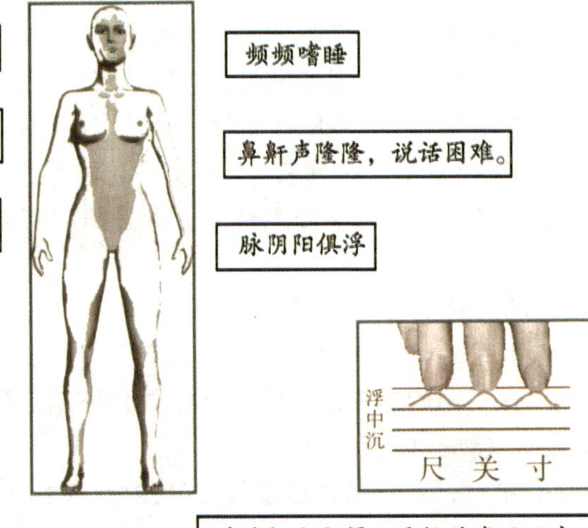

释义

本条讲述太阳温病的主要脉证及其误治变证。

本条提出温病的主要特点是发热而渴、不恶寒，这与太阳中风、伤寒的发热、必恶风寒、口不渴等有明显的区别。温病是温热之邪所致，温为阳邪，最易伤津耗液，故起病之初，在发热的同时便有口渴。因温热之邪重在伤人阴液，故多不恶寒。当温热之邪初袭机体时，致使卫外功能失常，亦可有短暂微恶风寒的表现。温病初起，当用辛凉解表法以清透热邪。医者切不可认为是风寒束表而使用辛温发汗剂，否则，以热助热，重伤津液，则致变证丛生。《伤寒例》中云“桂枝下咽，阳盛则毙”，示人以温治温的危险性。“若发汗已，身灼热者，名为风温”，即是此例。风温这一变证，除津伤热盛，表现为全身高热灼手外，尚见邪热充斥于表，气血外应，脉搏寸关尺三部皆浮盛有力。阳热过盛，逼迫营阴外泄则自汗出。热伤津气，所以身重。热盛神昏，则多眠睡，鼻息如鼾，语言难出。凡此种种，均为温病误治所致的不良后果。风温本属热盛津伤之证，宜用甘寒之剂清热养阴救治，切忌苦寒泄下、火劫取汗等法，否则更是遗患无穷。

原文7

病有发热恶寒者，发于阳也；无热恶寒者，发于阴也。发于阳七日愈，发于阴六日愈，以阳数七、阴数六故也。

释义

外感病阴阳属性的判断和愈期的预测。

人体感受外邪之后，若正气充盛，能奋起与邪抗争，则见发热。反之，正气虚弱，无力与邪相争，则无发热。伤寒六经辨证，就是根据这个原则划分的。太阳病有发热恶寒，少阳病有往来寒热，阳明病但热不寒。三阳经病均有发热，说明正气尚旺，抗邪有力，属正盛邪实的阳证，即“发于阳”也。三阴经病通常无热恶寒，甚至肢厥蜷卧，则是阳虚阴盛、正气虚衰的表现，正是“发于阴”也。

以寒热来辨别阴阳两大证型，这只是大体上的区分，适宜于一般情况。影响疾病的因素很多，临床的表现也千变万化。如太阳伤寒初期，可有暂“未发热”的阶段；阳明病得之一日，也有“不发热而恶寒”者。对于这些特殊情况，均须作具体分析。

“发于阳七日愈，发于阴六日愈”。这是对愈期的一种预测。阳数七、阴数六之说，可能是出于伏羲氏河图生成数之词。因水的成数是六，水属阴，故阴数六；火的成数是七，火属阳，故阳数七。病发于阳经，阳经之气血得以平和则愈；病发于阴经，阴经之气血得以平和则愈。这种推算方法仅供参考，尚有待进一步研究。

原文8

太阳病，头痛，至七日以上自愈者，以行其经尽[①]故也；若欲作再经[②]

者，针足阳明，使经不传则愈。

注释

①行其经尽：邪气在太阳经逐渐减退而消失，病情向愈。

②欲作再经：病情将要发生传经之变，此指欲传往阳明。

释义

本条讲述太阳病自愈之机与截断传经之法。

太阳为病至7日以上时间，邪未内传，显示太阳表邪在本经将尽，适值正气来复之期，故有自愈的可能。本条只举头痛，以说明太阳病自愈的转机，是受《素问·热论》“七日巨阳病衰，头痛少愈”的影响，故将其他表证省略。

太阳病虽有自愈之机转，但也有正不胜邪，进一步向里发展的趋势。为防病情传变，可先安其未受邪之地，方法是针刺足阳明经穴，疏通经气，振奋胃阳，以扶正祛邪，自能防止传经之变。

原文9

太阳病，欲解时，从巳至未上。

释义

太阳病将要解除的时间。

根据“天人相应”的理论，从人与自然的关系推测太阳病欲解的有利时辰是“从巳至未上”，即巳、午、未阶段，相当于现在9时后至15时前的6个小时，正值午前午后，是一日中阳气隆盛的时候。人体的阳气亦随自然界的阳气而盛于外，有助于祛散表邪，使表证有欲解的趋势，是太阳病欲解的最佳时间。此说可供临床参考。

原文10

风家①表解而不了了②者，十二日愈。

注释

①风家：经常患外感风寒的病人。

②不了了：表证已解，大部分已经消除，但仍留有不舒适的感觉。

释义

本条讲述表解后身体未爽的愈后。

“风家”是指经常患风寒外感的人。此多体质较差，素体卫阳不足，表气不固，易患太阳病。当表邪已解，疾病向愈之时，尚有一些不舒适的感觉，这是正气未复、气血未和之故。所以身体仍有不爽的感觉。大邪虽解，往往因正气难复，身体较长时间酸楚不适，精神不爽，即所谓“不了了”者，气血和顺则愈。根据外感发病的传变规律推测，此类病人病愈的日期一般不会超过两经，故曰“十二日愈”。“十二日”也只是约略之词，仅供参考，不必拘泥。

原文11

病人身大热，反欲得衣者，热在皮肤①，寒在骨髓②也；身大寒，反不欲近衣者，寒在皮肤，热在骨髓也。

注释

①皮肤：体表。言其浅表，指在外。

②骨髓：体内。言其深层，指在里。

释义

本条据病人喜恶之情辨别寒热真假。

病人身大热，但却欲得衣被，这是由于机体的真阳虚衰到至极，阴寒内盛，阳气不能潜藏而浮越于外所致。因此，身大热必在体表，属外有假热，欲得衣是寒在于里，属内有真寒的“阴盛格阳证”。所谓“寒极似热”“阴极似阳”即是此证。

病人身大寒，但却不欲得衣被，这是由于里热亢盛，气机郁遏，阳热深伏于里，不能外达于手足所致。因此，身大寒必在体表手足，属外有假寒，不欲近衣是热在于里，属内有真热的“阳盛格阴证”。所谓“热极似寒”“阳极似阴”即是此证。

在临床上，较为单纯的寒、热、虚、实证候是容易分辨的。但当病情发展到严重阶段，表象与本质不相一致的情况下，则应透过寒热的表象去探求疾病的本质。“皮肤”指人体浅表部位，在这里引申为疾病的表象；“骨髓”指人体内里部位，在这里引申为疾病的本质。临床上尚需结合胸腹是否灼热、口渴与否、喜饮的冷热与多少、舌苔脉象等进行综合分析，才能去伪存真，做出准确判断。

原文12

太阳中风，阳浮而阴弱①，阳浮者，热自发，阴弱者，汗自出；啬啬恶寒②，淅淅恶风③，翕翕发热④，鼻鸣⑤干呕⑥者，桂枝汤主之。

桂枝汤方

桂枝三两，去皮　芍药三两　甘草二两，炙　生姜三两，切　大枣十二枚，擘上五味，㕮咀[⑦]三味，以水七升，微火煮取三升，去滓，适寒温，服一升，服已须臾[⑧]，啜[⑨]热稀粥一升余，以助药力，温覆[⑩]令一时许，遍身漐漐[⑪]微似有汗者益佳，不可令如水流漓，病必不除。若一服汗出病差，停后服，不必尽剂；若不汗，更服依前法；又不汗，后服小促其间[⑫]，半日许，令三服尽；若病重者，一日一夜服，周时[⑬]观之。服一剂尽，病证犹在者，更作服；若汗不出，乃服至二三剂。禁生冷、黏滑、肉面、五辛[⑭]、酒酪[⑮]，臭恶[⑯]等物。

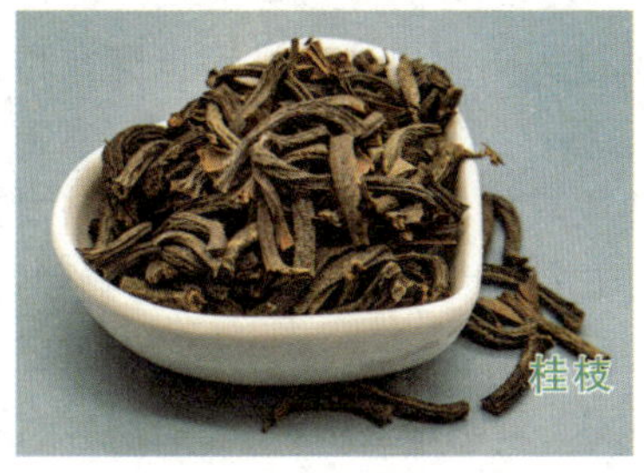
桂枝

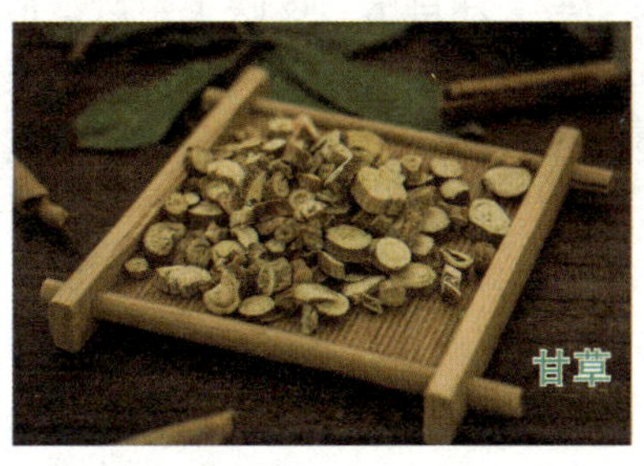
甘草

注释

①阳浮而阴弱：一作病机解，卫气浮盛为阳浮；营阴不足为阴弱。一作脉象解，寸部脉浮为阳，尺部脉弱为阴。也有人认为，轻按即得为阳浮；重按见弱为营弱。

②啬啬恶寒：畏缩怕冷之状。啬啬，悭吝畏怯貌。

③淅淅恶风：形容恶风寒之状如凉风冷雨侵身。

④翕（xī）翕发热：形容发热之状如羽毛覆盖下之温和。

⑤鼻鸣：鼻中窒塞，气息不利而发出的鸣响。

⑥干呕：呕而无物。

⑦㕮咀（fǔ jǔ）：用口咬碎。此处的意思是将药物碎成小块。当时利刃难觅，故用此法。

⑧须臾：很短的时间，一会儿。

⑨啜：喝。此处的意思是趁热快喝，以助发汗。方有执：“大饮也。”

⑩温覆：覆盖衣被，取周身温暖，以助汗出。

⑪ 遍身漐（zhí）漐：全身各处都出微汗。漐漐，小雨不辍也。

⑫ 小促其间：稍微缩短（服药）间隔的时间。

⑬ 周时：一昼夜，即 24 小时。

⑭ 五辛：泛指有辛辣气味的食物。《本草纲目》以小蒜、大蒜、韭、芸苔、胡荽为五辛。

⑮ 酪：动物乳类及其制品。

⑯ 臭恶：有特殊气味或不良气味的食物。

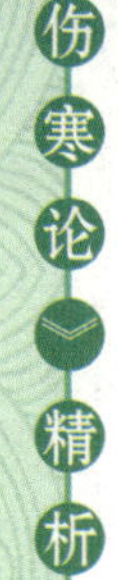

释义

太阳中风证的病机、证候特点及其治法方药。

阳浮阴弱，是太阳中风的基本病机；发热与汗出，是太阳中风的主要表现。外邪袭表，卫阳浮盛，与邪气抗争，故发热，即所谓“阳浮者热自发”；病人体质不强，卫外之力稍弱，营阴不能内守，即所谓“阴弱者汗自出”。“阴弱”与“汗自出”反映了中风证最为突出的病机特点与证候特征，是太阳中风证与太阳伤寒证的根本区别，这也是太阳中风证又被后世医家称之为“表虚证”的原因所在。用“啬啬”形容恶寒、“淅淅”形容恶风、“翕翕”形容发热，以补充描述中风证恶风寒与发热的具体情形，说明恶风寒与发热都较为轻浅，也暗示感受的风寒之邪并不是非常严重。鼻鸣是风寒影响到肺气，肺窍不利；干呕是风寒影响到胃气，胃失和降。上述诸证为太阳中风证的主要脉证，系外邪袭表、营卫不和、卫外不固、营阴外泄所致，用桂枝汤治疗，是最为适当的了。所谓“主之”，意思是本方对此证，准确无误，不须顾虑，可放心施用。

桂枝汤是《伤寒论》第一方。方以桂枝为主药而得名。方中桂枝味辛性温，辛能发散，温可祛寒通阳，故有解肌腠风寒外邪之功；芍药酸寒，酸能收敛，寒走营阴，故可敛阴和营。桂枝、芍药相伍，相辅相成以调和营卫。生姜辛温，助桂枝解表，且能降逆止呕；大枣味甘益中，助芍药益阴和营。炙甘草味甘性平，调和诸药，交通营卫。本方为辛温解表轻剂，以调和营卫为主，凡营卫不和之病证皆可选用。

对于药物的剂量问题，虽古今用药量大小有差异，但主要是汉制小，后世制大，其折算结果尚未统一。如孙思邈认为：“吴人以二两为一两，隋人以三两为一两，今则以十溹为一株，六株为一分，四分为一两，称为定。”钱天来认为：“汉之一两，即今之二钱七分也。”程知认为：“古今量度，惟汉最小，汉之一两，惟有今之三钱半强，故千金、本草以古三两为今一两。今人柯雪帆等根据史料、实物核算，并结合近代临床使用经方用量的研究，认为《伤寒论》和《金匮要略》的药物剂量应按 1 斤等于 250g，1 两等于 15.625g，1 升等于 200mg 计算。以上折算方法，可供参考，临床宜根据病情轻重，并结合国家药典的法定计量，综合确定。

原文13

太阳病，头痛，发热，汗出，恶风，桂枝汤主之。

释义

桂枝汤证的主要症状。

头痛、发热、汗出、恶风是太阳中风表虚证的典型特征，治疗当用桂枝汤解肌祛风，调和营卫。既云太阳病，当是外感风寒之邪侵袭太阳所致。太阳主表，统辖营卫，其经脉之循行，起于目内眦、上额、交巅，其支者，从巅至耳上角；其直者，从巅入络脑，还出别下项，挟脊，抵腰中。风寒之邪外袭，太阳首当其冲，因而头痛为必有症状。风寒束于太阳之表，人体正气与外邪相争，所以既恶风寒，又有发热。由于风邪束表，而致腠理疏松，因而自汗出。自汗出是太阳中风证的重要特征，所以本证属于太阳中风表虚，适用桂枝汤解肌祛风，调和营卫。

原文14

太阳病，项背强几几[①]，反汗出，恶风者，桂枝加葛根汤主之。

桂枝加葛根汤方

葛根四两　麻黄三两，去节　芍药三两　生姜三两，切　甘草二两，炙　大枣十二枚，擘　桂枝三两，去皮

上七味，以水一斗，先煮麻黄、葛根，减二升，去上沫，内[②]诸药，煮取三升，去滓，温服一升，覆取微似汗，不须啜粥，余如桂枝法将息[③]及禁忌。

［臣亿等谨按：仲景本论，太阳中风自汗出用桂枝，伤寒无汗用麻黄，今证云汗出恶风者，而方中有麻黄，恐非本意也。第三卷有葛根汤证，云无汗恶风，正与此方同，是合用麻黄也，此云桂枝加葛根汤，恐是桂枝中但加葛根耳。］

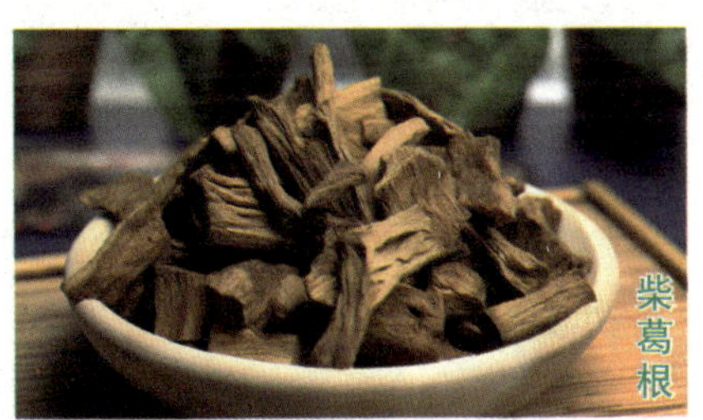
柴葛根

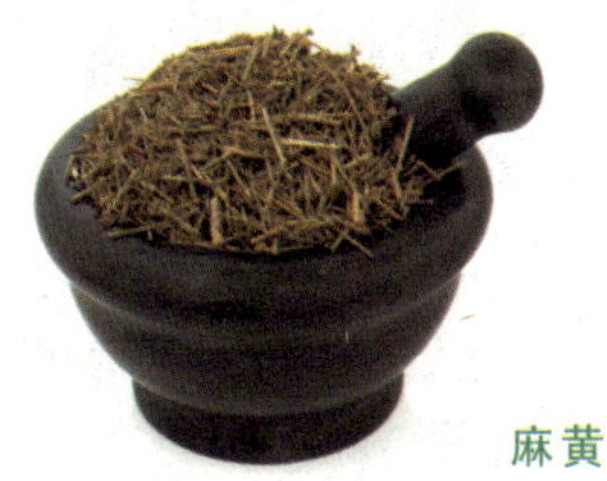
麻黄

注释

①项背强几几：项背拘紧不适，转动俯仰不能自如。

②内：加入。内同纳。

③将息：调理休息，即服药后护理之法。

释义

太阳中风兼项背强几几的证治。

太阳病，项背强几几，系风寒外袭，太阳经气不舒，津液敷布不利，经脉失于濡养所致。太阳之脉起于目内眦、上额、交巅、络脑、下项、挟脊、抵腰。项背乃太阳经脉所过之部，风寒外束，太阳经气不舒，气血运行失畅，津液敷布不利，经脉失于濡养，则项背拘急，俯仰不能自如，即项背强几几。

太阳病本有头项强痛，今又连及背部，则较太阳病之头项强痛的病变范围更广，病情更为严重，以致筋脉肌肉拘急不舒。

风寒易闭遏经气，导致腠理闭塞，因此“恶寒、无汗”是常见症状。而本证却见“汗出、恶风”，属于较少发生的证候，故用一个“反”字来表示，也借以提醒本证不是一般常见的太阳伤寒表实证的项背强。“反汗出、恶风”既揭示了本证的病机是“卫强荣弱”，证属太阳中风表虚证兼太阳经气不舒，宜用桂枝汤加葛根来治疗，又提示本证并非腠理闭塞的伤寒表实证，故不能使用麻黄汤一类发汗力较强的方药，以免重伤津液和卫气。

本证以桂枝汤解肌祛风，调和营卫，治汗出恶风，加葛根解肌发表，以散经输之邪，又入胃生津，鼓舞胃气上行，升津液，濡养经脉，以治项背强几几。

原文15

太阳病，下之后，其气上冲[①]者，可与桂枝汤，方用前法[②]。若不上冲者，不得与之。

注释

①其气上冲：病人自觉胸中有气上冲，是正气抗邪的一种能力。另有理解为太阳经气上冲，与邪相争。总为表证仍在之意。

②方用前法：意思是指第 12 条桂枝汤下的煎服法。

释义

太阳病误下，表邪尚未内陷的治疗。

太阳病误下后，每致表邪内陷，发生变证。对此，不能再用汗法解表，应随其变证而施治。

太阳病误下后，也可能不发生变证。即虽误下，由于人体正气未衰，表邪未能内陷。对此，仍可使用汗法解表，但由于误下之后，已经损伤了正气和津液，故发汗宜缓不宜峻，桂枝汤是适用之方。

此处用其“气上冲”与“不上冲”来揭示本证的病机。其“气上冲”反映虽经误下，正气尚未受伤，邪犹在表，正气能与邪气相争，即表证仍在，病邪有外解之机，可用桂枝汤解肌发汗，调和营卫。若其气不上冲，则是误下伤正，外邪已经内陷于里，病生他变。此非表证，则不宜使用解表治法。

原文中的“方用前法”系指第 12 条讲述的桂枝汤煎服法与调护法。

原文16

太阳病三日，已发汗，若吐若下若温针[①]，仍不解者[②]，此为坏病[③]，桂枝[④]不中与[⑤]之也。观其脉证，知犯何逆，随证治之。桂枝本为解肌[⑥]，若其人脉浮紧、发热、汗不出者，不可与之也。常须识[⑦]此，勿令误也。

注释

①温针：是针刺与艾灸合用的一种方法。操作时，针刺一定穴位，将艾绒缠于针柄上点燃，以使热气透入穴位。

②仍不解者：指病仍未解，非指表邪未解。

③坏病：因治疗错误而致病情发生变化，已无六经病证候可循的病证，即变证。

④桂枝：此处指桂枝汤。

⑤不中与：即不中用、不当用之意。方有执说："不中，犹言不当也。"

⑥解肌：就是解散肌表之邪，属发汗的范畴，但与开表发汗不同。尤在泾说："解肌者，解散肌表之邪，与麻黄之发汗不同。"

⑦识（zhì）：记住。方有执说："识，记也，记其政事谓之识。"也可理解为认识、注意。

释义

坏病的成因与治则以及表实证禁用桂枝汤。

太阳病初期，本当用发汗之法治疗，但也需辨别表虚、表实，选择适宜的方剂，并注意药物的用量和用法。太阳病不当用吐、下、温针等治法，如误用了这些治法，非但太阳表证不解，而又会导致病情发生新的变化。

"温针"是古代较为盛行的一种治疗方法，即针刺后在针柄上以艾火加温，使温热从穴位透入，以达到治疗之目的，多用于治疗虚寒疼痛病证，而不适用于温热病或表证，误用则助热生火，促使病情向火热方面转化，甚至形成火逆重证。论中将此各种恶化了的病证统称为"坏病"。

几经杂治，病情已经远离原本的太阳表证，故不宜再服用桂枝汤一类的解表药剂，所以，文中强调"桂枝不中与之也"。

桂枝汤的功效是解肌祛风，调和营卫，只适用于太阳中风表虚证，而对以"脉浮紧、发热、汗不出"为主要表现的太阳伤寒表实证，不仅不能发挥治疗作用，还会带来副作用，或导致邪气羁留不散。

如伤寒表实证误用了桂枝汤，则可使表邪郁闭更甚，甚至发生种种变证，所以张仲景特别告诫医家："常须识此，勿令误也！"

原文17

若酒客[1]病，不可与桂枝汤，得之则呕，以酒客不喜甘[2]故也。

注释

①酒客：平素嗜好饮酒的人。

②甘：甜味之品。

释义

平素嗜酒以及内蕴湿热者禁用桂枝汤。

平素嗜酒之人，多见胃肠湿热内蕴，一般禁用桂枝汤。因桂枝汤是辛甘温之剂，辛易生热，甘易助湿，湿热病人得辛甘温之药，可使湿热壅滞，致使胃气上逆而生呕吐。

“得之则呕”是举例说明湿热内蕴者误服桂枝汤后的变证，而其变证并非只呕吐之一种，学者当举一反三，灵活理解。

原文18

喘家[1]作桂枝汤，加厚朴、杏子佳。

注释

①喘家：素有喘疾的人。

释义

外感风寒引发宿疾喘病的治疗。

平素患有喘息宿疾者，每多正气不足，尤其肺卫气虚，较易感受外邪，感邪后又时常引发宿疾，或导致咳喘加重。“作”有引发、发作之意，寓示外感风寒引发宿疾，症见头痛、发热、汗出、恶风、脉浮缓、气逆而喘，治宜解肌祛风，兼以降气定喘。用桂枝汤加厚朴、杏子，即可表里兼顾。待表解气降之后，再图根治素喘之疾。

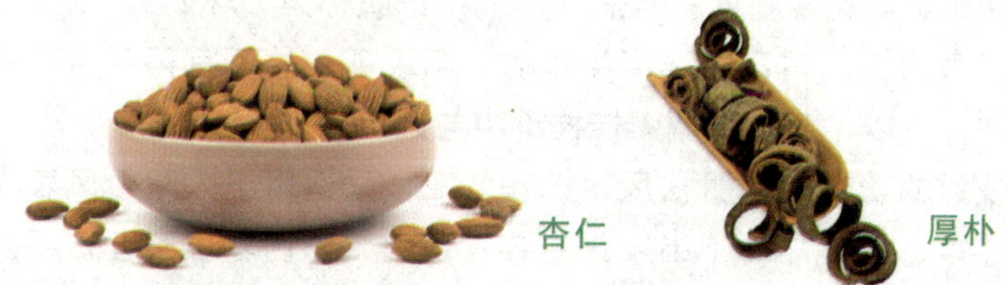

本条句读有别，关键在“作”字上。一为“喘家作，桂枝汤加厚朴杏子佳”。一为“喘家，作桂枝汤加厚朴杏子佳”。第一种是“发作”意，指喘家由外感风寒而诱发。第二种是“制作”意，指给予桂枝汤方药。喘家本为宿疾，若不因外感诱发，则无须使用桂枝汤，宜用厚朴、杏仁等平喘之类的药物治疗。论中所有方药前均无“作”字，此处若以“制作”意理解，则似显累赘。所以，正确的句读应是“喘家作”。

原文19

凡服桂枝汤吐者，其后必吐脓血也。

释义

里有蕴热者禁用桂枝汤。

肺胃郁热之人，一般禁用桂枝汤。因桂枝汤辛温助火，热盛易伤血络，气逆则咳吐，肺热、胃热等实热证候均不可用。“必吐脓血”是推测之意，以热伤血络有可能导致咳吐脓血，而非必然之势。所以用桂枝汤后是否会“吐脓血”，亦当灵活看待。

综合分析，可知本条提示：里热亢盛者禁用桂枝汤。

原文20

太阳病，发汗，遂漏不止[①]，其人恶风，小便难[②]，四肢微急[③]，难以屈伸者，桂枝加附子汤主之。

桂枝加附子汤方

桂枝三两，去皮　芍药三两　甘草三两，炙　生姜三两，切　大枣十二枚，擘　附子一枚，炮，去皮，破八片

上六味，以水七升，煮取三升，去滓，温服一升。［本云：桂枝汤，今加附子，将息如前法。］

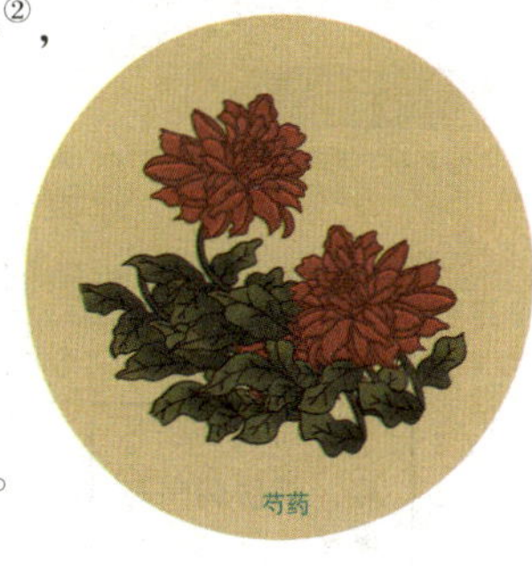
芍药

注释

①遂漏不止：于是就不间断地出汗。遂，因而，于是。漏，渗泄不止。柯韵伯说：“阳气无所止息，汗出不止矣。”

②小便难：小便量少而不通畅。

③四肢微急：四肢屈伸运动受到限制，有轻微的不能自如现象。微，轻微；急，拘急，屈伸运动不能自如。

释义

太阳病过汗导致阳虚液亏的证治。

太阳病应当发汗解表，但总宜“遍身漐漐，微似有汗者益佳，不可令如水流漓，病必不除”。遍身漐漐微似有汗，可使邪随汗解，脉静身和而愈。若发汗太过，或汗不如法，则易伤阳气。证之临床：有太阳中风表虚误用麻黄

汤者，有过量饮服桂枝汤而汗出太多者，有素体阳虚而妄行汗法者，有病轻药重而汗之太过者。“阳加于阴谓之汗”汗出越多，卫阳越虚，肌腠不能固密，营阴随之外泄，伤阳损液，变证易生。“恶风”原见于太阳中风表虚证，今复提出，表明恶风寒的程度较前为甚，乃过汗伤阳，表阳虚弱，腠理疏松，不耐风邪之故。“小便难”是为过汗伤阳损阴，膀胱津液亏少。阳失温煦，阴失濡养，则四肢微急，难以屈伸。此属表证未解亦兼阳虚汗漏。虽是阴阳俱伤，但其病理之根本转机是在阳虚，津伤乃是阳虚漏汗的结果。若卫阳复则表气固，汗即能止，汗止则阴液不再外泄，适量饮水，津液即可自动恢复，故用桂枝汤加附子调和营卫，复阳敛液。炮附子有温经复阳、固表止汗的作用。

原文21

太阳病，下之后，脉促[①]胸满者，桂枝去芍药汤主之。[促，一作纵。]

桂枝去芍药汤方

桂枝三两，去皮　甘草二两，炙　生姜三两，切　大枣十二枚，擘

上四味，以水七升，煮取三升，去滓，温服一升。[本云：桂枝汤，今去芍药，将息如前法。]

注释

①脉促：脉象较快而有力。钱天来说：“脉促者，非脉来数时一止，复来之促也，即急促亦可谓之促也。”

由于误下后，损伤胸阳与胃气。

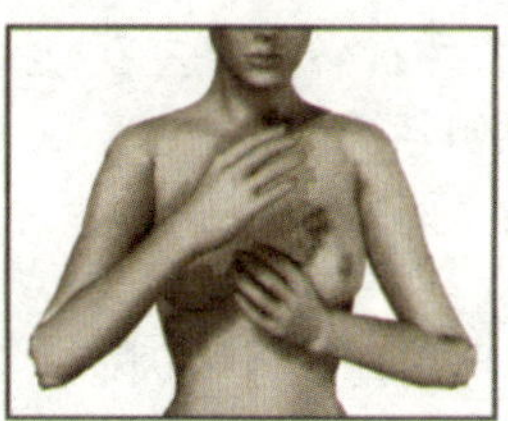

胸满：

由于误下后，损伤胸阳与胃气，胃气受损则运化失调，导致浊阴上逆于胸口，因此胸满。

脉促：

浊阴壅阻于内，格拒阳气于外，阴阳相搏，因此脉促。

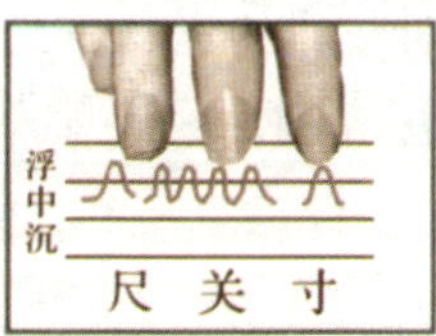

促脉数而时止，止无定数。

促脉主阳盛实热、主血气痰饮、主宿食停滞；促脉也主元气虚衰。

释义

太阳病误下后胸阳被遏的证治。

太阳病误下，极易伤阳损阴。“胸满”即是下药伤正，胸阳不振，表邪内陷，郁而难伸所致。“脉促”则是正气被下药所激而引起的反应，人体阳气尚能抗邪，正气能与病邪相争，说明病机向上，正气趋表，故仍主表未解。既然表证未解。又兼胸阳不振，故仍用桂枝汤加减治疗。芍药酸苦阴柔收敛，用之碍邪，易加重胸满，故去而不用。本方解表而不留邪，通阳无碍解表，可谓通阳解表之剂。太阳病误下后，表邪内陷，见脉促胸满而表证未解者，用之颇为适宜。

原文22

若微寒[①]者，桂枝去芍药加附子汤主之。

桂枝去芍药加附子汤方

桂枝三两，去皮　甘草二两，炙　生姜三两，切　大枣十二枚，擘　附子一枚，炮，去皮，破八片

上五味，以水七升，煮取三升，去滓，温服一升。[本云：桂枝汤，今去芍药，加附子，将息如前法。]

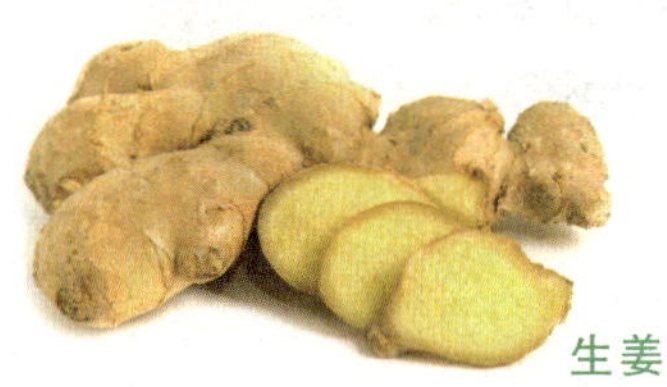
生姜

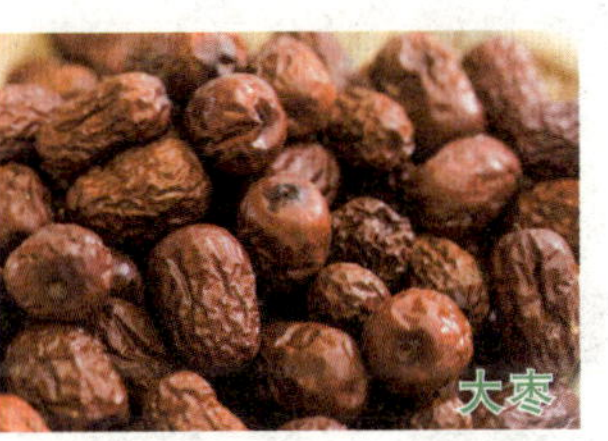
大枣

注释

①微寒：稍微恶寒。也有认为是脉微而恶寒。

释义

误下后胸阳不振兼阳气不足。

承上条所述之证的基础上，又见微恶寒，是误下后胸阳不振，又兼阳气不足而致。此为阳虚恶寒之象。故在桂枝去芍药汤温振胸阳的基础上，再加附子，以温经复阳。若误下后，症见脉微而恶寒，则阳伤较甚，附子当重用，或径用四逆汤，方近仲景之意。

原文23

太阳病，得之八九日，如疟状[①]，发热恶寒，热多寒少，其人不呕，清便欲自可[②]，一日二三度发。脉微缓[③]者，为欲愈也；脉微而恶寒者，此阴阳俱虚[④]，不可更发汗、更下、更吐也；面色反有热色[⑤]者，未欲解也，以其不能

得小汗出，身必痒，宜桂枝麻黄各半汤。

桂枝麻黄各半汤方

桂枝一两十六铢，去皮　芍药　生姜切　甘草炙　麻黄去节各一两　大枣四枚，擘　杏仁二十四枚，汤浸，去皮尖及两仁者

上七味，以水五升，先煮麻黄一二沸，去上沫，内诸药，煮取一升八合，去滓，温服六合。[本云：桂枝汤三合，麻黄汤三合，并为六合，顿服，将息如前法。]

[臣亿等谨按桂枝汤方，桂枝、芍药、生姜各三两，甘草二两，大枣十二枚。麻黄汤方，麻黄三两，桂枝二两，甘草一两，杏仁七十个。今以算法约之，二汤各取三分之一，即得桂枝一两十六铢，芍药、生姜、甘草各一两，大枣四枚，杏仁二十三个另三分枚之一，收之得二十四个，合方。详此方乃三分之一，非各半也，宜云合半汤。]

注释

①疟状：发热恶寒呈阵发性，发无定时，好像疟疾的样子。

②清便欲自可：大小便尚属正常。清同圊。

③脉微缓：脉象已不浮紧，有渐趋于和缓之态。

④阴阳俱虚：表里皆虚。这里的阴阳指表里而言。

⑤热色：发热时脸色潮红。

释义

太阳病微邪郁表的3种转归与辨证治疗。

太阳病日久不愈，病人发热恶寒，热多寒少，一日发作二三次，有点像疟疾的表现。这反映表邪不重，太阳抗邪之力占优势。“其人不呕”说明胃气和，饮食佳，邪气未入少阳；“清便欲自可”，指大小便基本正常，表明里气尚和，邪气未入阳明。

上述病情，可能发生的转归有3种：

一是病人脉见稍微和缓之象，这就反映邪气已经渐退，而阳气也已渐复，表里气趋向平和，是病情好转之兆，可不药而愈。

二是病人见“脉微而恶寒”，是太、少阳气俱虚，表、里阳气皆衰。“脉

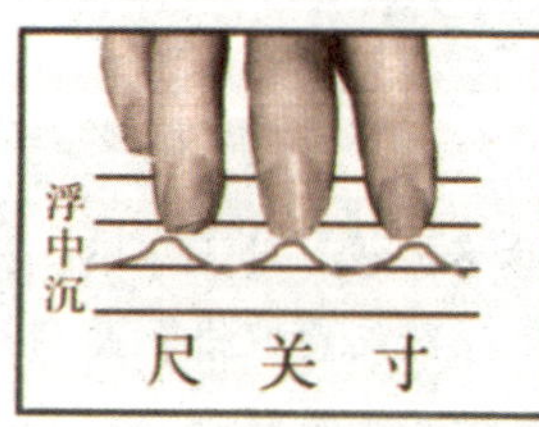

微脉极细极软，似有似无，至数不明。微脉主气血诸虚。

缓脉比迟脉稍快，一息四至，脉来怠缓。缓脉主湿，或主脾虚。

微”是少阴阳虚之象，与“恶寒”并见，表明少阴与太阳的阳气均虚衰，表邪有内传少阴之势，故云“阴阳俱虚”。表里阳虚，表邪尚在，治当温阳固本为急，可选用四逆汤之类的方药，切不可再用汗、吐、下等错误治法，以免更加伤阳损液。

三是病人见面色稍微发红、身痒等症，为太阳小邪不解、阳气郁遏不伸所致。阳气郁遏不得宣泄，小邪稽留于皮肤不解，故见面红、身痒症状。这是因为没有及时发一点小汗的缘故，当用小发汗的方法，宜桂枝麻黄各半汤。

本症无汗，也未经发汗，小邪拂郁不解，则非单独使用桂枝汤所能解除。身痒但不疼痛，也无严重的恶风寒表现，使用麻黄汤则太过。只有二方合用，少量煎服，方切合病情。

桂枝麻黄各半的汤方，是在桂枝汤、麻黄汤原剂量的基础上各取1/3量，合而同煎。本方对于邪少势微，且又有欲出外解之机，以面有热色、身痒为主症者最为适宜。

原文24

太阳病，初服桂枝汤，反[①]烦不解者，先刺风池[②]、风府[③]，却与[④]桂枝汤则愈。

注释

①反：反而。

②风池：足少阳胆经穴名，在脑后发际陷中，枕骨粗隆直下正中陷中。

③风府：督脉经穴名，在项后入发际1寸，在枕骨与第一颈椎之间。

④却与：然后给予。

释义

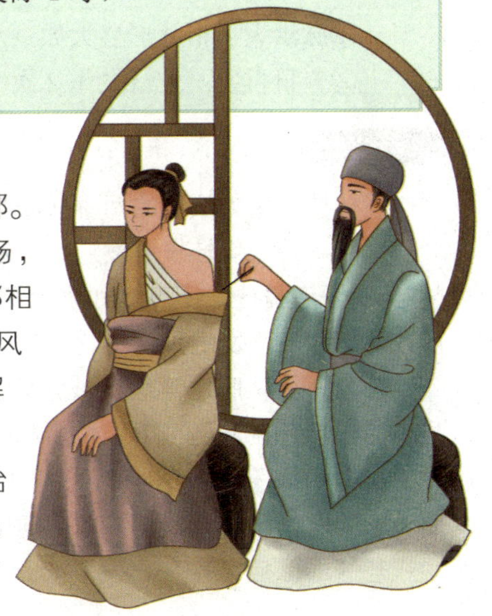

太阳中风证邪势较盛时先用针法以泄邪。

太阳中风证，邪气较重，初服桂枝汤，不惟病证不解，反而增加烦闷感，是正邪相争，经气郁滞，郁阳不宣，可先刺风池风府，疏通经络以泄邪，然后再服桂枝汤解肌祛风，其病可得痊愈。

太阳中风，初服桂枝汤本是正确的治疗方法，其病轻者，可汗出而解。今服桂枝汤后病邪未解，更增烦闷不适，是邪重

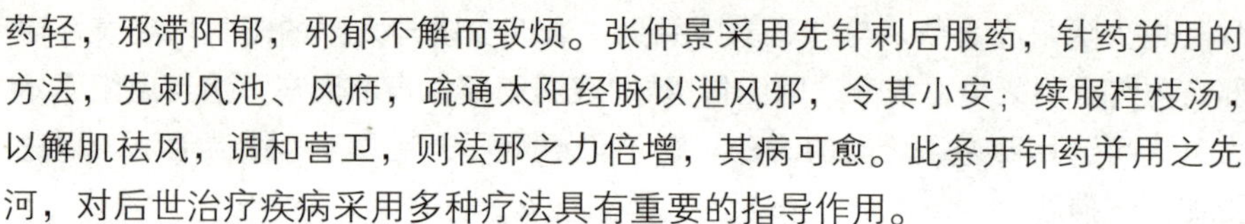
药轻，邪滞阳郁，邪郁不解而致烦。张仲景采用先针刺后服药，针药并用的方法，先刺风池、风府，疏通太阳经脉以泄风邪，令其小安；续服桂枝汤，以解肌祛风，调和营卫，则祛邪之力倍增，其病可愈。此条开针药并用之先河，对后世治疗疾病采用多种疗法具有重要的指导作用。

原文25

服桂枝汤，大汗出，脉洪大①者，与桂枝汤，如前法。若形似疟，一日再发②者，汗出必解，宜桂枝二麻黄一汤。

桂枝二麻黄一汤方

桂枝一两十七铢，去皮　芍药一两六铢　麻黄十六铢，去节　生姜一两六铢，切　杏仁十六个，去皮尖　甘草一两二铢，炙　大枣五枚，擘

上七味，以水五升，先煮麻黄一二沸，去上沫，内诸药，煮取二升，去滓，温服一升，日再服。[本云：桂枝汤二分，麻黄汤一分，合为二升，分再服，今合为一方，将息如前法。]

[臣亿等谨按桂枝汤方，桂枝、芍药、生姜各三两，甘草二两，大枣十二枚。麻黄汤方，麻黄三两，桂枝二两，甘草一两，杏仁七十个。今以算法约之，桂枝取十二分之五，即得桂枝、芍药、生姜各一两六铢，甘草二十铢，大枣五枚。麻黄汤取九分之二，即得麻黄十六铢，桂枝十铢三分之二，收之得十一铢，甘草五铢三分之一，收之得六铢，杏仁十五个九分之四，收之得十六个。二汤所取相合，即共得桂枝一两十七铢，麻黄十六铢，芍药、生姜各一两六铢，甘草一两二铢，大枣五枚，杏仁十六个，合方。]

注释

①脉洪大：指脉形盛大如洪水泛滥，宽洪满指，但来盛去衰。

②一日再发：一日发作 2 次。

释义

服桂枝汤不如法后的两种转归与治疗。

太阳病，服用桂枝汤发汗，应遵第 12 条方后注所嘱咐的煎服法使用，以“微似有汗者益佳，不可令如水流漓，病必不除”。如服药过量，或汗不得法，可致汗出太多，发生种种变化。

若大汗出，脉由浮缓变成洪大，是脉虽变而证未变，发热恶寒，头痛项强等症依然存在，仍可用桂枝汤解肌祛风，调和营卫，并应遵守第 12 条方后注所嘱咐的煎服法使用。此处的“大汗出、脉洪大”是一次过量服用桂枝汤而产生的副作用所导致，并非阳明里热，应无烦渴、大热等症。

若“形似疟，一日再发”者，与前“如疟状，发热恶寒，热多寒少，一

日二三度发”的病机相似而略轻，为太阳病发汗治疗后，余邪犹存，属太阳表郁未尽解之轻证，可用桂枝二麻黄一汤，以更小计量的辛温轻剂，微发其汗，调和营卫，兼祛微邪。

原文26

服桂枝汤，大汗出后，大烦渴不解[①]，脉洪大者，白虎加人参汤主之。

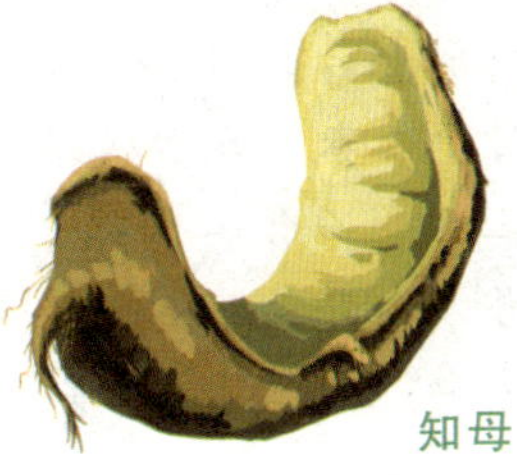
知母

白虎加人参汤方

知母六两　石膏一斤，碎，绵裹　甘草二两，炙　粳米六合　人参三两

上五味，以水一斗，煮米熟汤成，去滓，温服一升，日三服。

注释

①烦渴不解：烦是心烦，渴是口渴，文中，大是形容烦渴之甚，不解是指病未愈。

释义

服桂枝汤大汗出后津伤化热的证治。

太阳病，服桂枝汤，大汗出后，津液被劫，表邪化热入里，转化为阳明里热证候。里热炽盛，灼伤津液，津伤欲饮水自救，故大渴引饮，且多喜冷饮；热扰心神则心烦不安；里热炽盛，气血蒸腾，则脉来洪大；如大汗出后，津气两伤，则脉虽洪大，却来盛去衰，重按无力。治当辛寒清热，益气生津，用白虎加人参汤。

原文27

太阳病，发热恶寒，热多寒少，脉微弱者，此无阳[①]也，不可发汗；宜桂枝二越婢一汤。

桂枝二越婢一汤方

桂枝去皮　芍药　麻黄　甘草炙各十八铢　大枣四枚，擘　生姜一两二铢，切　石膏二十四铢，碎，绵裹

上七味，以水五升，煮麻黄一二沸，去上沫，内诸药，煮取二升，去滓，温服一升。[本云：当裁为越婢汤、桂枝汤合之，饮一升，今合为一方，桂枝汤二分，越婢汤一分。]

[臣亿等谨按桂枝汤方，桂枝、芍药、生姜各三两，甘草二两，大枣十二枚。越婢汤方，麻黄二两，生姜三两，甘草二两，石膏半斤，大枣十五枚。今以算法约之，桂枝汤取四分之一，即得桂枝、芍药、生姜各十八铢，甘草

十二铢，大枣三枚。越婢汤取八分之一，即得麻黄十八铢，生姜九铢，甘草六铢，石膏二十四铢，大枣一枚八分之七，弃之，二汤所取相合，即共得桂枝、芍药、甘草、麻黄各十八铢，生姜一两三铢，石膏二十铢，大枣四枚，合方。旧云：桂枝三，今取四分之一，即当云桂枝二也。越婢汤方见仲景杂方中，《外台秘要》一云：起脾汤。]

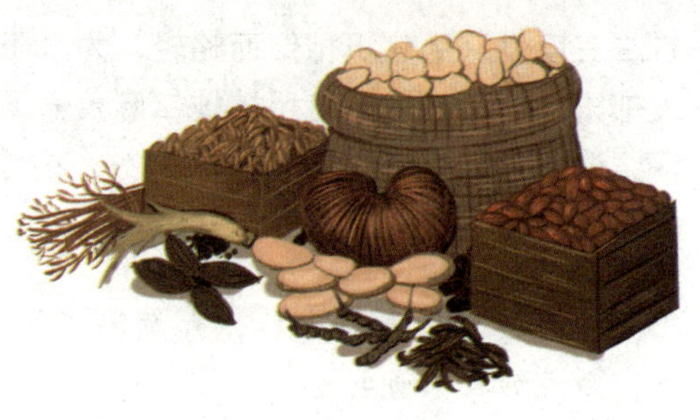

注释

①无阳：阳气虚弱。

释义

太阳病邪郁表兼里热的证治。

太阳病，经过多日，仍发热恶寒，且热多寒少，是太阳病表邪尚未完全解除，并有化热迹象。此外，应有轻度的心烦口渴症状。给予小剂量的桂枝二越婢一汤，以发汗解表，兼清郁热。本方为桂枝汤、越婢汤之复方，是太阳病表未解而内有热的证治，因邪气不重，正气尚旺，故仅取桂枝汤的 2 / 3 调和营卫，越婢汤的 1 / 3 辛凉清透，发泄郁热。

如果病人脉象微弱，则非阳证表现，有可能是虚寒阴证，不可使用本方发汗清热。所谓无阳，是阳虚不可发汗的互辞，也就是正气虚的意思，微弱脉是正虚不足的确据，即使有上述寒热症状，也当舍证从脉，绝对禁用汗剂，故云“不可发汗”。

桂枝麻黄各半汤、桂枝二麻黄一汤、桂枝二越婢一汤，皆表证经久不愈，邪气郁滞，但有轻重之不同。由于邪郁既久，邪势已衰，既非单纯桂枝汤证，也非单纯麻黄汤证，故用麻黄桂枝二方酌量参合以治之。三方都是有发热恶寒，热多寒少。一日二三度发，其邪稍重；一日再发，其邪稍轻；发热恶寒全日无休止时，则其邪较重，但比桂枝汤、麻黄汤证为轻。桂枝二越婢一汤外散表邪，内清郁热，治太阳病表未解而内有热的发热恶寒、热多寒少、全日无休止之轻证，为微发汗而兼清里热之剂。桂枝二麻黄一汤的发汗之力最弱，治发热恶寒、一日再发的邪在肌表之轻微证。桂枝麻黄各半汤小发汗，治发热恶寒、热多寒少、一日二三度发之太阳表郁轻证。

原文28

服桂枝汤，或下之，仍头项强痛，翕翕发热，无汗，心下满微痛，小便不利者，桂枝去桂加茯苓白术汤主之。

桂枝去桂加茯苓白术汤方

芍药三两　甘草二两，炙　生姜切　白术　茯苓各三两　大枣十二枚，擘

上六味，以水八升，煮取三升。去滓，温服一升，小便利则愈。[本云：桂枝汤，今去桂枝，加茯苓、白术。]

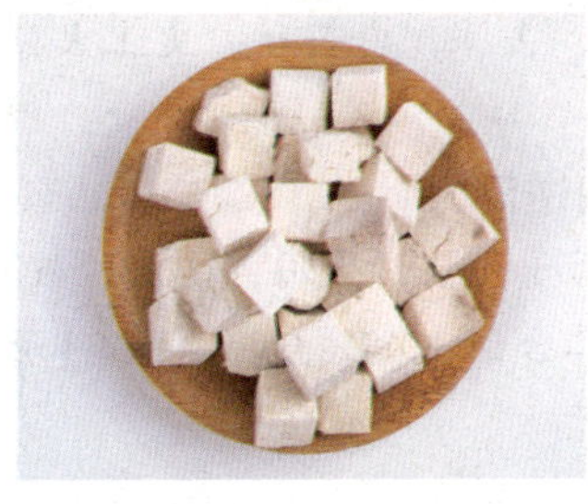

茯苓

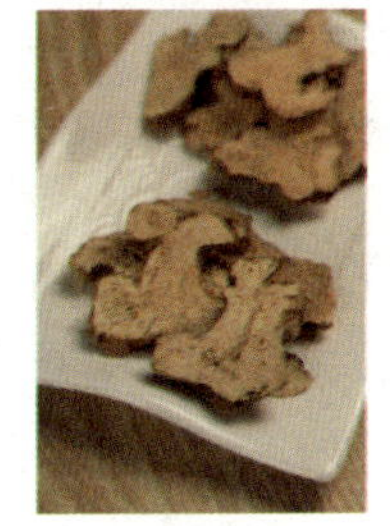

白术

释义

水停表郁的证治。

病人原有“头项强痛，翕翕发热，无汗”，是表邪不解，以桂枝汤解表不效；复见“心下满微痛”，以里实之证而施用下法。“仍头项强痛，翕翕发热，无汗，心下满微痛，小便不利”。从汗下之治疗经过分析，说明此证既不完全是桂枝汤证，又非真正的里实可下之证。小便不利是气化不行而水邪内停的反映。水气内停，表遏阳郁，太阳之经气不利，以致头项强痛，翕翕发热，无汗；水气内停，气机郁滞，里气不和，是以心下满微痛。本证之病机实为水停阳郁，故治以利水通阳为法，方取桂枝去桂加茯苓白术汤旨在健脾利水，小便利则水邪去，水邪去则阳气通，水去阳通则表解，头项强痛，翕翕发热，无汗，心下满微痛，小便不利诸证可除，是“通阳不在温，而在利小便”之理，故仲景于方后注中谓“小便利则愈”。

本方即桂枝汤去桂枝加茯苓、白术而成。所以去桂者，因汗下之后恐津液有伤，且方中芍药、甘草酸甘相伍可以益阴，白术健脾化湿，茯苓健脾行水，生姜发表散水，芍药和营利水，大枣培土制水，生姜甘草大枣又能调和营卫。

原文29

伤寒，脉浮，自汗出，小便数，心烦，微恶寒，脚挛急[①]，反与桂枝欲攻其表，此误也。得之便厥[②]，咽中干，烦躁吐逆者，作甘草干姜汤与之，以复其阳；若厥愈足温者，更作芍药甘草汤与之，其脚即伸；若胃气不和，谵语[③]者，少与调胃承气汤；若重发汗，复加烧针者，四逆汤主之。

甘草干姜汤方

甘草四两，炙　干姜二两

上二味，以水三升，煮取一升五合，去滓，分温再服。

芍药甘草汤方

芍药　甘草炙各四两

上二味，以水三升，煮取一升五合，去滓，分温再服。

调胃承气汤方

大黄四两，去皮，清酒洗　甘草二两，炙　芒硝半升

上三味，以水三升，煮取一升，去滓，内芒硝，更上火微煮令沸，少少温服之。

四逆汤方

甘草二两，炙　干姜一两半　附子一枚，生用，去皮，破八片

上三味，以水三升，煮取一升二合，去滓，分温再服。[强人可大附子一枚，干姜三两。]

注释

①挛急：拘急挛缩，伸展不利。

②厥：手足逆冷。

③谵语：神志不清，胡言乱语。

释义

表证夹里虚而误汗的变证及随证救治方法。

脉浮、自汗出、微恶寒，是病在表，属太阳表虚证；小便频数，是里阳虚不能摄敛津液；心烦、脚挛急，是阴液不足，失于濡润。此属阴阳两虚之人感受外寒，治当扶阳解表。仅用桂枝汤，是犯了“虚虚”之戒，属于误治。

误以桂枝汤解表散邪，导致阴阳之气更虚。阳虚不能温煦四末，则手足厥逆；阴液不能上滋，则咽中发干；心神失于濡养，则生烦躁；阴寒犯胃，胃气不和，则见呕逆。此乃阴阳俱虚，错综复杂之证，宜区分标本缓急治疗。权衡得失利弊，此病实以阳虚为急，需先用甘草干姜汤以复其阳。

药后阳气得复，则厥逆消失，下肢转温。再用芍药甘草汤，酸甘化阴，缓急舒挛，筋脉得到阴血的濡润，挛急即可缓解。芍药不宜在阳气未振之前使用，因其酸苦阴柔，不利于阳气的振奋，又有收敛之性，也不利于表邪的外散。而在阳复邪去之后使用，则无此弊。

甘草干姜汤中甘草味甘，干姜味辛，辛甘合化则为阳，且甘草量倍于干姜，重在复中焦之阳，中阳振奋，脾阳健运，则厥逆可愈。芍药甘草汤中白芍苦酸，甘草甘平，酸甘合化，能养血敛阴，和中缓急，使阴液得复，筋脉得养，则脚挛急可缓解。

白芍

原文30

问曰：证象阳旦[①]，按法治之而增剧，厥逆，咽中干，两胫[②]拘急而谵语。师曰：言夜半手足当温，两脚当伸。后如师言，何以知此？答曰：寸口脉浮而大，浮为风，大为虚，风则生微热，虚则两胫挛，病形象桂枝，因加附子参其间，增桂令汗出，附子温经，亡阳故也。厥逆，咽中干，烦躁，阳明内结，谵语烦乱，更饮甘草干姜汤；夜半阳气还，两足当热，胫尚微拘急，重与芍药甘草汤，尔乃胫伸；以承气汤微溏，则止其谵语，故知病可愈。

注释

①证象阳旦：证候与阳旦汤证相似。《金匮要略·妇人产后病脉证并治》注："阳旦汤，即桂枝汤。"

②胫：小腿，从膝盖到脚跟的一段。

释义

本条是承接上条，以设问之法，继续讨论桂枝汤类证误用桂枝汤治疗致变之理。"证象阳旦"是说第 29 条"伤寒，脉浮，自汗出"及"微恶寒"等象是阳旦汤证，"按法治之而增剧"指用桂枝汤治疗，病情非但不见好转，反而恶化增剧，出现手足厥冷、咽喉干燥、烦躁吐逆等症。这是因为证象阳旦而实非阳旦，除"伤寒，脉浮，自汗出"及"微恶寒"外，尚有"小便数，心烦"及"脚挛急"等症，非桂枝汤证而以桂枝汤治之，是以会发生变证。"寸口脉浮而大，浮为风，大为虚，风则生微热，虚则两胫挛，病形象桂枝，因加附子参其间，增桂令汗出，附子温经，亡阳故也。厥逆，咽中干，烦躁，阳明内结，谵语烦乱"，则是对变证病理机制的分析，根据寸口脉象浮大，浮为风邪，大为正虚，表有风邪故有微热，阴阳两虚，则小腿拘挛，病的情形虽像桂枝汤证，但实为虽有表邪但阴阳两虚，应当用桂枝加附子汤以温经复阳，现反而用桂枝汤并增加桂枝的用量，以致汗出多而阳气更虚，因而四肢厥冷，咽喉干燥，烦躁不安。其救治的方法，应当先用甘草干姜汤辛甘复阳。夜半阳气来复，两脚自然转温。下肢如还微有拘挛，再用芍药甘草汤酸甘复阴，拘挛就会消失。这是先复阳、后复阴之法。如果咽喉干燥，烦躁不安，并出现言语错乱，则是阳明燥热内结，需要少予调胃承气汤，微和胃气。大便溏说明阳明燥热已除，言语错乱之证随之消失，病即痊愈。

原文31

太阳病，项背强几几，无汗，恶风，葛根汤主之。

葛根汤方

葛根四两　麻黄三两，去节　桂枝二两，去皮　生姜三两，切　甘草二

两，炙　芍药二两　大枣十二枚，擘

上七味，以水一斗，先煮麻黄、葛根，减二升，去上沫，内诸药，煮取三升，去滓，温服一升，覆取微似汗，余如桂枝法将息及禁忌，诸汤皆仿此。

释义

风寒束表，太阳经气不舒的证治。

太阳病，无汗恶风，是卫阳闭遏、营阴郁滞的太阳伤寒表实证。项背强几几，是风寒外束，太阳经气不舒，津液失于敷布，不能濡养筋脉的病理表现。本证由伤寒表实证与太阳经输证组成，辨证要点是项背拘急不舒、恶寒、无汗、脉浮紧。治宜辛温解表，升津舒经，方用葛根汤。

葛根汤即桂枝汤加葛根、麻黄。桂枝、麻黄、生姜辛温发汗、解散表邪，葛根升阳布津、温煦濡养筋脉，舒经和络，并助麻黄、桂枝发汗解表。芍药、甘草、大枣三物酸甘化阴，以滋养津液，并可缓和筋脉之急。诸药共用，以治风寒外束之无汗恶风、项背强之证。

本方的煎服法，原文中指出需先煎麻黄、葛根，去除上面浮沫，然后纳入诸药。其目的是减缓两药的辛散之性，以防止发汗过多而损伤津液，又可避免发生心悸、心烦等副作用。

原文32

太阳与阳明合病[①]者，必自下利，葛根汤主之。[一云：用后葛根黄芩黄连汤。]

注释

①合病：二经或三经的证候同时出现。

释义

太阳与阳明合病而下利的证治。

太阳与阳明合病，是太阳与阳明二经证候同时发生，恶寒、发热、脉浮是病人必具之症，同时又有“自下利”的阳明症状。下利为大肠传导失司所致，故属阳明。下利之前加上一个“自”字，说明此下利非药物治疗所致，又排除了因热迫津液下泄的可能。其利具有水粪杂下，而无恶臭及肛门灼热的特点。且因与恶寒发热脉浮同见，说明病性属寒。是风寒外束肌表而现恶寒、发热、脉浮；风寒内扰阳明大肠而见下利。

不管是太阳病，还是自下利的阳明病，均是风寒外邪侵袭的结果，治疗当以解除外邪为法。葛根汤既能发汗解表，又能升津止利，切合病情，故用“葛根汤主之”。

原文33

太阳与阳明合病，不下利，但呕者，葛根加半夏汤主之。

葛根加半夏汤方

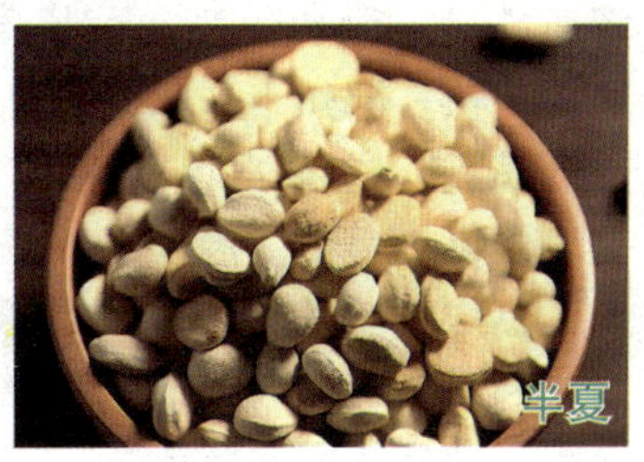
半夏

葛根四两　麻黄三两，去节　甘草二两，炙　芍药二两　桂枝二两，去皮　生姜二两，切　半夏半升，洗　大枣十二枚，擘

上八味，以水一斗，先煮葛根、麻黄，减二升，去上沫，内诸药，煮取三升，去滓，温服一升，覆取微似汗。

释义

太阳阳明合病而呕逆的证治。

本条承接上条，继续讨论太阳与阳明合病的证治。既曰太阳与阳明合病，恶寒、发热、脉浮是为必见证候。阳明包括胃与大肠，外邪内扰于肠，可见下利；内扰于胃，胃气上逆，则见呕吐。

呕、利表现虽特殊，但为风寒外邪内扰阳明的基本病理之一，所以呕吐的性质属寒。治疗仍以葛根汤解外散邪，另加半夏，与生姜同用，和胃降逆止呕。

本证与葛根汤证比较，同为太阳阳明合病，前条病位在大肠，以下利为主；本证病位在胃，以呕为主。

太阳与阳明合病是表里同病的一种，在恶寒发热的同时兼见呕吐或下利，这种发病形式在临床上极为多见。严重者则呕吐与下利同时出现，可用葛根加半夏汤治疗。

原文34

太阳病，桂枝证，医反下之，利遂不止，脉促者，表未解也，喘而汗出者，葛根黄芩黄连汤主之。[促，一作纵。]

葛根黄芩黄连汤方

葛根半斤　甘草二两，炙　黄芩三两　黄连三两

上四味，以水八升，先煮葛根，减二升，内诸药，煮取二升，去滓，分温再服。

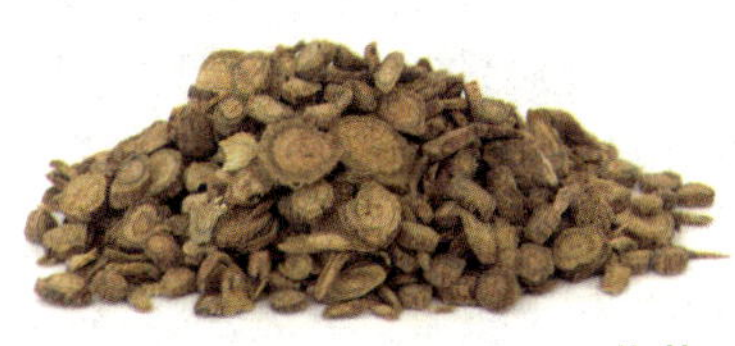
黄芩

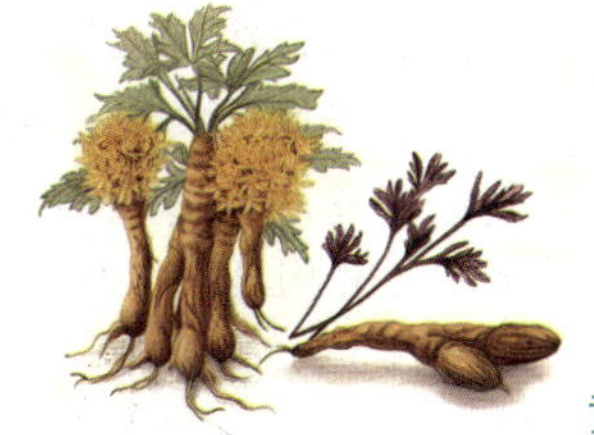
黄连

释义

里热夹表邪的下利证治。

太阳病桂枝证，是风寒外邪侵袭肌表所致的中风表虚证，治当用桂枝汤解肌祛风，调和营卫。医师误用攻下法治疗，使外邪内陷。脉象急促，说明邪已化热。邪热下迫大肠，则下利不止；表里之邪逼迫于肺，肺失清肃则喘；热邪蒸腾，迫津外泄，故见汗出。皆因表邪化热未解，邪热内陷阳明所致，是表里俱热之证。治以葛根黄芩黄连汤清热止利，表里双解。

葛根黄芩黄连汤重用葛根，既辛凉发汗，解散表热，又升清阳，起阴气而止利。黄芩、黄连苦寒，清热燥湿止利。甘草和中缓急，调和诸药。四药合用，共奏表里双解之功，下利自止。

本方中葛根一物多用，又与黄芩、黄连配伍，其重点在于清热止利，故里热下利，不论有无表热证，均可使用。

本证与葛根汤证均为表里同病的下利，但病理性质不同。本证是外邪化热入里，热逼大肠，而葛根汤证是风寒束表，同时内犯肠腑。

原文35

太阳病，头痛，发热，身疼腰痛，骨节疼痛，恶风，无汗而喘者，麻黄汤主之。

麻黄汤方

麻黄三两，去节　桂枝二两，去皮　甘草一两，炙　杏仁七十个，去皮尖

上四味，以水九升，先煮麻黄，减二升，去上沫，内诸药，煮取二升半，去滓，温服八合，覆取微似汗，不须啜粥，余如桂枝法将息。

释义

太阳伤寒表实证的证治。

本条提出头痛、发热、身疼、腰痛、骨节疼痛、恶风、无汗、气喘等症状，是太阳伤寒的主要临床表现，治以麻黄汤为主方，故为“伤寒八证”或“麻黄八证”。从临床表现看，外感病病人，常是恶风恶寒并见，只不过有程度的不同，此之恶风即是恶寒的同义词。太阳伤寒证，为感受寒邪，卫阳外闭，营阴郁滞而成。因寒性凝滞收引，主痛，寒邪袭表，使卫阳闭遏、营阴凝滞，太阳经气不利，经脉筋肉拘紧，营卫气血流通不畅，不通则痛，因而产生头、身、关节等诸处疼痛；因寒为阴邪，最易伤人阳气，卫阳被伤，因此必恶寒；寒邪闭敛，营卫凝滞，腠理闭塞，玄府不通，所以无汗；正气欲奋起抗邪于外，但卫阳之气又闭郁而不得宣泄，所以发热；肺合皮毛而主表，表闭无汗，肺气失宣，故作喘。本条论述详于证而略于脉，从第3条可知，太阳伤寒应见浮紧之脉，且寸关尺三部均应浮紧，方属于太阳伤寒表实证。

麻黄汤是发汗解表之峻剂，方中麻黄开腠启闭，发汗散寒，宣肺平喘；桂枝通达卫阳，祛邪外出；杏仁降肺气，助麻黄以平喘促；炙甘草调和诸药。全方为辛温发汗峻剂，是治疗伤寒表实证的主方。因其发汗峻烈，所以服汤后不需啜热粥，只需温覆，使其微汗，不可令大汗淋漓。

原文36

太阳与阳明合病，喘而胸满者，不可下，宜麻黄汤。

释义

太阳与阳明合病，病偏太阳的证治。

太阳与阳明合病，两类病症的存在，应有太阳恶寒发热、无汗与阳明不大便等，但此处不见腹满，而见喘而胸满，说明此不大便尚未形成里实，不可早用攻下法。肺与大肠相表里，其不大便是由于外邪束表，肺气失宣，影响大肠腑气的通降所导致。

本条突出“喘而胸满”而非“腹满”，说明病证以表寒外束、肺气失宣为主，偏重太阳。所以用麻黄汤发汗解表，宣肺平喘。待表解喘平，肺气顺畅，腑气得以通降，大便自然可下。

原文37

太阳病，十日以去，脉浮细而嗜卧者，外已解也。设胸满胁痛者，与小柴胡汤。脉但浮者，与麻黄汤。

小柴胡汤方

柴胡半斤　黄芩　人参　甘草炙　生姜切各三两　大枣十二枚，擘　半夏半升，洗

上七味，以水一斗二升，煮取六升，去滓，再煎，取三升，温服一升，日三服。

释义

论述太阳病日久的转归及证治。

太阳病已达 10 日以上，病情可能会出现不同的转归：

脉由浮紧变为浮细。细为小脉，表示表邪衰退。嗜卧，标志着已无所苦，说明邪气将退，正气未复。脉证合参，得知表邪已解，为将愈之候。

胸胁乃少阳经脉循行之部位，胸满胁痛是少阳病主症，说明邪入少阳，枢机不利，此时脉细当为弦细，宜用小柴胡汤和解少阳。

“脉但浮”，表邪仍在太阳，仍当用麻黄汤发汗。判断疾病的转归当以脉证为依据，太阳病不必拘时日，只要表证未变，其治法用方也不变。

原文38

太阳中风，脉浮紧，发热，恶寒，身疼痛，不汗出而烦躁者，大青龙汤主之。若脉微弱，汗出，恶风者，不可服之。服之则厥逆，筋惕肉瞤[1]，此为逆也。

大青龙汤方

麻黄六两，去节　桂枝二两，去皮　甘草二两，炙　杏仁四十枚，去皮尖　生姜三两，切　大枣十枚，擘　石膏如鸡子大，碎

上七味，以水九升，先煮麻黄，减二升，去上沫，内诸药，煮取三升，去滓，温服一升，取微似汗。汗出多者，温粉[2]粉之。一服汗者，停后服。若复服，汗多亡阳，遂虚，恶风烦躁，不得眠也。[遂，一作逆。]

注释

①筋惕肉瞤（shùn）：筋肉跳动。

②温粉：扑身止汗的外用药粉。

释义

伤寒表实兼里热烦躁的证治以及大青龙汤的禁例。

太阳病，感受风寒之邪，表现为“脉浮紧、身疼痛、不汗出”，这是太阳伤寒最为典型的3个脉证。外感风寒，毛孔闭塞，阻遏太阳之经气，营卫不

发热恶寒，身疼痛：
　　由于风邪束于肌表，侵袭周身经络，导致经气不利所致。

不汗出：
　　由于风邪束于肌表，导致汗出不彻而郁于体内，因此流不出汗。

不汗出、而烦躁：
　　卫阳被风邪闭郁于内，久则化热，邪热扰于内，因此烦躁。

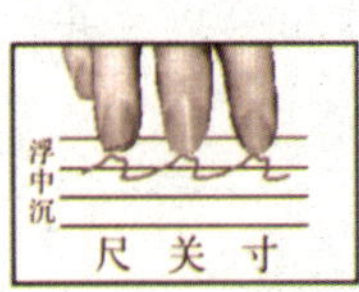

浮脉轻取即得，重按稍减而不空。
浮脉主表证，也可见于风水。
紧脉脉来绷急，状如牵绳转索。
紧脉主寒、主痛、主宿食。

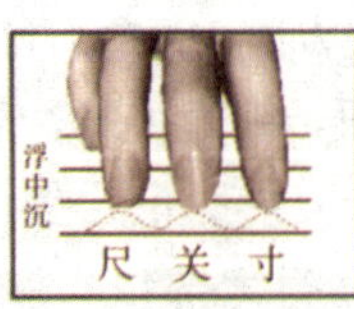

微脉极细极软，似有似无，至数不明。
微脉主气血诸虚。

弱脉沉而柔细。
弱脉主气血亏虚。

通，故见此等证候，这与麻黄汤证基本相同。本条以此 3 个典型脉证强调寒邪闭表过重，阳气不得宣泄的病机。由于表邪过重，太阳之气出入受阻，结于胸中，不得宣泄，郁而化热，热扰心神，烦躁由生，此为大青龙汤证所独有，故用本方治疗，方以麻黄汤为主，以麻黄、桂枝、生姜辛温发汗，并重用麻黄发其郁阳，杏仁宣降肺气，石膏清泄里热，甘草、大枣顾护胃气以培汗源，使发汗清热而不伤正，为表里双解之方。

大青龙汤发汗之力较麻黄汤更为峻猛，用之不当，最易造成不良后果，故当慎用。如见脉微弱，汗出恶风者，则不可服。因为汗出恶风主表虚，脉微弱主里虚。表里俱虚，则不能用大青龙汤。若误服，势必引起大汗伤阳损液，阳虚无以温养，液少不能濡润，而致手足厥冷、筋肉跳动等变证发生，故云“此为逆也”。

原文39

伤寒，脉浮缓，身不疼，但重，乍[1]有轻时，无少阴证者，大青龙汤发之。

注释

①乍：有时。

释义

伤寒兼里热的证治。

“脉浮紧，发热恶寒，身疼痛，不汗出而烦躁”，这固然是大青龙汤主治的典型证候，但由于其病机是外寒里热，邪气会逐渐化热，寒势减轻，所以身体不疼而是身重，脉由浮紧变为浮缓；邪气进退于表里之间，故而身重尚有减轻之时。邪气虽渐化热，但表寒闭塞未开，所以恶寒发热无汗烦躁应该仍然存在。此处的身重不疼，脉显浮缓之象，同样是风寒束表，卫闭营郁，邪郁化热的病理表现，仍可用大青龙汤治疗。

由于少阴阳虚阴盛，也可见身重，所以要在排除少阴病的情况下方可使用大青龙汤。少阴阳虚阴盛，必有恶寒、蜷卧、手足厥冷、脉微等症，与大青龙汤证之恶寒发热、脉浮的表现有明显的差异，临证需作鉴别。

原文40

伤寒，表不解，心下有水气，干呕，发热而咳，或渴，或利，或噎，或小便不利，少腹满，或喘者，小青龙汤主之。

小青龙汤方

麻黄去节　芍药　细辛　干姜　甘草炙　桂枝去皮　各三两　五味子半升　半夏半升，洗

上八味，以水一斗，先煮麻黄，减二升，去上沫，内诸药，煮取三升，

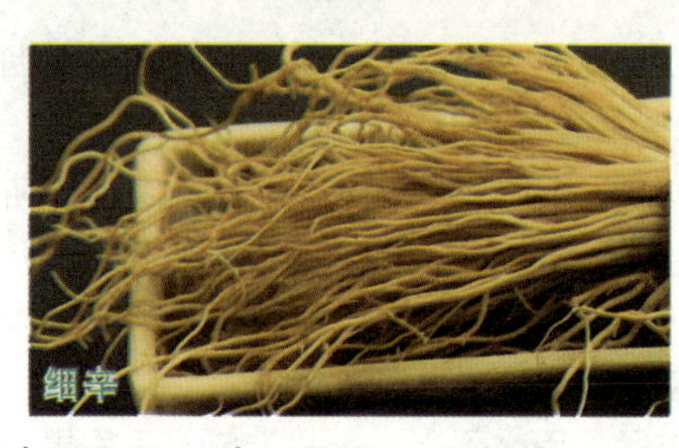

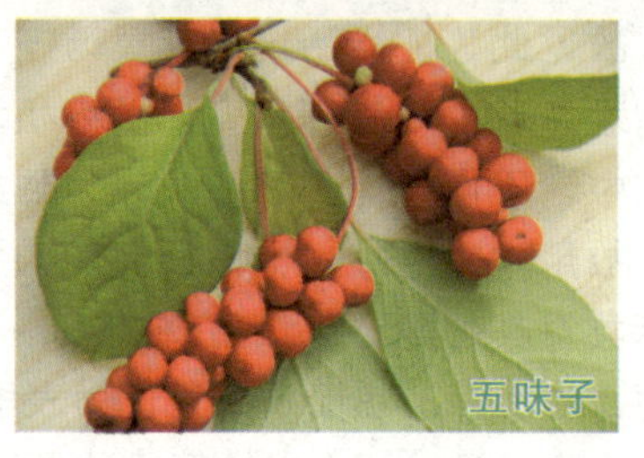

去滓，温服一升。若渴，去半夏，加栝蒌根三两。若微利，去麻黄加荛花如一鸡子，熬令赤色。若噎者，去麻黄，加附子一枚，炮。若小便不利，少腹满者，去麻黄，加茯苓四两。若喘，去麻黄，加杏仁半升，去皮尖。[且荛花不治利，麻黄主喘，今此语反之，疑非仲景意。]

[臣亿等谨按：小青龙汤大要治水。又按《本草》，荛花下十二水，若水去，利则止也。又按《千金》形肿者，应内麻黄，乃内杏仁者，以麻黄发其阳故也，以此证之，岂非仲景意也。]

释义

太阳伤寒兼水饮内停的证治。

“伤寒表不解”是本病的病因病机，“心下有水气”是本病的病位所在和病理产物。若素体肺气不调，宿有寒痰水饮，复感风寒，内外合邪，极易加重病情，形成外寒内饮之证。发热，为表不解；咳嗽干呕，示心下有水饮。咳喘是本证的重点，为水饮射肺，肺气失宣；干呕，为水饮犯胃，胃气上逆。另外，水饮内停，正津不布则口渴；水气下趋大肠则下利；水气上逆则噎阻；肺气失于肃降，膀胱失于气化，则小便不利而小腹满。

本证病位重点在于肌表与肺胃；病机重点在于外寒与内饮；病症重点在于发热与咳喘。以上各种症状的产生，皆由表寒外束、水饮内停所致，因水气动荡不居，或聚或散，故出现一系列或然症。故用小青龙汤解表化饮，表里两治。

小青龙汤由麻黄汤去杏仁加芍药、细辛、干姜、五味子、半夏而成。麻黄发汗解表，宣肺止咳平喘，并有利水之功；配桂枝通达卫阳，增强宣散寒邪的作用；芍药活血利水，干姜、细辛、半夏温散寒饮，半夏还能和胃止呕；五味子敛肺止咳平喘；甘草甘温守中，调和诸药。共奏外散表寒、内消水饮之功，为表里两治之方。但本方重点在于温散寒饮，止咳平喘，对寒饮内停所致之咳喘证，不论有无表邪，均能使用。

原文41

伤寒，心下有水气，咳而微喘，发热，不渴。服汤已，渴者，此寒去欲解也。小青龙汤主之。

释义

表寒里饮证服用小青龙汤后的反应。

本条讲“发热不渴”，说明“不渴”是外寒内饮的正局，正是小青龙汤的适应证，而“或渴”仅是变局。本条服药后“渴者”，是发汗之后，温化之余，上焦津液一时不能敷布之故，所以是寒饮得化的佳兆。此虽口渴但不甚，待气机恢复，水津四布，则口渴自除，故曰“此寒去欲解”也。

本条属于倒装文法，“小青龙汤主之”应接在“发热不渴”之后，再次叙述外寒内饮的证治。“伤寒，心下有水气”与上条“伤寒表不解，心下有水气”之意同。咳而微喘，发热不渴，是小青龙汤的对适应证。

原文42

太阳病，外证[①]未解，脉浮弱者，当以汗解，宜桂枝汤。

桂枝汤方

桂枝去皮　芍药　生姜切各三两，　甘草二两，炙　大枣十二枚，擘上五味，以水七升，煮取三升，去滓，温服一升，须臾啜热稀粥一升，助药力，取微汗。

注释

①外证：表现于外的证候。此处指的是太阳病恶寒、发热、头痛、脉浮之表证。

释义

太阳病脉浮弱用桂枝汤治疗。

太阳病，发热、恶寒、头痛等表证仍在，治当发汗解表。但发汗有麻黄汤与桂枝汤之异，用何方为妥？关键在于证候之不同。“脉浮弱”揭示了辨证要点。浮主病邪在表，弱乃正气不足。虽是表证，但不耐麻黄汤峻汗，只宜桂枝汤解肌祛风，调和营卫。从“宜桂枝汤”而不言“桂枝汤主之”来看，也是斟酌选择之意。权衡利弊得失，还是以桂枝汤为妥。

原文43

太阳病，下之，微喘者，表未解故也，桂枝加厚朴杏子汤主之。

桂枝加厚朴杏子汤方

桂枝三两，去皮　甘草二两，炙　生姜三两，切　芍药三两　大枣十二枚，擘　厚朴二两，炙，去皮　杏仁五十枚，去皮尖

上七味，以水七升，微火煮取三升，去滓，温服一升，覆取微似汗。

释义

太阳病误下后致喘的证治。

太阳病，治当发汗解表。误用攻下治疗后，表邪未得解除。在表之邪，影响肺气的肃降，出现轻度的气喘，治以桂枝加厚朴杏子汤解肌祛风，兼降气平喘。桂枝加厚朴杏子汤即桂枝汤加厚朴、杏子。本条与第18条产生气喘的原因不同，此为太阳病误下引起，彼为新感引动宿疾导致，但两者的基本病机一致，所以治疗用药相同。

原文44

太阳病，外证未解，不可下也，下之为逆，欲解外者，宜桂枝汤。

释义

表邪未解又兼里实的治疗次序。

太阳病，当表证没有解除的时候，不可过早使用攻下的方法。如果误用攻下，则易使外邪内陷，而发生多种变证。要想解除表证，宜用桂枝汤。

单纯的太阳表证，一般不可能使用下法。以理推之，此处除恶寒、发热等表证外，当有“不大便”等里证的存在。表证治用汗法，里实证治以攻下。如果既有表证，又有里实的情况下，治疗当先解除表证，待表解后，里实证仍在，方可攻下。

这里重点是强调表里同病的治疗，应遵循先表后里的治疗原则。用桂枝汤解表，只是举例而言。至于本证，既然用桂枝汤治疗，自然是中风表虚。

原文45

太阳病，先发汗不解，而复下之，脉浮者不愈。浮为在外，而反下之，故令不愈。今脉浮，故在外，当须解外则愈，宜桂枝汤。

释义

太阳病汗下后脉浮者仍当解表。

太阳病，先用发汗法，表邪不解，多为汗不得法所致。太阳表证，使用辛温发汗为正治之法，药后病证不解，或只是局部汗出，或汗出过多过少，或汗出时间过短。表证不解，发汗解表仍然是治疗的唯一途径，切记不可因一汗不解，就改用攻下。攻下属于误治，多易造成外邪内陷，引起变证。但此处脉象仍浮，表证未有变化。脉浮为邪在表，而反用下法治疗，自然不能治愈。现在脉浮，说明病仍在表，还应当用解表的方法治疗，宜用桂枝汤。脉浮是辨证要点，显示病邪尚未内陷，正气仍然能够与邪气抗争。

原文46

太阳病，脉浮紧，无汗，发热，身疼痛，八九日不解，表证仍在，此当发其汗。服药已微除，其人发烦，目瞑[①]，剧者必衄，衄乃解。所以然者，阳气重②故也。麻黄汤主之。

患太阳病，经过八九天还不好

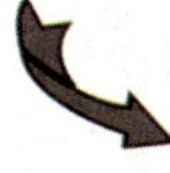

如果流了鼻血，表示病情将会痊愈

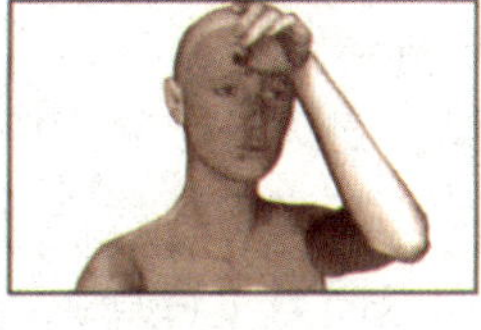

无汗：

风寒束于肌表，腠理紧闭：汗液无处可出，因此无汗。

发烦，目瞑：

麻黄汤药性辛温发散，容易耗气伤阴，因此于发汗后，表证虽已缓解，但体内的气阴仍未恢复，心阴不足则心烦，肝阴不足则两眼昏花。

剧者必衄，衄乃解：

由于麻黄汤药性辛温发散，容易鼓动阳气向上奔腾，阴液不足以约制阳气，导致阳气更容易发散于外，于是郁滞于肌表的邪气随鼻血向外发泄，当邪气散尽时则病情自然好转。

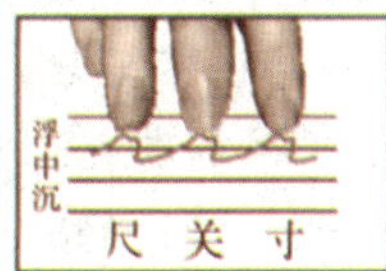

浮脉轻取即得，重按稍减而不空。浮脉主表证，也可见于风水。

紧脉脉来绷急，状如牵绳转索。紧脉主寒、主痛、主宿食。

注释

①目瞑（míng）：眼睛闭合，不欲睁开。

②阳气重：指外邪束表，卫阳受其郁遏较重。

释义

太阳伤寒日久的证治及服用麻黄汤后的反应。

太阳伤寒至八九日，若脉浮紧、无汗、发热、身疼痛等表证依然存在，仍当用麻黄汤发汗解表。治疗时不必拘泥日数，有是证则用是方。

服药后，轻者即能一汗而解。但在出汗之时，内郁之阳气振发，正气将伸未伸之际，有发烦、闭目不欲见物之感。待汗出邪解后，可自然消失。

阳郁较重者，服麻黄汤虽能去外闭之寒，而内郁之热则有可能随之升腾，可致衄血。衄血后，邪热随之外泄，病情即可得缓解。“所以然者，阳气重故也”，是说明机制，言衄血是表闭时久，阳热内郁过甚所致。

本条为倒装文法，“麻黄汤主之”应接在“此当发其汗”之后。

原文47

太阳病，脉浮紧，发热，身无汗，自衄者愈。

释义

太阳表实证自衄可愈。

脉浮紧，发热，身无汗，是太阳伤寒表实证。服麻黄汤后，可汗解，也可衄解。但有些病人，还可自衄作解，不药而愈。其机制在于：太阳伤寒失于汗解，邪无出路，阳气不得宣泄，郁于经络，日久化热，伤于鼻中血络而成。此种鼻衄，是病理发展的后果，但由于血汗同源，衄后邪随衄出，热从衄泄，故也可以作为一个邪解得愈的机转。伤寒邪随衄解，每见于青壮年阳气有余之人，老弱病人则少见。

原文48

二阳并病[①]，太阳初得病时，发其汗，汗先出不彻，因转属阳明，续自微汗出，不恶寒。若太阳病证不罢者，不可下，下之为逆，如此可小发汗。设面色缘缘[②]正赤者，阳气怫郁在表，当解之熏之。若发汗不彻，不足言，阳气怫郁不得越，当汗不汗，其人躁烦，不知痛处，乍在腹中，乍在四肢，按之不可得，其人短气但坐[③]，以汗出不彻故也，更发汗则愈。何以知汗出不彻，以脉涩故知也。

注释

①并病：一经证候未罢，又出现另一经证候。

②缘缘：持续不断。

③坐：责，因由。

释义

太阳病汗出不彻的3种转归。本条可分为3个层次讨论：

太阳病本当发汗，但用药不当，或病重药轻，或服药不得法，以致汗出不透，邪气化热内传，转属阳明病。阳明热盛，逼迫津液外泄而见汗出；表邪已尽，则不再恶寒。

如果太阳病证没有解除，又出现阳明病的，就成为太阳与阳明并病。太阳表证未罢，又并发阳明里实证，治应先解其表，后攻其里。太阳表证没有解除，不可用攻下之法，但阳明证已见，只可用小发汗法。过汗伤津，易助阳明燥热。如果先用攻下法，就会使表邪内陷，是错误的治疗。太阳表证未解的标志是面色缘缘正赤，乃阳气怫郁于表所致，可用熏法取汗，以达到解表之目的。

太阳病发汗，因汗出过少，使外邪不得宣泄，阳气因而怫郁在表。表闭阳郁，病人心烦躁动。“不知痛处，乍在腹中，乍在四肢，按之不可得”是形容烦躁时全身不适，无可奈何之状。由于阳郁不伸，肺气不利，所以病人短气。这些病证均因当汗不汗或汗出不彻所致，所以治疗当再发其汗。脉涩反映邪气凝滞与营卫郁遏的病机，是汗出不彻的佐证。

原文49

脉浮数者，法当汗出而愈，若下之，身重心悸者，不可发汗，当自汗出乃解。所以然者，尺中脉微，此里虚，须表里实，津液自和，便自汗出愈。

释义

表证误下里虚禁汗。

脉浮数者，为邪在表，当用汗法治疗，即可痊愈。误用攻下，则损伤正气，阳气亏虚，心无所主，而心慌跳动不安。气虚不能充实四肢，加之表邪未解，内外困顿，故身重。阳气不足，所以尺中脉微。此时虽表证仍在，也不可强发其汗，而应当用和表实里之法，使表里之气恢复而充实，津液调和，病人自然能汗出而愈。

若下之身重心悸：

当表邪未解而里有蕴热时，误用泻下法治疗，损伤体内正气，邪热趁机入里，阻遏三焦气机的畅达，因此身重；由于误下导致体内的津液失散，津液不足以濡润心脏，因此心悸。

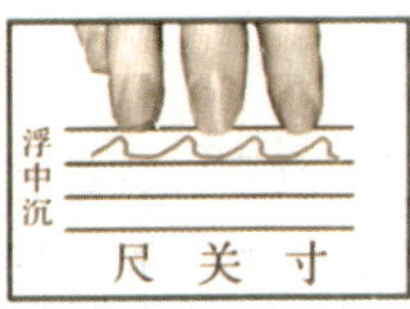

当自汗出乃解：

应当调和患者的阴阳气血，使其自然出汗后，就能好转。

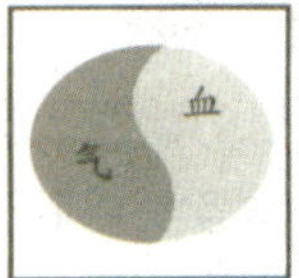

浮脉轻取即得，重按稍减而不空。
浮脉主表证；也可见于风水。

数脉一息五至以上。
数脉主热；数脉亦主虚证。

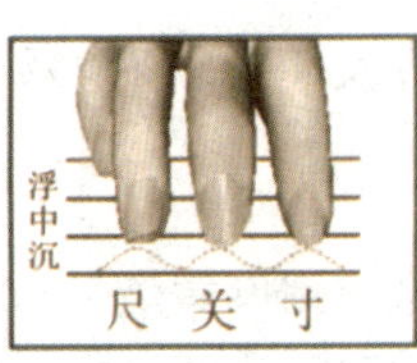

微脉极细极软，似有似无，至数不明。
微脉主气血诸虚。

对于本条“须表里实，津液自和”一句，后世有医家解释为不需服药，静待人体正气自复。但从原文来看，病已“尺中脉微”，说明里虚较甚，正气难于自复，表邪亦不能自解，若非要等待自复，则有可能延误治疗时机。如及时补虚扶正，调和营卫，则有利于疾病早日康复。桂枝新加汤和小建中汤可供选择。

原文50

脉浮紧者，法当身疼痛，宜以汗解之。假令尺中迟者，不可发汗。何以知然，以荣气不足，血少故也。

释义

尺中脉迟不可发汗。

太阳伤寒表实证，脉浮紧，身疼痛，应当用麻黄汤发汗解表。“脉浮紧”应是寸关尺三部的脉象均浮紧，才是真正的太阳伤寒表实证。若尺脉迟缓，则属内有正虚，“何以知然？以营气不足，血少故也”，仲景的这一自注就是最好的说明。麻黄汤必须在气血充盈的情况下使用，才能得汗而解。在气虚血少时强发其汗，不仅不能得汗，反而损伤正气，造成不良后果。因麻黄汤毕竟为峻汗之剂，当用于表实而里不虚者。虚人用之，每易损阳伤阴，致生他变。

原文51

脉浮者，病在表，可发汗，宜麻黄汤。[一法用桂枝汤。]

释义

脉浮病在表可发汗。

本条是以脉代证的表述法。脉浮而紧，兼见发热、恶风寒、头身痛、无汗，属于伤寒表实证者，可以使用麻黄汤辛温发汗。“可”“宜”有斟酌选择之意。脉浮者未必都是病在表，病在表也不一定都用麻黄汤发汗。

原文52

脉浮而数者，可发汗，宜麻黄汤。

释义

太阳伤寒脉浮数可用麻黄汤。

脉浮而数者，常见于表热证候，但却未必都是表热证候。如果脉虽浮数，却见“未发热，必恶寒，体痛，呕逆”者，则仍属于太阳伤寒表实证，仍然可以用麻黄汤发汗解表。

麻黄汤证的脉象不一定都是阴阳俱紧，因人之体质有差异，感邪之轻重有区别，有时也可见浮数，这是正邪交争的一种反映，不可就此认定为表热或里热。麻黄汤证典型脉象为浮紧脉，但也可见浮数的脉象，由于脉证不甚典型，故不曰“麻黄汤主之”，而曰“宜麻黄汤”，言外之意，可根据病情，斟酌选择，甚或适当加减化裁。

原文53

病常自汗出者，此为荣气和，荣气和者，外不谐，以卫气不共荣气谐和故尔。以荣行脉中，卫行脉外。复发其汗，荣卫和则愈，宜桂枝汤。

释义

营卫不和所致常自汗出的治疗。

自汗出的原因，为营气和，但卫气却不与之协调。因为在正常情况下，营行脉中，为卫之守，卫行脉外，为营之使，二者一内一外，一阴一阳，相互协调，相互为用，营卫和合，阴阳平衡，故为不病。若营卫失和，则发生病变。经常有自汗出的人，是其营气虽和，但卫气却不与之协调，是营卫相离而出现了异常变化。卫气不能固护营阴，营阴失去屏障，不能内守，故而经常有自汗出。给予桂枝汤发汗解肌，使营卫调和，则汗出自止。

原文54

病人脏无他病，时发热，自汗出而不愈者，此卫气不和也。先其时发汗则愈，宜桂枝汤。

释义

营卫不和时发热自汗出的证治。

病人脏腑虽然没有什么明显的病变，但有时发热、自汗出，而不能自愈。究其原因，是卫阳浮盛而发热，营阴不能内守而自汗出。在其发热、汗出之前，给予桂枝汤发汗解肌，调和营卫，使营卫调和，则发热、汗出自止。所谓“先其时发汗”，是指在发热汗出之前的间歇时间，也就是尚未发热汗出的时候给药，因此时人体营卫阴阳较平衡稳定而易于调节。若正当发热汗出之时给药，则难以调整营卫之偏，甚至还有可能因汗出过多而伤害正气。

原文55

伤寒，脉浮紧，不发汗，因致衄者，麻黄汤主之。

释义

伤寒表实证失汗致衄的治疗。

太阳伤寒表实证，这里特别强调了“脉浮紧，不发汗”，既揭示风寒郁遏、腠理闭塞严重，又提示未能及时治疗，当汗失汗，以致表闭更甚，邪气无从外泄，阳郁不能伸宣，上攻于阳络而为鼻衄。若衄后脉静身和，邪随衄解，则无须再用药物治疗；但本条却是衄血不畅，恶寒、头痛、不汗出、脉浮紧等太阳伤寒表实证依然严重。虽有少量衄血，但表邪未解，仍需要以麻黄汤开表发汗、宣散外邪。

本条的病机与第47条基本相同，前者为邪随衄解，而本条为衄后表邪未解，故仍需麻黄汤发汗。衄后病邪能否外解，这取决于体质强弱和邪气轻重等多种因素，不可执一而论，仍需“观其脉证，知犯何逆，随证治之”。

太阳病衄后不解治用麻黄汤，必须是太阳伤寒表实证仍在，且衄血量不多，病人体质壮盛，无内热之象，方可使用。若体虚、内热、易出血者，则绝不可孟浪冒进，以免伤及正气。

本条应与第46条、第47条合参。3条均为伤寒表实证的衄血，但病因、病机、转归有所不同。第46条是已服麻黄汤，郁阳得药力之助，正邪相争激烈，伤及血络致衄，邪随衄解。第47条是未经服药，郁阳欲伸，伤及血络致衄，邪随衄解，病即自愈。本条亦是失于发汗而致衄，但衄血之后表证未解，故仍用麻黄汤发汗解表。

原文56

伤寒，不大便六七日，头痛，有热者，与承气汤。其小便清者［一云：大便青］，知不在里，仍在表也，当须发汗。若头痛者，必衄，宜桂枝汤。

释义

据小便情状辨别病证表里。

伤寒，不大便六七日，头痛有热，既有可能属于太阳表证，亦有可能属于阳明里证，必须观察全身症状，综合分析。

若里热结实，腑气不通，胃气不降，浊热上攻，可有头痛、发热表现，并同时见有尿短色黄等里热征象，此从“其小便清者，知不在里，仍在表也”一句可以反推而知，对于本证的治疗，应当用承气汤攻其里热、泄热通腑。腑气通，浊气降，里热去，头痛即愈。肺与大肠相表里，若表邪郁闭于皮毛，肺气因之不能肃降，则大肠之气不能通畅，大便亦不能排下。邪气在表，头痛有热乃为常见症状。既然里无热结，小便必然清长。本证的主要矛盾是病邪在表，治当解表发汗，可以选用桂枝汤。“宜桂枝汤”四字应接在“当须发汗”之后，此处属于倒装文法。

服用桂枝汤之后，有可能出现头痛、鼻衄的反应，这是在桂枝汤中辛温药物的促进下，郁遏之阳气得以伸张，勃发于外，宣通于上，逐邪出表，同时也有可能因之导致阳络的轻度损伤，因此出现短暂的头痛，甚或有少量的衄血。

“其小便清者，知不在里，仍在表也”，是本条审度病机出入、辨别表里内外、施用汗下治法的关键。小便清白，不可能是里热证，肯定还是表证之头痛，因表气不和，也常常会引起里气不通，甚至是不大便六七日。再者，临床上，外感表证与习惯性便秘同时并见，也是常有的情况，未必都是阳明里实，故仍然使用桂枝汤解表。

原文57

伤寒，发汗已解，半日许，复烦，脉浮数者，可更发汗，宜桂枝汤。

释义

伤寒汗解后又出现表证的治疗。

太阳伤寒表证，经发汗后，表邪已解，半日左右，病人又出现烦闷不适，脉象浮数。辨证的重点是现症烦和脉数。分析原因：有可能是余邪未尽，移时复发，也可能是病证新瘥，重感外邪，正邪交争，邪郁不解，发生烦闷。病还在表，仍然可以使用桂枝汤解表。

原文58

凡病，若发汗，若吐，若下，若亡血[1]，亡津液，阴阳自和者，必自愈。

注释

①亡血：损伤阴血。

释义

阴阳自和病即愈。无论什么疾病，采用发汗，或用涌吐，或用泻下的方法治疗，而致阴血损伤、津液亏耗者，如果阴阳之气能够渐趋调和的，就可自然痊愈。

原文59

大下之后，复发汗，小便不利者，亡津液故也。勿治之，得小便利，必自愈。

释义

汗下后伤津可自愈。

大下之后，又用发汗，以至小便不利，是损伤了津液的缘故。不可用利小便的方法治疗，等其津液自复，小便就可通利，病即自然而愈。

原文60

下之后，复发汗，必振寒[1]，脉微细。所以然者，以内外俱虚故也。

注释

①振寒：即振栗恶寒。

释义

下后复汗所致的表里俱虚。

攻下之后，已经损伤了机体的阳气和阴液，复用发汗，以攻其表，必然导致阳气阴液更伤，内外俱虚。由于全身阳虚，肌表失于温煦，故振栗而恶寒；由于阳气已气，无力鼓动血脉运行，阴也不足，脉道不能充盈，故脉微细。

本条未出治法方药，综合分析，虽是先下后汗，阴阳俱伤，但从振寒、脉微等脉证表现分析，显然阳虚更甚。

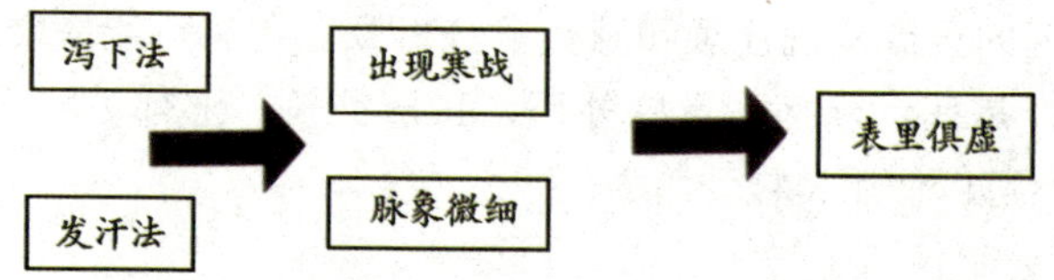

振寒：

由于误下与误汗损伤体内的阳气与阴液，导致卫气不足，不能护卫肌表，因此振寒。

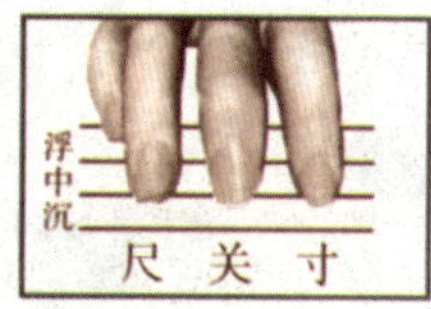

微脉极细极软，似有似无，至数不明。
微脉主气血诸虚。

细脉脉细如线，但应指明显。
细脉主气血两虚、主诸虚劳损。

本条未出具体治法方药，治疗上应以扶阳为主，兼顾津液，轻者可用桂枝加附子汤，重者可用茯苓四逆汤。

原文61

下之后，复发汗，昼日烦躁不得眠，夜而安静，不呕，不渴，无表证，脉沉微，身无大热者，干姜附子汤主之。

干姜附子汤方

干姜二两　附子一枚，生用，去皮，破八片

上二味，以水三升，煮取一升，去滓，顿服[①]。

注释

①顿服：指1剂药1次服完。

释义

阳虚阴盛烦躁的证治。

攻下之后，已经损伤了机体的阳气和阴液，复用发汗，以攻其表，必然导致阳气阴液更伤，内外俱虚，已详于前条。其人昼日烦躁不得眠，是外有寒邪还是内有郁热？皆非也！张仲景在此明确指出：病人不呕、不渴、无表证。不呕是没有少阳证，不渴是没有阳明证，无表证是没有太阳证。三阳均被排除在外，剩下的就只能是阴证了。白天自然界阳气偏盛，天人相应，人体阳气尚能与阴寒相争，故其人“昼日烦躁不得眠”。夜间自然界阴气偏盛，天人相应，人体阳气虚衰，无力与阴寒相争，故其人“夜而安静”，实际是萎靡不振，即“少阴之为病，脉微细，但欲寐也”。“身无大热”，是其人有热，但却不是阳明大热，也非太阳、少阳之热，而是阳气虚衰，阴寒内盛，虚阳已无所依附，开始脱离命门，逐渐向上向外浮越，出现里真寒、外假热的证候。这种轻微发热，是虚阳浮越于外的征象，已命悬于一线之间，是垂危虚脱之败象。正因为还有身热，表明阳气尚未尽脱，仍有可救之机。在此危殆将至时刻，张仲景急忙以辛热纯阳的干姜和生附子，小剂直入，力图挽救其将脱之阳气，而无暇他顾矣。

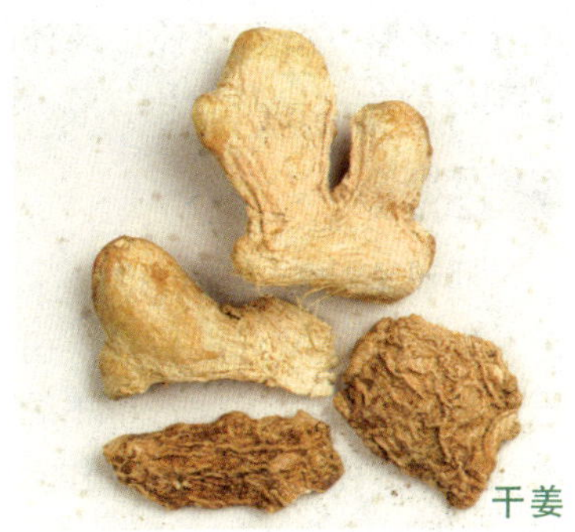
干姜

原文62

发汗后，身疼痛，脉沉迟者，桂枝加芍药生姜各一两人参三两新加汤主之。

桂枝加芍药生姜各一两人参三两新加汤方

桂枝三两，去皮　芍药四两　甘草二两，炙　人参三两　大枣十二枚，擘　生姜四两，切

上六味，以水一斗二升，煮取三升，去滓，温服一升。[本云：桂枝汤，今加芍药、生姜、人参。]

释义

汗后营气损伤的证治。

太阳表证，经发汗之后，多数病人可以缓解而向愈。今病人身体仍疼痛，则有两种可能：一为病重药轻，表证未解；二为汗不如法，损伤正气。前者除身疼痛外，应以头痛、发热、恶寒、脉浮紧等为主症。现却以身疼痛作为主要临床表现，显是发汗太过，损伤营气，致使筋脉失养，一身疼痛。气营不足，脉道失于充盈，故脉沉迟。治疗仍以桂枝汤解表，又加重芍药、生姜的用量，以和营通阳，再加人参补气，以滋生营血，是表里兼顾之法。

原文63

发汗后，不可更行[①]桂枝汤，汗出而喘，无大热者，可与麻黄杏仁甘草石膏汤。

麻黄杏仁甘草石膏汤方

麻黄四两，去节　杏仁五十枚，去皮尖　甘草二两，炙　石膏半斤，碎，绵裹

上四味，以水七升，先煮麻黄，减二升，去上沫，内诸药，煮取二升，去滓，温服一升。[本云：黄耳杯[②]。]

注释

①更行：再用。行，施也，用也。

②黄耳杯：黄色鼎耳之饮食器皿。杯，《千金翼》卷十作“杯”，第162条原方后亦作杯。耳杯，为古代饮器，亦称羽觞，椭圆形，多为铜制，故名，实容一升。

释义

邪热壅肺作喘的证治。

太阳病，发汗之后，疾病并未好转，并出现汗出而喘，是表证已罢，邪已化热，内传入里。热壅于肺，气逆不得宣降，故见喘息。里热蒸腾，逼迫津液外泄，故见汗出。汗出较多，即使里热很盛，体表的温度也不一定很热。“无大热”并非热证缓解，而是皮肤之热随汗外泄后，体表的温度略有下降，皮肤已经不再像未出汗时那样灼热烫手，但里热壅肺却非常严重。这种情况下，就不可再使用桂枝汤，而应改用麻黄杏仁甘草石膏汤，以宣肺泄热。

麻黄杏仁甘草石膏汤中，麻黄以宣肺止咳平喘见长，无论寒喘、热喘均可应用，关键在于配伍得宜。本方麻黄与石膏同用，并且石膏用量倍于麻黄，监制了麻黄温热之性，趋利避害，清宣肺热，止咳平喘。杏仁宣降肺气，协同麻黄止咳平喘。甘草调和诸药。

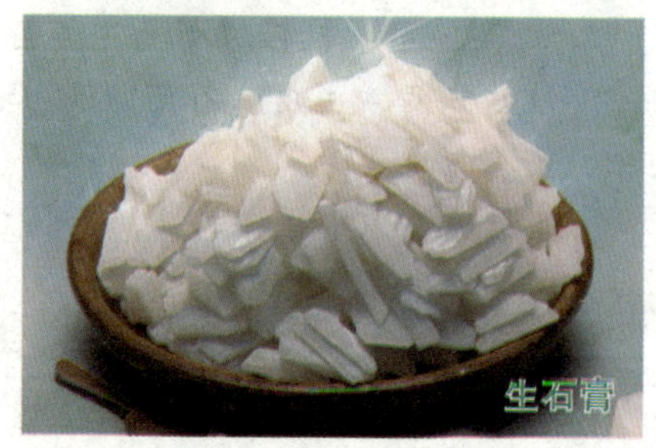
生石膏

原文64

发汗过多，其人叉手自冒心[①]，心下悸[②]，欲得按者，桂枝甘草汤主之。

桂枝甘草汤方

桂枝四两，去皮　甘草二两，炙

上二味，以水三升，煮取一升，去滓，顿服。

注释

①叉手自冒心：病人双手交叉覆盖于自己的心胸部位。叉手即两手交叉，冒即覆盖之意。

②心下悸：指心胸部位悸动不安。

释义

心阳不足所致心悸的证治。

汗为心之液，由阳气蒸化津液而成，发汗过多，则阳气外泄。心脏失去阳气的温煦，则虚无所主，故心中悸动不安。里虚欲求外护，故其人叉手自冒心，以安心悸，是外有所护，则内有所恃。若据临床观察，此类病人亦可见胸满、气短、心前区憋闷不适等证。

本证的病机为心阳虚，治用桂枝甘草汤。方中桂枝辛甘，温通经脉，入心助阳，故能温补心阳；甘草甘温，补心以益血脉。二药相合，辛甘化阳，阳生阴长，化而奉心，心阳得复，心悸自愈。

原文65

发汗后，其人脐下悸[①]者，欲作奔豚[②]，茯苓桂枝甘草大枣汤主之。

茯苓桂枝甘草大枣汤方

茯苓半斤　桂枝四两，去皮　甘草二两，炙　大枣十五枚，擘

上四味，以甘澜水[③]一斗，先煮茯苓，减二升，内诸药，煮取三升，去滓，温服一升，日三服。

作甘澜水法：取水二升，置大盆内，以杓扬之，水上有珠子五六千颗相逐，取用之。

注释

①脐下悸：脐下有跳动感。

②奔豚（tún）：形容气上冲如小猪之奔突。

③甘澜水：用杓扬过数遍之水，又称劳水。

释义

阳虚欲作奔豚的证治。

过汗伤阳，心阳虚不能制摄于上，下焦寒水之气有上冲之势，其主症为脐下悸动，治宜温养心阳，化气行水，治用茯苓桂枝甘草大枣汤。

重用茯苓半斤，先煮，取其量大直达下焦以行水。用桂枝甘草汤辛甘发散为阳，以充实上焦阳气。再用大枣配桂枝甘草，以充实上中焦营气。上中焦营卫充实，心脾阳气恢复，则能下达以温肾水。肾水得阳气之温，则阴邪

平而悸动止。以甘澜水煎，取其不助水邪。

原文66

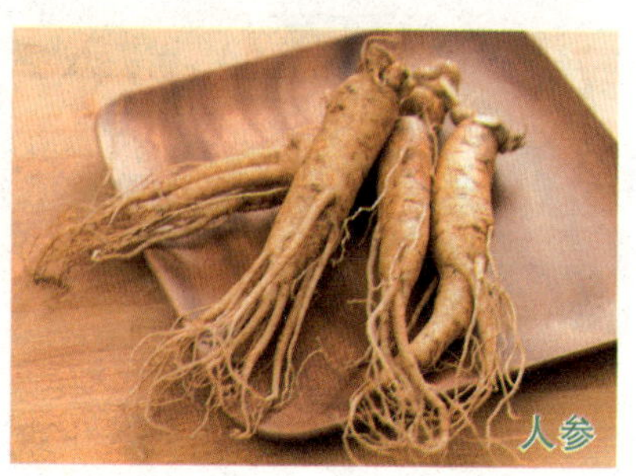

发汗后，腹胀满者，厚朴生姜半夏甘草人参汤主之。

厚朴生姜半夏甘草人参汤方

厚朴半斤，炙，去皮　生姜半斤，切　半夏半升，洗　甘草二两，炙　人参一两

上五味，以水一斗，煮取三升，去滓，温服一升，日三服。

释义

脾虚气滞腹胀的证治。

脾气素虚，一经发汗，则致阳气外泄，脾虚更显，运行失职，湿邪内阻，气滞于中，故腹满。治宜健脾除湿，宽中消满，用厚朴生姜半夏甘草人参汤。

方中厚朴苦温善消腹胀，生姜辛开理气，半夏开结燥湿，人参、甘草健脾培土以助运化。全方补而不腻，消而无伤，为消补兼施之剂。原方用药比例，朴、姜、夏之量大于参、草，为消大于补，又含治标宜急，治本宜缓之义。

原文67

伤寒，若吐若下后，心下逆满[①]，气上冲胸[②]，起则头眩[③]，脉沉紧。发汗则动经，身为振振摇者。茯苓桂枝白术甘草汤主之。

茯苓桂枝白术甘草汤方

茯苓四两　桂枝三两，去皮　白术　甘草炙各二两

上四味，以水六升，煮取三升，去滓，分温三服。

注释

①心下逆满：指胃脘部因气上逆而感觉胀满。

②气上冲胸：即上逆之气有向胸膈顶冲的感觉。

③起则头眩：指起坐站立变换体位就头晕目眩，或本有头晕目眩在起坐站立时加重。

沉脉轻取不应，重按始得。
沉脉主里证，沉而有力为里实；沉而无力为里虚。

紧脉，脉来绷急，状如牵绳转索。
紧脉主寒、主痛、主宿食。

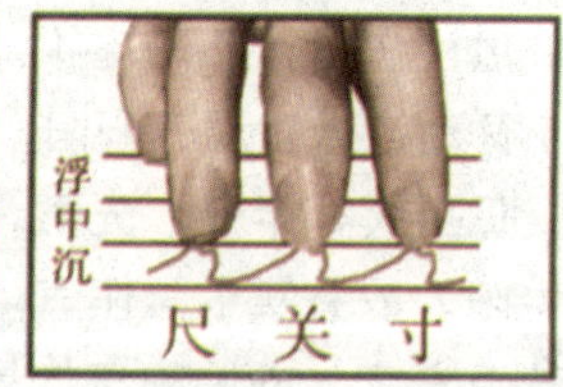

释义

心脾阳气不足，水气上逆的证治。

病在太阳当汗，反用吐下，损伤脾胃之阳。中阳受损，水津不化，饮停中焦，气机逆乱，症见心下胀满，时觉有气向胸胁冲撞。头为诸阳之会，精明之府，水饮阻滞于中，浊阴上逆，起坐站立更助冲逆之势，清阳更难达于头部，故尤觉头晕目眩。脉沉紧说明病在里而不在表，是寒饮停于内的征兆。由此可见，水饮既是一种病理性产物，又是一种致病因素。由于脾阳不振、水饮停蓄是本证的关键，故治当温阳健脾，化饮利水，方用苓桂术甘汤。水气逆乱，用茯苓健脾利水，白术健脾化湿，与桂枝同用，即是“病痰饮者，当以温药和之”。

原文68

发汗，病不解，反恶寒者，虚故也，芍药甘草附子汤主之。

芍药甘草附子汤方

芍药　甘草炙各三两　附子一枚，炮，去皮，破八片

上三味，以水五升，煮取一升五合，去滓，分温三服。[疑非仲景方。]

释义

论汗后阴阳两虚的证治。

联系上条内容，可知病人同属于正虚之体，文中虽未言起于何病，但从治以汗法来看，可能原是太阳表证。既为表证，当有恶寒之证，然汗后表解，恶寒应罢。今汗后恶寒反而加重，且不见发热，可知恶寒并非表不解，而是表证虽解，但正虚更甚，“反恶寒者，虚故也”一语，就是对正虚病机变化的概括。本条述证简单，以方测证，可知这里的“虚”是指汗后伤阴伤阳，导致阴阳两虚。阳虚不能温煦肌表，故恶寒反剧；阴虚不足以濡润筋脉，可能会有肢痉挛急之变。表证已去而转为里虚，阳气衰弱则鼓动脉搏无力，阴液不足则脉道失于充盈。阴阳两虚，故脉不应浮而当见沉迟细弱之象。治以芍药甘草附子汤，扶阳益阴，而达到阴阳两顾。

原文69

发汗，若下之，病仍不解，烦躁者，茯苓四逆汤主之。

茯苓四逆汤方

茯苓四两　人参一两　附子一枚，生用，去皮，破八片　甘草二两，炙　干姜一两半

上五味，以水五升，煮取三升，去滓，温服七合，日二服。

释义

阴阳两虚烦躁证治。

若病家本有正虚，复感外邪，当表里兼顾，谨慎用药。如仅以太阳病论治，则汗不得法而伤阴伤阳。又误用下法，造成阴阳两伤更甚。汗下后“病仍不解”，是指病情有新的变化，非指太阳表证不解。太阳与少阴为表里，误治太阳，极易损伤少阴。少阴为水火之脏，阴阳之根。证以少阴阳虚为主，所以还应伴见恶寒、下利、厥逆、舌质淡、苔白滑、脉微细等。治当扶阳兼以救阴，用茯苓四逆汤。

本方由茯苓、人参、干姜、附子、炙甘草组成。干姜、附子回阳救逆；茯苓、人参益气生津，安精神，定魂魄，止惊悸；姜附与人参配伍，回阳之中有益阴之效，益阴之中有助阳之功；甘草益气和中，且能调和诸药。

本证与干姜附子汤证同为太阳病变证，又均见烦躁一症，所用的治疗方剂，皆由四逆汤加味或减味而成，临证时须认真区别。干姜附子汤证，为阳虚阴盛，证见昼日烦躁不得眠、夜而安静、身无大热、不呕、不渴、无表证，脉沉微，治当急救回阳，仅用干姜、附子，单捷小剂而顿服，功专救阳。茯苓四逆汤证的病机为阴阳两虚，以阳虚为主，证候是四肢厥逆烦躁、恶寒下利、脉微欲绝、舌质淡、苔白滑等，为阳虚阴损，烦躁不分昼夜，治当回阳益阴，故用四逆汤加茯苓、人参，复方大剂而分服，双救阴阳。

原文70

发汗后，恶寒者，虚故也。不恶寒，但热者，实也，当和胃气，与调胃承气汤。

调胃承气汤方

芒硝半升　甘草二两，炙　大黄四两，去皮，清酒洗

上三味，以水三升，煮取一升，去滓，内芒硝，更煮两沸，顿服。

大黄

释义

汗后虚实不同的证治比较。

发汗本为太阳表证的正治法，但若汗不如法，可以伤阴，亦可伤阳，其变证每因体质的差异而有不同。如阳虚之体，发汗过多，易损阳气，则病从寒化而转为虚寒证，其证见恶寒，治疗当以扶阳为主；若阳盛之体，发汗过多则易伤津化燥，热并胃腑，燥热成实，当见不恶寒，反恶热，谵语，不大便等症，可与调胃承

气汤泻热和胃。临证辨别疾病的转归，辨别病性的阴阳，必须以客观脉证为依据。

不恶寒，但热者，用调胃承气汤治疗，仅是举例而言。栀子豉汤、白虎汤以及大小承气汤等都是治疗“不恶寒，但热”的方剂，临床应用，还必须辨证施治。

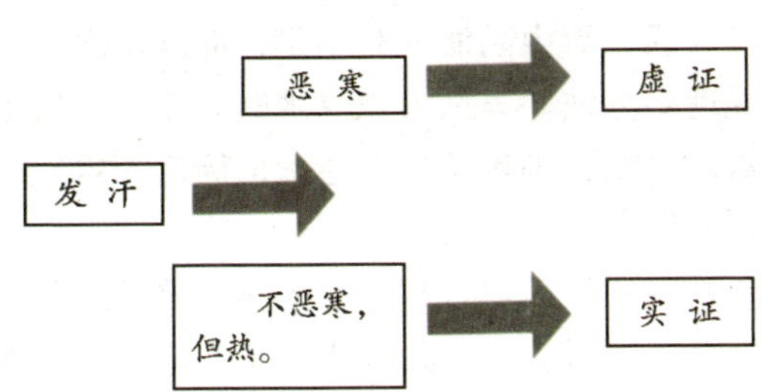

恶寒：
因为发汗后同时损伤津液与阳气，由于阳气虚损，因而恶寒。

不恶寒，但热：
因为发汗后不仅损伤津液，在发汗时由于毛孔大开，邪气入里而化热，因此不恶寒，却反而发热。

原文71

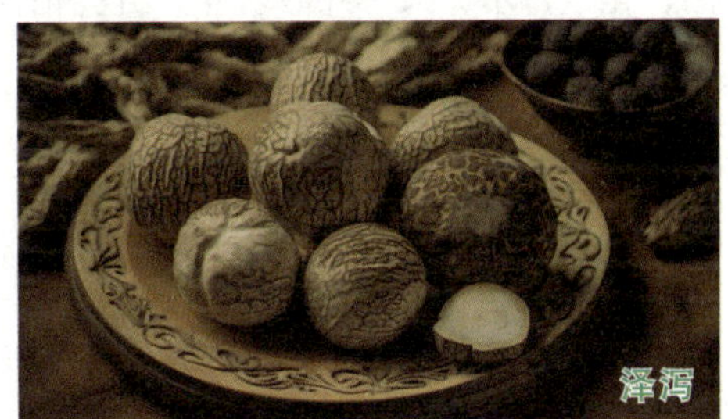

太阳病，发汗后，大汗出，胃中干，烦躁不得眠，欲得饮水者，少少与饮之，令胃气和则愈。若脉浮，小便不利，微热，消渴①者，五苓散主之。

五苓散方

猪苓十八铢，去皮　泽泻一两六铢　白术十八铢　茯苓十八铢　桂枝半两，去皮

上五味，捣为散，以白饮②和服方寸匕③，日三服，多饮暖水，汗出愈。如法将息。

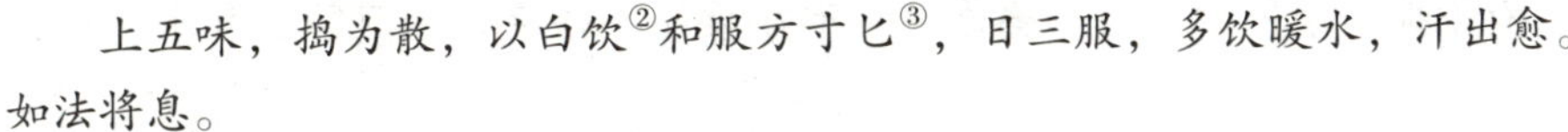

注释

①消渴：形容口渴之甚，饮不解渴，此处是症状，不是病名。

②白饮：即米汤。

③方寸匕：古代量取药末的器皿。其形如刀匕，容量为一方寸正方，量药时以满而不溢出或滚下为度。

释义

汗后津伤胃燥与蓄水的证治。

太阳病，若汗不如法，或发汗太过，可出现两种不同的机转：

第一种情况。太阳病发汗后，外邪虽解，但因汗出太多，损伤津液，致使胃中津液匮乏。阴虚则阳盛，津亏则气燥，阳盛气燥，阴阳不和，则心神不宁而烦躁不得眠。过汗后，胃中阴液一时不足，而欲饮水自救。因为病势不重，故可采取饮食调理的办法。当病人想喝水时，让其少量多次饮用，使胃中津液得以补充，胃燥得润，则可不治而愈。但因病人胃气尚弱，饮不可过多，多饮则易造成停水之患。

第二种情况。发汗后，非但表邪未解，且太阳之邪循经入腑，影响膀胱的气化功能，使邪与水结于下焦，也可形成太阳蓄水证。由于表邪未解，故可见脉浮、身微热、恶寒等证；由于水蓄下焦，膀胱气化不利，津液不能如常疏布，水停于下而津乏于上，故可见小便不利、口渴而欲饮水。治宜化气行水，兼以解表，用五苓散。

方中猪苓、茯苓甘淡，主利水道，能化决渎之气，是利水除湿之要药；泽泻甘寒，利水渗湿泄热，最善泄水道，专能通行小便，透达三焦蓄热停水，利水之力颇强；白术甘温，补脾燥湿，助脾气以转输，使水津四布；桂枝辛温通阳，化气行水，又可外散表邪。五药相合，为化气行水之剂。

原文72

发汗已，脉浮数，烦渴者，五苓散主之。

释义

补述蓄水证脉证。

此条承上条叙述发汗后，表不解，水饮内蓄之证。脉见浮数，为表邪未尽之象。烦渴乃口渴之甚，因汗后表邪随经入里，膀胱气化失职，下焦蓄水，津液不能上承所致。证属蓄水，应有小便不利等症，治宜解表利水，用五苓散。

原文73

伤寒，汗出而渴者，五苓散主之；不渴者，茯苓甘草汤主之。

茯苓甘草汤方

茯苓二两　桂枝二两，去皮　甘草一两，炙　生姜三两，切

上四味，以水四升，煮取二升，去滓，分温三服。

释义

水饮内停的辨证治疗。

伤寒汗出之后，口渴的，应当用五苓散治疗；不渴的，用茯苓甘草汤治疗。同是伤寒汗出之后，以口渴与否为审证要点，一用五苓散治疗，一用茯苓甘草汤治疗。五苓散证是膀胱气化不利，水饮内停，水津不布，除口渴外，还有小便不利等症。茯苓甘草汤证叙述简略，结合后面的第 127 条“小便利者，以饮水多，必心下悸，小便少者，必苦里急也”以及第 356 条“伤寒厥而心下悸，宜先治水，当服茯苓甘草汤”，可以确认，茯苓甘草汤证除口渴外，应见心下悸而小便利。是伤寒发汗，汗不得法，损伤胃阳，水饮停聚于胃所致。

茯苓甘草汤由茯苓、桂枝、生姜、甘草四味药组成。方中重用生姜温胃散水，茯苓渗湿利水、桂枝温阳化气利水，甘草益气和中，合为温胃散饮、化气利水之剂。

原文74

中风发热，六七日不解而烦，有表里证，渴欲饮水，水入则吐者，名曰水逆[①]，五苓散主之。

注释

①水逆：因里有蓄水，以致饮水不能受纳，饮入即吐。

释义

太阳水逆证治。

太阳中风，发热恶寒，已持续六七日，不但表证未解，反而增加心烦。邪气随经入里，扰乱气机，三焦水道不通，膀胱蓄水，经腑俱病，故有表里证。表证指太阳表证发热恶寒，里证指太阳膀胱蓄水。既有太阳表证，又有膀胱腑证。因水蓄于下，气化不利，津液不能如常输布，口中乏津，故渴欲饮水。胃失和降，所饮之水，拒不受纳，则逆而上行，故水入则吐，口渴不解，吐后再饮，再饮再吐，名曰水逆。此属蓄水重证，治疗上仍需化气行水，兼以解表，故仍用五苓散。

原文75

未持脉[①]时，病人手叉自冒心，师因教试令咳，而不咳者，此必两耳聋无闻也。所以然者，以重发汗，虚故如此。发汗后，饮水多必喘，以水灌[②]之亦喘。

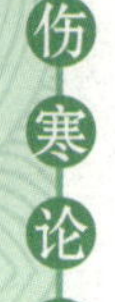

注释

①持脉：即诊脉。

②灌：洗也，即以水洗浴。

释义

重发汗而致心肾阳虚的证候。

临诊见到病人手叉自冒心，是因为里虚心慌，跳动不安，病人当有心悸。实者拒按，虚者喜按。此心悸由正虚所致，因里不足而求助于外，故病人双手交叉，扪护于前胸，如此可使悸动稍有减轻，这是虚证心悸的主要特征之一。发汗过多，既可损伤心液，又能损伤心阳。心肾同为少阴，互相影响，故心虚亦可能下累及肾，引起肾阳不足。肾开窍于耳，故肾阳虚可见耳聋失聪。耳聋可通过观察病人对声音的反应以测试，如医师令病人咳嗽，病人罔闻，证明听力丧失。究其病因，心悸、耳聋皆由重发汗损伤心肾阳气所致，提示虚人不可过汗。

汗为阳气蒸化津液而成，发汗过多会导致伤阴损阳。津液受伤必然感到口渴，欲饮水自救者，应当少少予饮之，令胃气和则愈。若恣意多饮，则致水饮停聚为患，因汗后阳虚，无力行水。水饮上逆于肺，因而致喘。汗后肌腠空虚，必须善为调摄，若贸然洗浴，水寒之气易使毛窍闭塞，导致肺气不宣，因而致喘。

原文76

发汗后，水药不得入口为逆。若更发汗，必吐下不止。发汗吐下后，虚烦[①]不得眠。若剧者，必反复颠倒，心中懊憹[②]，栀子豉汤主之。若少气者，栀子甘草豉汤主之。若呕者，栀子生姜豉汤主之。

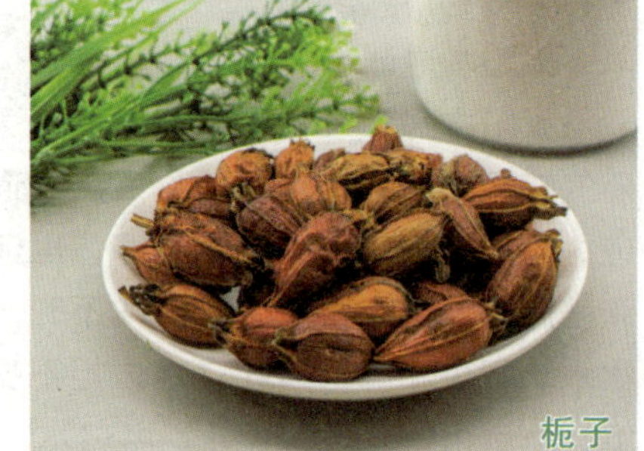
栀子

栀子豉汤方

栀子十四个，擘　香豉四合，绵裹

上二味，以水四升，先煮栀子，得二升半，内豉，煮取一升半，去滓，分二服，温进一服。得吐者，止后服。

栀子甘草豉汤方

栀子十四个，擘　甘草二两，炙　香豉四合，绵裹

上三味，以水四升，先煮栀子、甘草。取二升半，内豉，煮取一升半，去滓，分二服，温进一服。得吐者，止后服。

栀子生姜豉汤方

栀子十四个，擘　生姜五两，切　香豉四合，绵裹

上三味，以水四升，先煮栀子、生姜，取二升半，内豉，煮取一升半，去滓，分二服，温进一服。得吐者，止后服。

注释

①虚烦：因无形之热所致之烦。虚：非有形之实邪结滞，是相对概念。

②懊忱：指心中烦郁闷乱，莫可名状。

释义

汗后吐下不止以及热扰胸膈的证治。

发汗后，水药入口，即见呕吐，是发汗不当，使胃气受损所致。胃气虚弱，不能化饮，水药入口，停聚于胃，引动气逆，故而呕吐。胃气不降见呕，饮渍于肠则利。若再发其汗，则必胃阳更虚，水饮内停进一步加重，从而带来“吐下不止”的后果。

汗吐下后，表邪内陷，若与有形之物如宿食、痰水等相互搏结而烦者，是为实烦，但此虽因热邪内陷，却并未与有形之物相结，只是无形之热扰动胸膈，火郁不伸而作烦，故称为“虚烦”。其轻者，心烦“不得眠”；重者，“必反复颠倒，心中懊忱”。懊忱是心中特别难受，烦郁闷乱，莫可名状，足见其痛苦已非一般了。火郁当清之、发之，故用栀子豉汤清宣郁热，以除虚烦。

若兼见病人自觉气息不足，是吐下后伤及正气，就应加入甘草以益气，即栀子甘草豉汤治之。若见呕吐，是胃气不和而上逆，当加入生姜以和胃降逆止呕，即栀子生姜豉汤治之。

原文77

发汗，若下之，而烦热胸中窒[①]者，栀子豉汤主之。

注释

①胸中窒：胸中憋闷不适。

释义

郁热所致胸中窒的证治。

发汗、攻下后可出现烦热、胸中窒的症状。烦热是指心烦而身热，或是指因热而烦，其烦较甚之意，显示火郁的程度较上条为重。胸中窒是指胸中有堵塞憋闷之感，是热邪留扰胸膈、胸肺之气运行不畅所致。本证是在上条

所述心烦不得眠的基础上产生的，其证较上条为重。但仅见窒塞，并无疼痛，说明火热之郁仅在气分而未及血分。

原文78

伤寒，五六日，大下之后，身热不去，心中结痛者，未欲解也，栀子豉汤主之。

释义

热郁影响血分而见心中结痛的证治。

伤寒，五六日，大下之后，身热不去，是表邪入里化热，郁于胸膈，必见心烦懊侬等症。热邪郁于胸膈，既可能影响气机，引起胸中窒塞的症状；也可能由气及血，导致血行不畅，引起心中结痛等症状。身热不去说明邪气稽留于表。此证由气及血，较之上条烦热胸中窒，其病更深一层。但是从病机上看，胸膈郁热仍为基本病机，故仍用栀子豉汤清宣郁热。郁热宣散则气机畅达，气机畅达则血脉流利，其痛自除。方中豆豉性味辛散，有解表之功，可解散在表的稽留之邪；栀子尚可通利血脉，正可以除心中结痛之症。

原文79

伤寒，下后，心烦，腹满，卧起不安者，栀子厚朴汤主之。

栀子厚朴汤方

栀子十四个，擘　厚朴四两，炙，去皮　枳实四枚，水浸，炙令黄

上三味，以水三升半，煮取一升半，去滓，分二服，温进一服。得吐者，止后服。

释义

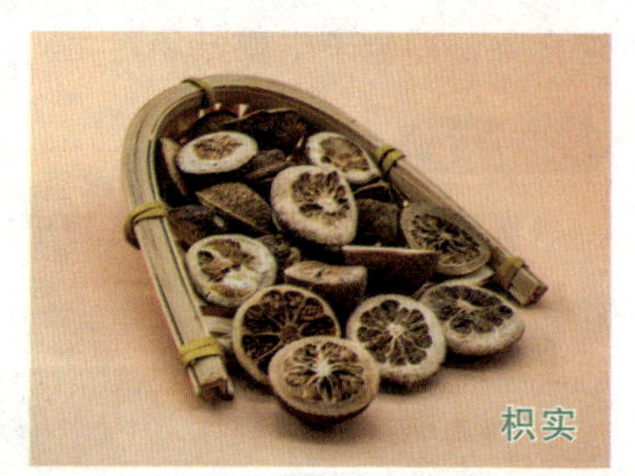
枳实

热郁胸膈心烦腹满的证治。

伤寒下后，余热未尽，邪热留扰胸膈，故心烦。热壅气滞于腹，故腹满。胸腹气机壅滞，则卧起不安。病机为热扰胸膈，腑气壅滞，治以栀子厚朴汤，清热除烦，宽中除满。本证心烦、腹满非有形实邪阻滞，虽为胀满，但多按之濡软不痛，此与有形实邪阻滞所致的腹满硬痛而拒按不同，应作鉴别。

方中栀子苦寒，清解郁热；厚朴苦温，宽中行气；枳实苦寒，破结消痞。本方即栀子豉汤去豆豉加厚朴、枳实而成。因病变已波及脘腹，非栀子豉证局限于胸膈，故不用豆豉之宣透，而加入厚朴、枳实，以行气除满。

原文80

伤寒，医以丸药大下之，身热不去，微烦者，栀子干姜汤主之。

栀子干姜汤方

栀子十四个，擘　干姜二两

上二味，以水三升半，煮取一升半，去滓，分二服，温进一服。得吐者，止后服。

释义

热郁胸膈兼中寒下利的证治。

伤寒误用丸药大下，损伤脾胃，致中焦虚寒。同时下后外邪乘机内陷，留扰胸膈，形成上焦有热与中焦有寒之证。上焦热郁则身热不去，微烦。言“微烦”者，指比上述之心烦不得眠，或心中懊侬，反复颠倒之证略轻而已。至于中焦有寒之证虽未明言，但可从大下之后，脾胃受损，方用干姜以温中散寒来认识，似可推测本证或有食少便溏，腹满腹痛等症。

本证病机，上热中寒。治当清上热、温中寒，用栀子干姜汤。方中栀子清上焦邪热以除心烦，干姜温中散寒以止下利，寒温并用，相反而相成。脾胃虚弱、感受外邪，热扰胸膈者，亦可用本方治疗，不必拘泥是否误下。

原文81

凡用栀子汤，病人旧微溏[①]者，不可与服之。

注释

①旧微溏：平素大便略微溏薄。

释义

栀子汤的使用禁忌。凡是使用前述（第 76～80 条）含有栀子的方药，都不能给予平素脾虚便溏的人。素日脾气虚、脾阳虚或脾肾阳虚之人，大便经常溏泄，即使有火邪郁于胸膈的虚烦证，也应慎用栀子诸汤。因为栀子苦寒质润，走而不守，不同于苦寒燥湿的黄连、黄芩，不但不能燥湿，反易滑泄大肠，易于伤脾肾阳气而使便溏更甚。

原文82

太阳病，发汗，汗出不解，其人仍发热，心下悸，头眩，身瞤动，振振欲擗地[①]者，真武汤主之。

真武汤方

茯苓　芍药　生姜各三两，切　白术二两　附子一枚，炮，去皮，破八片上五味，以水八升，煮取三升，去滓，温服七合，日三服。

注释

①振振欲擗地：身体震颤，站立不稳，欲扑于地。

释义

太阳病过汗伤阳而致肾虚水泛的证治。太阳病发汗后，其人仍发热，显示太阳表证未罢，但变证已经出现，如“心下悸，头眩，身瞤动，振振欲擗地”等。产生这些变证的病机是过汗伤阳而致肾虚水泛。阳虚水泛，水气凌心则心悸，清阳不能上升则眩，眩与悸同时出现便应该考虑阳虚水泛的可能。水气泛滥，阳气不得展布，清阳不能实四肢；水气泛滥，侵犯四肢经脉，因而出现身瞤动，严重者振振欲擗地。本证即使没有全身水肿，但已属于阳虚水泛证，宜用真武汤治疗。

真武汤是温阳利水的代表方。方中炮附子温肾阳，化水气；茯苓、白术健脾运，利水气；生姜温胃阳，散水气；芍药，《神农本草经》谓其有“止痛，利小便”之功。

真武汤，又名玄武汤。玄武意指传说中的玄武大帝，是坐镇北方的水神，能制水而震慑水邪。因本方具有扶阳镇水之功，故以其命名。

原文83

咽喉干燥者，不可发汗。

释义

咽喉干燥禁汗。

咽喉是三阴经脉循行之处，有赖阴津的滋养。咽喉干燥，提示阴津虚少，不能上承。平素阴虚咽喉干燥者，若患风寒表证，不可单用汗法治疗。因阴津亏损，则汗源不足，强发其汗，不但表证不解，而且阴津更伤。

原文84

淋家①，不可发汗，汗出必便血②。

注释

①淋家：久患小便淋沥与尿道疼痛的人。

②便血：此处指小便出血。

释义

淋家禁汗。

素患淋证之人，大多肾阴亏虚而膀胱蕴热。阴虚有热之人感受外邪，不宜径用汗法。汗法，尤其是辛温发汗，既助热又伤阴，所以如果强发其汗，必然肾阴更虚，膀胱之热愈炽。邪热灼伤血络，就会发生尿血之变证。

原文85

疮家[①]，虽身疼痛，不可发汗，汗出则痓。

注释

①疮家：久患疮疡的人。

释义

疮疡禁汗。

久患疮疡的人，长期流脓淌血，致气虚血少，不宜使用辛温发汗之法。虽复感受外邪而身体疼痛，也不可径用辛温发汗。若强发汗，则气血更加亏虚，筋脉失却濡养，就会发生强直拘紧、甚则抽搐等病症。

原文86

衄家[①]，不可发汗，汗出必额上陷[②]，脉急紧，直视不能眴[③]一作瞬，不得眠。

注释

①衄家：经常有鼻腔或牙龈出血的人。

②额上陷：额部两旁凹陷处的动脉，在两侧太阳穴处。

③眴（shùn）：眼球转动。

释义

衄家禁汗。

经常有鼻腔或牙龈出血的人，由于频繁出血，阴血必定亏虚，虽有外感之证，亦不可用辛温发汗。血汗同源，若强发其汗则更伤阴血。血虚，筋失所养则拘紧，见额上两旁的动脉搏动紧急，即“额上陷，脉急紧”；阴血亏虚，目睛失却血液的濡养，则呆滞而直视，转动不灵活。血虚心神失养，或内热上扰心神，则不得眠。

原文87

亡血家[①]，不可发汗，发汗则寒慄而振。

注释

①亡血家：经常反复出血的病人。“亡”，此处作丢失解，非灭亡之义。

释义

亡血家禁汗。

失血有吐血、咯血、衄血、便血、尿血以及崩漏等多种形式。气为血之帅，血为气之守，气血相互依存。经常失血的病人，不仅阴血损伤，阳气亦不充沛，即使患有外感表证，也不可用发汗方法。如果误用汗法，不但阴血更伤，而且阳气也必更伤。阴血伤则无以营养筋脉，阳气伤则无以卫外固表，因而发生寒栗振战的变证。

原文88

汗家[①]，重发汗，必恍惚心乱[②]，小便已阴疼[③]，与禹余粮丸。[本方阙。]

注释

①汗家：平素汗出过多的人。

②恍惚心乱：神迷意惑，慌乱不宁。

③小便已阴疼：小便之后，尿道疼痛。

释义

汗家禁汗。

汗家，是平素经常自汗出的人。久汗则阳虚不固，阴血亦伤，因而阴阳俱虚，所以虽有外感表证，也应慎用发汗。若多次使用或过分使用发汗治法，必致心阴心阳更伤。心神失养，则会发生神思恍惚，心中慌乱无主；津液亏乏，尿道失滋，则小便阴疼。

本条只提出了禹余粮丸的方名，却没有具体药物，因而又留下了缺憾。从禹余粮的性味功能，可推测其主治的大概。禹余粮甘淡性寒，有敛阴止汗，重镇固涩的作用。汗止神安，则恍惚心乱可愈；表固液复，则尿后阴疼自止。由此可见，方剂虽缺，规矩已备，临床上随证化裁，自能收到预期的功效。

原文89

病人有寒，复发汗，胃中冷，必吐蚘[①]。[一作逆。]

注释

①蚘：蛔虫。“蚘”是“蛔”的异体字。

释义

内有虚寒者禁汗。

病人有寒，是指原来就有脾胃虚寒。本为脏气虚寒，复感外邪，法当温中为主，兼解表邪，切不可强发其汗。若复发汗，必损伤脾胃之阳，阳虚阴盛，必然导致“胃中冷”加甚，若胃寒气逆，则见呕吐。古代卫生条件低下，常有肠道寄生虫病，蛔虫易见，因脏寒而扰动，可能导致吐蛔。

原文90

本发汗，而复下之，此为逆也。若先发汗，治不为逆。本先下之，而反汗之，为逆。若先下之，治不为逆。

释义

表里同病，先后治疗的顺逆。

表证当用汗法，使邪从汗解。若表里同病，则应根据表、里证的轻重缓急，决定先治表后治里，或先治里后治表，或表里同治。“本发汗”指病有表里证存在，本当发汗，若发汗后表不解，可以再汗。“复下之”，指表不解而改用下法，这是治疗上的错误。“本先下之”，是指表里同病，里病已急，当先用下法。若“反汗之”，亦是错误的治疗方法，张仲景在此反复告诫医者，一定要掌握好汗下先后的顺序，否则，将变证丛生。

在一般情况下，外感病多是由表入里，里证多由表邪内传所致，这是六经病发生发展的一般规律趋势。这种表里同病，应该先解表，后治里，属于常法。然而也有变法，本条后半段就是里证危急时，表证虽未解，应以治里为先。而且由于表证已轻，往往里和之后，表邪即能自解。表里同病，汗下有序的原则，在《伤寒论》中，具体运用的实例很多。如第 36 条：“太阳与阳明合病，喘而胸满者，不可下，宜麻黄汤”，就属于“先发汗，治不为逆”一类。

原文91

伤寒，医下之，续得下利清谷[①]不止，身疼痛者，急当救里。后身疼痛，清便自调者，急当救表。救里宜四逆汤，救表宜桂枝汤。

注释

①下利清谷：泻下不消化的食物。

释义

先里后表治则举例。

表里同病，里虚为甚时，宜先里后表。太阳伤寒，误用下法，导致表邪内陷。如果病人素体肾阳不足，外邪内陷，则易形成少阴阳虚、阴寒内盛之变证。其临床表现主要为下利不止，夹杂不消化食物。在此状态下，即使表邪未尽，仍有身体疼痛等表证，也不可按常规方法的先解表后救里，而应当速用四逆汤急救回阳，否则便有阳亡阴脱之变。若服四逆汤后，脾肾之阳恢复，腹泻停止，而身体疼痛等表证仍在者，可转方用解肌祛风、调和营卫的桂枝汤治其表证。

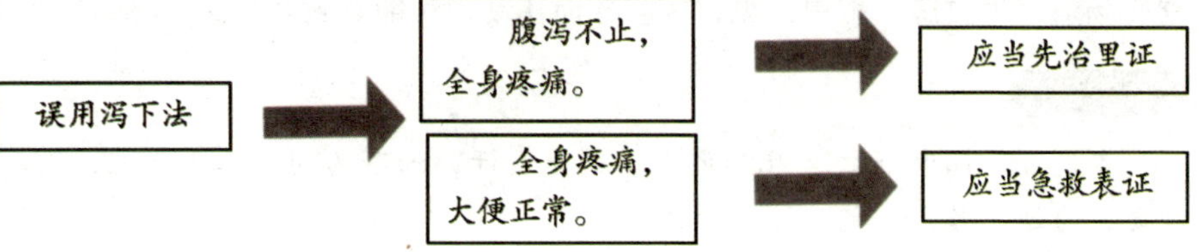

原文92

病发热，头痛，脉反沉，若不差，身体疼痛，当救其里，宜四逆汤。

四逆汤方

甘草二两，炙　干姜一两半　附子一枚，生用，去皮，破八片

上三味，以水三升，煮取一升二合，去滓，分温再服。[强人可大附子一枚，干姜三两。]

释义

表里同病先温其里的举例。

太阳病虽发热头痛，但脉不浮反沉，反映里阳已虚，当以救里为急。此处“脉反沉”是鉴别要点。

“病发热头痛”属表证，若是典型的太阳病，其脉当浮；而本证脉反沉，不当沉而沉故曰“反”。若头痛、发热、脉沉持续存在，且“身体疼痛”症状更加突出，则是表证未解而里虚寒殊甚，治当急温其里，方宜四逆汤。文曰“若不差，身体疼痛”乃是强调身体疼痛更加严重。本句在《金匮玉函经》和《千金翼方》中作“若不差，身体更疼痛”，多了一个“更”字，说明“身体疼痛”这个症状始终存在，并逐渐加重，是阴寒内盛，说明少阴虚寒较甚，所以舍表救里，以四逆汤温经回阳。

原文93

太阳病，先下而不愈，因复发汗，以此表里俱虚。其人因致冒①，冒家汗出自愈。所以然者，汗出表和故也。里未和，然后复下之。

注释

①冒：形容头目如物冒覆，蒙蔽不清。

释义

汗下失序致冒的辨治。

太阳病，本当发汗解表，反而先用泻下，是属误治，不但病证不愈，还

会耗伤正气。此时再次发汗，是发虚人之汗，徒伤正气。先下后汗，以致“表里俱虚”，正虚邪恋，清阳之气不能上升，故而头目昏冒不清。假若体虚不甚，正气还有自行恢复以祛邪外出之机。“阳加于阴谓之汗”，汗出是阳气已复，能够蒸化津液而出于表，外邪亦随汗而解，所以“冒家汗出自愈”。如果还有里实存在，可以再酌情使用下法治疗。

原文94

太阳病，未解，脉阴阳俱停[1]［一作微］，必先振栗汗出而解。但阳脉微者，先汗出而解。但阴脉微［一作尺脉实］者，下之而解。若欲下之，宜调胃承气汤。［一云：用大柴胡汤］

注释

①脉阴阳俱停：寸关尺三部脉搏都隐伏不现。

释义

辨脉判断战汗自愈的机转。

太阳病表证未解，应见浮脉，今却寸关尺三部脉搏都隐伏不现。此处“脉阴阳俱停”与“阳脉微”并非是生机即将终止的绝脉，而是阳气欲驱邪外出，先积蓄力量，先屈后伸的反映。“振栗”即病人身体振摇而寒冷的症状，是邪压正气，正邪相争，正欲胜而邪将退之征兆。太阳病，脉阴阳俱停，已虚之正气与邪相争，首先振栗，待正气伸展而见发热，继之汗出，邪随汗解。

“但阳脉微者”，阳主表，即寸部脉微微搏动，提示病邪在表，正气抗邪外出，故“先汗出而解”。“但阴脉微者”，阴主里，即尺部脉微微搏动，提示病邪在里，正气驱邪于下，须用下法而解，宜调胃承气汤和其胃气。

原文95

太阳病，发热，汗出者，此为荣弱卫强，故使汗出，欲救邪风[1]者，宜桂枝汤。

注释

①欲救邪风：如果想要解除风邪。救，驱散之意。邪风，即风邪。

释义

补述太阳中风证病机。

发热汗出是太阳中风证固有之症，基本病机是“阳浮而阴弱”，亦即“卫强营弱”。所谓卫强，并不是卫气的正常功能强盛，而是由于风寒袭表，卫气浮盛于外，与邪相争，导致发热的病理性亢奋状态，亦即“阳浮者，热自发”

之意。所谓营弱，亦不是营阴，真正的虚弱，而是指卫外不固，营阴不能内守而外泄所致的汗出而言，亦即“阴弱者，汗自出”之意。由于汗出营伤，与“卫强”相比呈现出相对不足的状态，故称“荣弱”。营弱卫强，即后人所谓的营卫不和或营卫失调，其中以卫气的病理改变为主，而营气失和乃卫失外固所致。“欲救邪风者”提示太阳中风证的病因是风寒外袭，风邪偏胜，联系“宜桂枝汤”，可知桂枝汤具有解肌祛风的功效。

所以造成“营弱”的原因是卫阳失却固护功能。邪气侵犯卫分，卫阳奋起抗邪，正邪相争则发热；卫分受邪不与营和，营阴外泄，则汗出，发热、汗出是卫强营弱的表现形式。营阴虚弱，卫阳即无所依附而散越，导致卫阳的亢奋。所以，“卫强”是一种病理性的亢进，非生理性的卫阳强盛，而“营弱”，才是真正意义上的营阴亏虚。“卫强营弱”是因风邪所致，因此，治疗首先应驱散风邪，桂枝汤调和营卫，解肌祛风，为首选方剂，所以说“欲救邪风者，宜桂枝汤”。

原文96

伤寒五六日，中风，往来寒热[①]，胸胁苦满[②]，嘿嘿[③]不欲饮食，心烦喜呕，或胸中烦而不呕，或渴，或腹中痛，或胁下痞硬，或心下悸，小便不利，或不渴，身有微热，或咳者，小柴胡汤主之。

小柴胡汤方

柴胡半斤　黄芩三两　人参三两　半夏半升，洗　甘草炙　生姜各三两，切　大枣十二枚，擘

上七味，以水一斗二升，煮取六升，去滓，再煎取三升，温服一升，日三服。

若胸中烦而不呕者，去半夏、人参，加栝蒌实一枚；若渴，去半夏，加人参，合前成四两半，栝蒌根四两；若腹中痛者，去黄芩，加芍药三两；若胁下痞硬，去大枣，加牡蛎四两；若心下悸，小便不利者，去黄芩，加茯苓四两；若不渴，外有微热者，去人参，加桂枝三两，温覆微汗愈；若咳者，去人参、大枣、生姜，加五味子半升，干姜二两。

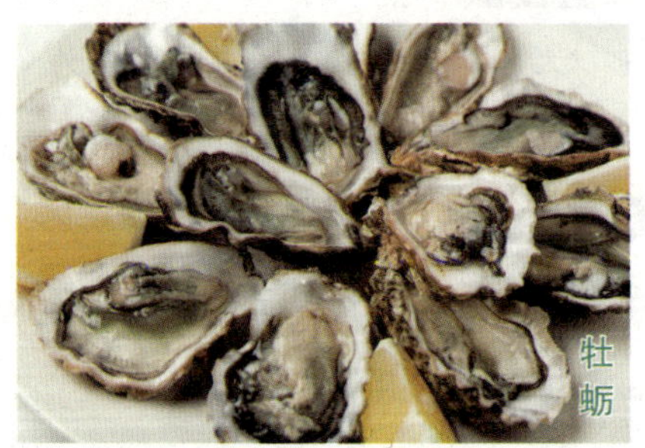
牡蛎

注释

①往来寒热：恶寒时不发热，发热时不恶寒，恶寒与发热交替而作。

②胸胁苦满：病人因胸胁部满闷而感到痛苦，即苦于胸胁满闷。

③嘿嘿：表情淡漠，静默不言。嘿，同“默”。

释义

太阳病转化成少阳病的证治。

伤寒五六日，或中风五六日，都有可能化热入里。如果由恶寒发热转化为往来寒热，则是病邪脱离太阳而进入少阳。“往来寒热”是少阳病的特征性热型，与太阳表证的“恶寒发热同时并见”显著不同，也有别于阳明病的“但发热、不恶寒”，而是恶寒时没有热，发热时没有寒，寒已而热，热已而寒，一来一往，交替发作。少阳居表里之间，邪入少阳，正邪分争，进退于阴阳表里之间。邪胜于正，由阳入阴之时，则表现为恶寒；正胜于邪，使邪气由阴出阳时，则表现为发热。出现往来寒热说明病邪已进入少阳。

邪居半表半里，既非太阳之可汗，又非阳明之可下，只能以柴胡汤和解之。小柴胡汤中以柴胡为主药，既清又疏，除少阳经中之热，又使少阳气机条达。黄芩清泄少阳胆腑之热。柴胡与黄芩同用，经腑皆治，疏解少阳郁滞邪热。生姜、半夏调理脾胃降逆止呕。人参、甘草、大枣甘温益气和中，助正达邪。全方寒温并用，补泄兼施，辛开苦降，是和解剂的代表方。方用去滓再煎之法，可使诸药性味匀和，作用协调，更显其和解之性。

自“胸中烦而不呕”以下，皆为或然证。若胸中烦而不呕，是热聚胸膈，胃气尚未受其影响，去半夏、人参，是恐其补益而助邪，加瓜蒌（栝蒌实）以除热荡实，化痰散结；若渴者，是木火内郁，有胃燥津伤之象，去辛燥之半夏，加人参（合前成四两半）、天花粉（栝蒌根）以清热生津；若腹中痛，是肝胆之气横逆犯脾，土被木乘，脾络不和，去苦寒之黄芩，加芍药（与方中甘草相合）以泻木和脾而缓急止痛；若胁下痞硬，是少阳邪气郁滞太甚，邪结于胁下，去壅补之大枣，加牡蛎以软坚散结；若心下悸，小便不利，是胆失疏泄，进而影响到三焦的功能，决渎失职，水饮停聚，去寒性碍气之黄芩，加茯苓以淡渗利水而宁心；若不渴，身有微热，是太阳表邪未罢，无里热津伤之象，去人参之壅补，以免留邪，加桂枝以微汗以和表；若咳，是肺寒气逆，去人参、大枣之壅补，生姜易干姜以温肺化饮止咳，加五味子以敛肺降逆止咳。

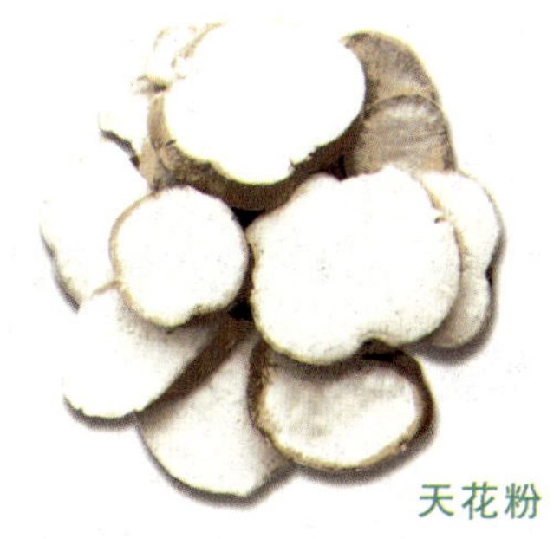
天花粉

原文97

血弱气尽[①]，腠理开，邪气因入，与正气相搏，结于胁下。正邪分争，往来寒热，休作有时，嘿嘿不欲饮食。脏腑相连，其痛必下，邪高痛下，故使呕也。[一云：脏腑相违，其病必下，胁膈中痛。] 小柴胡汤主之。服柴胡汤已，渴者，属阳明，以法治之。

注释

①血弱气尽：气血不足之意。

释义

小柴胡证的发病机制。

血弱气尽，腠理开，是言病人气血虚弱，营卫失和，卫气不固，腠理疏松，外邪得以乘虚而入，与正气相搏结于胁下。胁下乃少阳经循行部位，少阳受邪，经气阻结，枢机不利，所以胸胁苦满。

少阳属半表半里之位，邪入少阳，邪正处于相持局面，邪正交争，正胜则热，邪胜则寒，互有胜负，相争不已，故见往来寒热，休作有时；又因胆热内郁，疏泄不利，故见嘿嘿不欲饮食。

肝胆相连，脾胃相关，少阳受邪，脾胃多受影响。邪滞经脉则胁下痛；胆热内郁，疏泄失职，气滞于脾则腹痛；胆热犯胃，胃气上逆则呕逆。从部位而言，胆与两胁部位较高，邪从少阳而来，故云邪高，腹痛部位偏下，故称痛下。

病在少阳，用小柴胡汤应和解祛邪而病愈；若服后反见渴甚者，乃平素胃阳素旺之人，邪气深入，化燥伤津，邪入阳明，病已传变，当审证察因，对症治疗，大法只在清下之中。

原文98

得病六七日，脉迟浮弱，恶风寒，手足温。医二三下之，不能食，而胁下满痛，面目及身黄，颈项强，小便难者，与小柴胡汤，后必下重[①]。本渴，饮水而呕者，柴胡不中与也，食谷者哕。

注释

①下重：大便时肛门部重坠。

释义

小柴胡汤禁例。

得病六七日，脉浮弱，恶风寒，自是桂枝证，然桂枝证脉不迟，今兼脉迟，且手足温，据第 187 条“伤寒，脉浮而缓，手足自温者，是为系在太阴”推断，当系太阳中风兼太阴虚寒，治应温中解表，方宜桂枝人参汤。医师屡用攻下，诛伐太过，以致中气大伤，土虚湿阻，进一步影响胆汁的疏泄。脾胃虚弱，受纳、运化失司，故不能食。湿邪内阻，肝胆气机不畅，故胁下满痛。木郁不达，胆汁不循常道，溢于脉外，则面目及身黄。今发身黄，自然是因小便难，即小便不利，湿热不得下泄使然。“诸颈项强，皆属于湿”，故颈项强者，亦是湿邪之故。其中胁下满痛，不能食及面目身黄等胆经病证，颇与小柴胡汤证相似，但因其非胆热脾寒，而是单纯的脾虚寒湿之证，自非小柴胡汤所宜。若强予小柴胡汤，因方中有苦寒伤气的柴胡、黄芩，服之则戕伤脾胃，使中焦阳气虚弱更甚。大便时肛门部重坠是阳气下陷的表现。

"本渴饮水而呕者"，是饮邪内停，气不化津，津不上承的"水逆证"，宜用五苓散治疗。误用小柴胡汤，进一步损伤中阳，以致胃气虚冷，食后引动胃气上逆而哕。

原文99

伤寒四五日，身热，恶风，颈项强，胁下满，手足温而渴者，小柴胡汤主之。

释义

三阳俱病，治从少阳。

伤寒四五日，正是病邪向里传变之期。虽有"身热，恶风，颈项强"之表证，但比重不大；胁下满为邪犯少阳，枢机不利；手足温而渴为阳明热盛达于四末，耗伤津液所致。三阳证见，邪气由表入里，表邪已微，里热未盛，邪郁少阳，汗吐下三法皆非所宜，治从少阳，法宜和解，主用小柴胡汤。

原文100

伤寒，阳脉涩，阴脉弦，法当腹中急痛，先与小建中汤；不差者，小柴胡汤主之。

小建中汤方

桂枝三两，去皮　甘草二两，炙　大枣十二枚，擘　芍药六两　生姜三两，切　胶饴一升

上六味，以水七升，煮取三升，去滓，内饴，更上微火消解，温服一升，日三服。呕家不可用小建中汤，以甜故也。

释义

土虚木乘腹痛的证治。

伤寒，阳脉涩，是脉浮取而涩，为气血不足。阴脉弦，是脉沉取而弦，弦是少阳主脉。脾为后天之本，气血生化之源，脾虚不能生化气血，所以脉涩。脾主大腹，脾虚又见少阳主脉，势必引起少阳之邪内侵，即"土虚木乘"，故而发生"腹中急痛"。"腹中急痛"是腹痛时自觉有紧缩拘急之感，触摸之则腹肌痉挛紧张而成条索状。

小建中汤与小柴胡汤两方都是土木两调的方剂。前者偏重温补，是培土

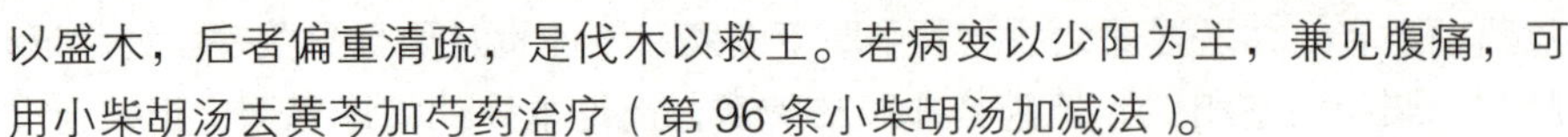
以盛木，后者偏重清疏，是伐木以救土。若病变以少阳为主，兼见腹痛，可用小柴胡汤去黄芩加芍药治疗（第 96 条小柴胡汤加减法）。

腹中急痛：
因为脾胃气虚且兼有寒象，因此腹中拘急疼痛。

阳脉涩，阴咏弦：
右手出现涩脉，左手出现弦脉。

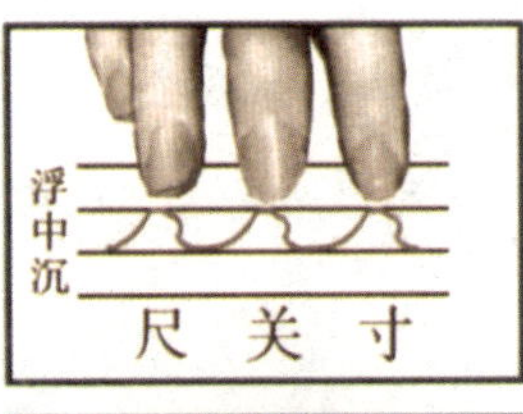

弦脉端直以长，如按琴弦。
弦脉主肝胆病，主痰饮、主诸痛、主疟疾，弦脉亦主虚。

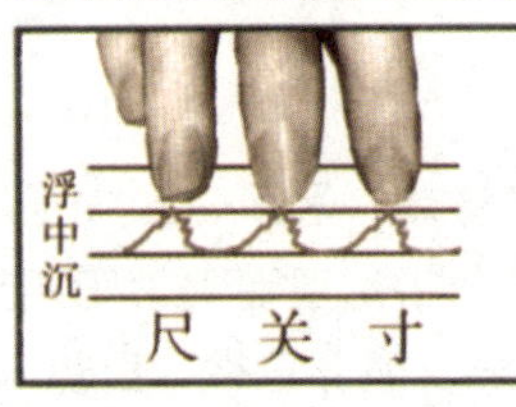

涩脉迟细而短，往来艰涩。
涩脉主精伤，血少，气滞，血瘀。

小建中汤是桂枝汤倍芍药加饴糖而成。方中重用饴糖，甘温补中；桂枝、生姜温中散寒；芍药和阴补血，缓急止痛；大枣、甘草补中益气。共成平补阴阳，建复中焦，生化气血，缓急止痛之剂。

原文101

伤寒，中风，有柴胡证，但见一证便是，不必悉具。凡柴胡汤病证而下之，若柴胡证不罢者，复与柴胡汤，必蒸蒸而振，却复发热汗出而解。

释义

小柴胡汤的应用思路。

从“伤寒五六日，中风，往来寒热，胸胁苦满，嘿嘿不欲饮食，心烦喜呕，或胸中烦而不呕，或渴，或腹中痛，或胁下痞硬，或心下悸，小便不利，或不渴，身有微热，或咳者，小柴胡汤主之”中观察，小柴胡汤适应证的临床表现颇多，不可能在一个病人身上全部见到，也无须诸证俱备才可用小柴胡汤，“但见一证便是，不必悉具”就是这个意思。“一证”应当以“主证”为据，如“往来寒热，胸胁苦满，心烦，呕吐，不欲饮食，神情淡漠”等。其次，“一证”应当与“不必悉具”两相对照理解，不要机械地认为是只有一个症状，也可以是 2 个、3 个，只要其部分症状已经能够反映出少阳病病变的特点，就可以使用小柴胡汤。

少阳病属半表半里证，本不应攻下，误用攻下会有不同的变化。“柴胡证仍在”是其中之一，说明病邪未因误下而内陷。“有是证用是方”，所以“复与柴胡汤”。然而毕竟下后正气受损，抗邪乏力，服汤后正气得药力相助，奋起抗邪，正邪交争，所以，蒸蒸而热，阳气振发，继而汗出邪解。

原文102

伤寒二三日，心中悸而烦者，小建中汤主之。

释义

外感里虚证治。

伤寒二三日，病程尚短，又未经误治。故知是里气先虚，心脾不足，气血双亏，复被邪扰而致心悸而烦。“心中悸而烦”是本证的特点，然悸与烦又有虚实之分，本证既非水气凌心之悸，又非热扰胸膈之烦，更不是少阳胆火炽盛之烦悸证，此乃里虚邪扰气血不足，心无所主则悸，神志不宁则烦。此证里虚为先，故当先治其里，而建其中气，安内以攘外，用小建中汤外和营卫，内益气血，有表里兼顾之功。

本方由桂枝汤倍芍药加饴糖而成。方取桂枝汤，外能调和营卫，内能调和脾胃，滋生气血阴阳。在此基础上重用饴糖，甘温补中，调和脾胃，缓急止痛。又倍用芍药，酸甘化阴以滋阴养血。合甘草、大枣补脾益胃，助其建中之力。桂枝、生姜外散表邪以兼顾伤寒外感。辛甘酸合成，取其辛甘化阳、酸甘化阴。诸药组合，平调阴阳，协和营卫，能使脾胃健运，气血充盛。

原文103

太阳病，过经[①]十余日，反二三下之，后四五日，柴胡证仍在者，先与小柴胡。呕不止，心下急[②][一云：呕止小安]，郁郁微烦者，为未解也，与大柴胡汤下之则愈。

大柴胡汤方

柴胡半斤　黄芩三两　芍药三两　半夏半升，洗　生姜五两，切　枳实四枚，炙　大枣十二枚，擘

上七味，以水一斗二升，煮取六升，去滓，再煎，温服一升，日三服。[一方加大黄二两，若不加，恐不为大柴胡汤。]

注释

①过经：病传他经。此处指太阳表证已病传少阳。

②心下急：胃脘部拘急窘迫。

释义

大柴胡汤证治。

太阳病十余日，病邪未能外解，转而传入少阳，谓之“过经”。病入少阳，当以和解为主，汗、吐、下之法均属禁忌。今反二三下之，是为误治，误治可能产生变化。至于如何变化，还要看具体情况而定。

下后四五日，柴胡证仍在，表明邪气并未因下而内陷，病邪仍在少阳，故先与小柴胡汤，以和解少阳。服小柴胡汤后，如枢机运转，病即可愈。

本方为小柴胡汤与小承气汤合方加减而成，即小柴胡汤去人参、甘草，加大黄、枳实、芍药。方中柴胡、黄芩疏利少阳，清泄郁热；芍药缓急止痛；半夏、生姜降逆止呕；枳实、大黄利气消痞，通下热结；大枣和中。诸药配合，共奏和解少阳、通下里实之功，实为少阳阳明双解之剂。

大柴胡汤有一方两用之妙：原方组成无大黄，阳明里热不甚者用之得宜；一方加大黄，阳明里热已盛者用之适当。临证大黄运用与否及其剂量多少，可根据病症性质与里热程度，酌情调配。

原文104

伤寒，十三日不解，胸胁满而呕，日晡所[①]发潮热，已而微利。此本柴胡证，下之，以不得利，今反利者，知医以丸药下之，此非其治也。潮热者，实也，先宜服小柴胡汤以解外，后以柴胡加芒硝汤主之。

柴胡加芒硝汤方

柴胡二两十六铢　黄芩一两　人参一两　甘草一两，炙　生姜一两，切　半夏二十铢［本云：五枚］，洗　大枣四枚，擘　芒硝二两

上八味，以水四升，煮取二升，去滓，内芒硝，更煮微沸，分温再服，不解更作。

［臣亿等谨按：《金匮玉函》方中无芒硝。别一方云，以水七升，下芒硝二合，大黄四两，桑螵蛸五枚，煮取一升半，服五合，微下即愈。本云：柴胡再服，以解其外，余二升，加芒硝、大黄、桑螵蛸也。］

注释

①日晡所：午后3～5时。日晡，指申时太阳明艳亮丽。所，表示约数，可译：“左右”“上下”。

释义

大柴胡汤证误用丸药攻下后的证治。

伤寒十三日不解，有向里传变趋势。传变与否，据证而定，今见胸胁满而呕，知邪传少阳，胆火内郁，枢机不利，胆逆犯胃；日晡所发潮热，知邪

入阳明，腑实已成。合为少阳兼阳明里实之证。多为大便燥结难下，可取和解兼通下之法。投以大柴胡汤，可诸证悉除。今反见下利，是与病情发展趋势不符，须探究其原委。

此证虽经误治，但病证未除，潮热未罢，仍为少阳兼阳明里实之证。但毕竟误下微利，正气已伤，故先用小柴胡汤以和解少阳，畅达枢机，透达表里之邪；若因燥实较甚，服汤不愈者，再以小柴胡加芒硝汤以和解少阳，泻热润燥。

本方药味组成如小柴胡汤，但加芒硝。然就其剂量而言，仅为小柴胡汤原量之 1/3，加芒硝二两。其组方意义为，小柴胡汤和解少阳，运转枢机，芒硝泻热去实，软坚通便。诸药合用，共奏和解泻热之功。因药量较轻，可称为和解泄热之轻剂，用于误治正伤之少阳兼阳明的证候。

原文105

伤寒十三日，过经谵语者，以有热也，当以汤下之。若小便利者，大便当硬，而反下利，脉调和者，知医以丸药下之，非其治也。若自下利者，脉当微厥①，今反和者，此为内实也，调胃承气汤主之。

注释

①脉当微厥：脉象非常微弱。厥：甚、极。

释义

阳明里实误用丸药攻下后的变证与治疗。

伤寒十三日，病仍不解，病邪则向阳明传变。发生谵语，是寒邪郁而化热，肠中有燥屎的象征。便燥是谵语之根，所以应当用汤药荡涤胃肠中的热结。病人小便自利且量多，是阳明燥热逼迫津液偏渗膀胱，而不能还入肠中，故曰“小便利者，大便当硬”。现在反而大便下利，这是不符合一般规律的，此时当参合脉象辨别虚实。如脉见“调和”，即阳明里实之脉未变，说明此“下利”并非虚证，而是前医误用热性丸药攻下所致。如果是虚寒性下利，脉象应该是微弱无力。所以“今反和者，此为内实也”。但既经误下，胃气已经损伤，自不能再用峻剂。使用具有缓下作用的调胃承气汤，既下邪热，又和胃气。

原文106

太阳病不解，热结膀胱，其人如狂①，血自下，下者愈。其外不解者，尚未可攻，当先解其外；外解已，但少腹急结者，乃可攻之，宜桃核承气汤。[后云：解外宜桂枝汤。]

桃核承气汤方

桃仁五十个，去皮尖　大黄四两　桂枝二两，去皮　甘草二两，炙　芒硝二两

上五味，以水七升，煮取二升半，去滓，内芒硝，更上火微沸，下火，先食温服[②]五合，日三服，当微利。

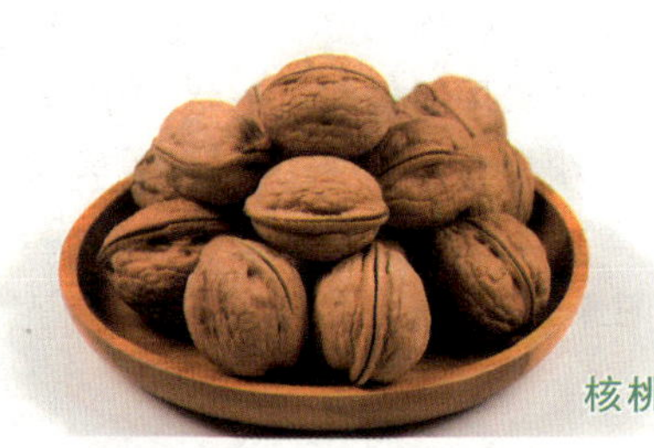
核桃

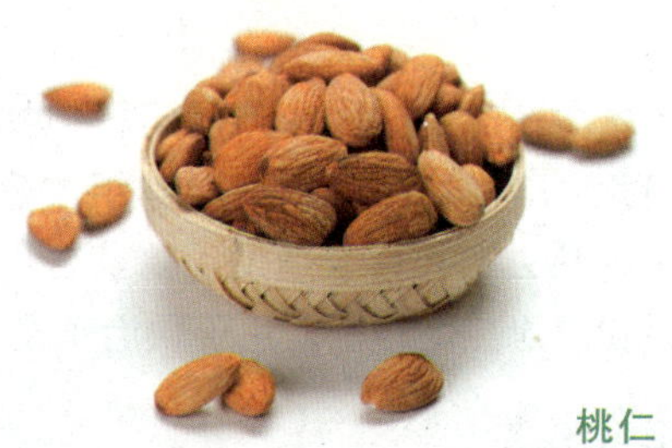
桃仁

注释

①如狂：将狂而未狂。

②先食温服：即饭前温服。

释义

太阳蓄血轻证证治。

太阳病不解，热结膀胱，是太阳在经之邪热不能从外而解，势必化热入里，邪热与血搏结于下焦膀胱部位，瘀热上犯心神，导致神志昏乱，躁扰不宁，类似发狂。若血不自下，则血为热搏，淤积于下，而致少腹“急结”。正因为血热初结，所以治疗时，如表邪未解，就必须先解表邪。只有其表邪解除之后，才可以用桃核承气汤攻逐瘀热。

桃核承气汤中桃仁微苦涌泄，为活血化瘀的主药，但力尚不足。桂枝辛温，用在本方不在解表，而在温通经络，助桃核通利血脉。大黄、芒硝功能泻热导下，与桃仁、桂枝配伍自可泻热逐瘀，推陈致新。甘草调和诸药。共成活血化瘀，通里泄热之剂。

原文107

伤寒八九日，下之，胸满烦惊，小便不利，谵语，一身尽重，不可转侧者，柴胡加龙骨牡蛎汤主之。

柴胡加龙骨牡蛎汤方

柴胡四两　龙骨　黄芩　生姜切　铅丹　人参　桂枝去皮　茯苓各一两半　半夏二合半，洗　大黄二两　牡蛎一两半，熬　大枣六枚，擘

上十二味，以水八升，煮取四升，内大黄切如棋子，更煮一两沸，去滓，

温服一升。[本云：柴胡汤，今加龙骨等。]

释义

少阳兼表里三焦俱病的证治。

伤寒八九日，误用下法，伤其正气，邪气乘虚而入，变证由生。邪入少阳，枢机不利，胆热内郁则胸满而烦；胆火上炎，胃热上蒸，心神被扰则惊惕谵语；三焦不利，决渎失职，膀胱气化不行则小便不利；阳气内郁，不得宣达，气机壅滞则一身尽重而难于转侧。本证是表证误下，邪气内陷，三焦不利，表里同病，虚实互见。故治宜和解少阳，通阳泄热，重镇安神，方用柴胡加龙骨牡蛎汤。

柴胡加龙骨牡蛎汤是由小柴胡汤去甘草，加龙骨、牡蛎、桂枝、茯苓、铅丹、大黄而成。因邪入少阳，故以小柴胡汤和解少阳，宣畅枢机，扶正祛邪。加桂枝通达郁阳；加大黄泄热和胃；加龙骨、牡蛎、铅丹重镇安神；加茯苓淡渗利水，宁心安神；去甘草，免其甘缓留邪。诸药相合，寒温同用，攻补兼施，安内解外，使表里错杂之邪，得以速解。

方中铅丹虽能镇惊安神，然而本品有毒，用之宜慎，目前本品内服较为少见，可用生铁落、磁石等品代之为宜。

原文108

伤寒，腹满，谵语，寸口脉浮而紧，此肝乘脾也，名曰纵[①]，刺期门[②]。

注释

①纵：是五行相克的形式，乘其所胜曰纵，如木克土。

②期门：肝经之募穴，在乳头直下二寸处。

释义

肝乘脾的证治。

腹满谵语，近似阳明腑实证，但脉搏并不沉迟实大，也没有见到燥结潮热等，所以非阳明腑实证。寸口脉象浮而紧，近似太阳伤寒表实证，但又没有头痛发热恶寒的表现，所以也不是太阳表证。“纵”是肝胆之气放纵无制，顺势而往，克犯脾土，即“木克土”之甚者，木土俱病，腹满谵语，可以用刺期门的方法来疏泄肝胆邪盛之气。

原文109

伤寒，发热，啬啬恶寒，大渴欲饮水，其腹必满。自汗出，小便利，其病欲解，此肝乘肺也，名曰横[①]，刺期门。

注释

①横：是五行反克的形式，反乘其不胜曰横，如木乘金。

释义

肝乘肺的证治。

肺主皮毛，通调水道，下输膀胱。肺病则毛窍为之闭塞，发热、啬啬恶寒。肺失肃降，不能通调水道，下输膀胱，水气为之不利，津液不得输布，所以渴而小便不利。水液内停，脾运受阻，故腹必满。金本克木，今肺气不利反受木侮，即“肝乘肺”也。“横”指肝气横逆亢盛。治疗也用刺期门的方法，以泄肝木。

原文110

太阳病二日，反躁。凡熨[①]其背，而大汗出，大热入胃［一作二日内烧瓦熨背，大汗出，火气入胃］，胃中水竭，躁烦，必发谵语。十余日，振栗，自下利者，此为欲解也。故其汗从腰以下不得汗，欲小便不得，反呕，欲失溲，足下恶风。大便硬，小便当数，而反不数及不多。大便已，头卓然而痛[②]，其人足心必热，谷气[③]下流故也。

注释

①熨：火疗方法之一。古人将砖石等物烧热后，包裹起来，置于体表的某一局部，以取暖发汗。后有发展，用含药物的器具，热熨取汗。

②卓然而痛：突然疼痛。

③谷气：水谷之气。此处指脾胃阳气。

释义

太阳病误用火法的变证及自愈机转。

太阳病二日，邪尚在表，不当烦躁而见烦躁，故称“反躁”，显示表邪未解而里热已盛，治宜发表散寒，兼清里热，忌用辛温发汗，更忌用火法强迫发汗。

若误用熨法取汗，导致大汗出，则火热内攻，胃热津伤，里热更盛，是以烦躁益甚而发谵语。

病延十余日，火邪渐衰，津液渐复，正气欲祛邪外出，则有振栗、自下利，这是正胜邪却，病将向愈的佳兆。

若误火后出现上半身汗出，小便欲出不能而反失控，足部恶风，呕逆便结，此为上盛下虚之变证。阳热盛于上，故见腰以上汗出，气逆欲呕；阳气虚于下，则见腰以下不得汗，欲小便不得，时欲失溲，大便硬，足下恶风等症。

大便硬，常因水液偏渗膀胱所致，故小便当数。今大便硬，而小便不数反少，是阳热郁于上，津液不能下达所致。

一旦大便通行，阳气骤然下达，反使头上的阳气一时乍虚，故头部突然疼痛。当大便通行，阳气下达之时，原来的足下恶风就会转为足心发热。“谷气下流故也”为自注句，说明“足心必热”的原因。

原文111

太阳病中风，以火劫发汗，邪风被火热，血气流溢，失其常度。两阳[①]相熏灼，其身发黄。阳盛[②]则欲衄，阴虚小便难。阴阳俱虚竭，身体则枯燥。但头汗出，剂颈而还[③]，腹满微喘，口干咽烂，或不大便，久则谵语，甚则至哕，手足躁扰，捻衣摸床[④]。小便利者，其人可治。

注释

①两阳：风为阳邪，火亦属阳，中风用火法，故称两阳。

②阳盛：此处指阳热之邪炽盛。

③剂颈而还：从颈部以上。“剂”通“齐”。

④捻衣摸床：手指不自觉地摸弄衣物和床铺。

释义

太阳中风误用火法治疗后的变证及预后。

太阳中风，当以桂枝汤解肌发汗，而今误用火法取汗，不仅风邪不能外解，反致火邪为害。风火相助，热势更盛，必伤其血气，而使变证丛生。气受热则动荡，血受热则流溢，气血沸腾，势必失其运行之常度。风为阳邪，火亦属阳，风火相煽，即“两阳相熏灼”。若火毒内攻，溶其血液，则身体发黄。火热上蒸，灼伤阳络则欲衄，火热下劫，阴液匮乏则小便难。火劫发汗，既能伤津，又能耗气，气血阴阳俱虚竭，肌肤失于濡养，则身体枯燥不荣。阳热蒸迫，津液外泄，本当周身汗出，今火劫津伤，不能全身作汗，故但头汗出，剂颈而还。火热上灼则口干咽烂。燥热内结，腑气不通，浊热上攻，则腹满微喘，大便干结不下。久而不愈，热盛扰心，则生谵语；甚者胃津大伤，胃气败绝而为呃逆。手足躁扰，捻衣摸床，神志模糊，是热极津枯，阴不敛阳，阴阳欲离的危象。当视其津液之存亡以推断其预后。若小便利者，说明阴津尚未尽亡，生机尚在，故曰“其人可治”。若小便全无，则是化源告绝，阴液消亡，预后不良。

原文112

伤寒，脉浮，医以火迫劫之[①]，亡阳[②]，必惊狂，卧起不安者，桂枝去芍药加蜀漆牡蛎龙骨救逆汤主之。

桂枝去芍药加蜀漆牡蛎龙骨救逆汤方

桂枝三两，去皮　甘草二两，炙　生姜三两，切　大枣十二枚，擘　牡蛎五两，熬　蜀漆三两，洗去腥　龙骨四两

上七味，以水一斗二升，先煮蜀漆，减二升，内诸药，煮取三升，去滓，温服一升。[本云：桂枝汤，今去芍药，加蜀漆、牡蛎、龙骨。]

注释

①以火迫劫之：用火法强迫发汗。

②亡阳：此处指心阳外亡，心神浮越。

释义

误用火法所致惊狂的证治。

伤寒脉浮，是病邪在表，当以麻黄汤发汗或用桂枝汤解肌。若用火法劫汗，则致大汗淋漓。心为火脏，汗为心液，汗多伤阳。心主神志，阳虚则不能养神，心神空虚无主则易浮越。加之心胸阳虚，痰浊内生，痰火扰心，于是发生惊狂、卧起不安。所以用桂枝去芍药加蜀漆牡蛎龙骨救逆汤。

桂枝去芍药加蜀漆牡蛎龙骨救逆汤，即桂枝汤去芍药，加蜀膝、龙骨、牡蛎。“救逆”者，有急救抢险的意义。

原文113

形作伤寒，其脉不弦紧而弱，弱者必渴，被火者必谵语。弱者发热，脉浮，解之，当汗出愈。

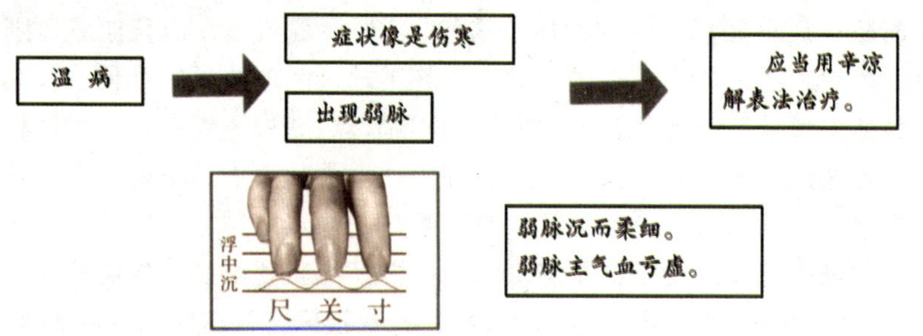

释义

温病不可用火法。

形作伤寒是指其证候类似于太阳伤寒，有发热、恶寒、头身疼痛等症，然脉不弦紧而弱。这里“弱脉”是与伤寒紧脉对举而言，并非微弱之弱。“弱者必渴”和“弱者发热”两句当联系起来理解，即指其人不但脉弱，同时还

有发热、口渴、脉浮等见症，当属温邪犯表之证，治宜辛凉宣散之法，故谓“解之当汗出愈”。

原文114

太阳病，以火熏之，不得汗，其人必躁，到经[①]不解，必清血[②]，名为火邪。

注释

①到经：指病至七日，太阳一经行尽。

②清血：即便血。

释义

误用火熏而发生的病证。

太阳病，当发汗解表。若误以火熏，不仅不得汗解，反而导致阳郁更甚，火热内攻，心神被扰，其人必躁扰不宁。

若“到经不解”，说明阳郁太甚，热不得从汗解，转入于里，下陷阴分，迫血妄行，发生便血。火熏不但不能解除病证，反而成了导致变证的原因，故被称为“火邪”。

原文115

脉浮，热甚，而反灸之，此为实。实以虚治，因火而动，必咽燥吐血。

释义

误灸引起的变证。

脉浮，热甚，是太阳受邪，表阳闭郁，邪气因盛，故曰“此为实”。邪实在表，法当发汗以解表。今反用艾灸以助阳，其后果是逼火热内攻，火邪上逆，动血伤津，发生咽燥、吐血等变证。

艾灸之法能温阳散寒，多用于治疗里虚寒证，或寒湿病证。今脉浮而发热，不宜用灸法。热甚反灸，是用治虚之法治实证，即“实以虚治”。火热亢盛，灼伤津液，则咽喉干燥；热伤血络，迫血妄行，则见吐血。

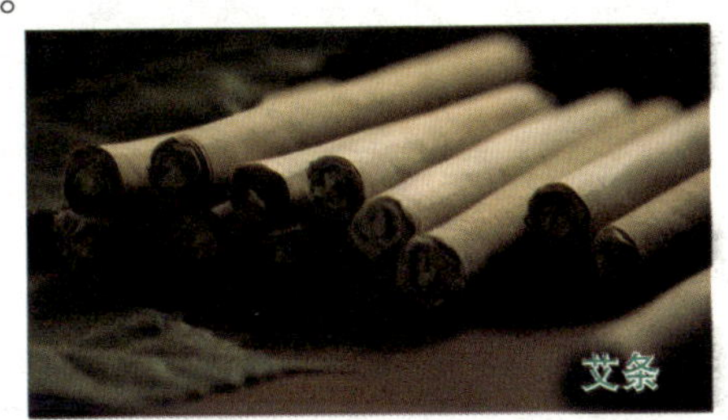
艾条

原文116

微数之脉，慎不可灸。因火为邪，则为烦逆，追虚逐实[①]，血散脉中[②]，火气虽微，内攻有力，焦骨伤筋[③]，血难复也。脉浮，宜以汗解，用火灸之，邪无从出④，因火而盛，病从腰以下必重而痹，名火逆⑤也。欲自解者，必当先烦，烦乃有汗而解。何以知之？脉浮，故知汗出解。

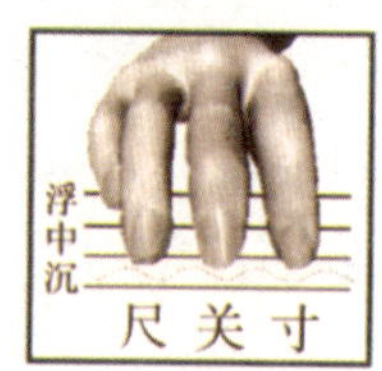

微脉极细极软，似有似无，至数不明。
微脉主气血诸虚。

数脉一息五至以上。
数脉主热；数脉亦主虚证。

注释

①追虚逐实：损伤不足的正气，增加有余的病邪。此处是血虚火旺，更用火法，血更虚而火更旺。正虚者益虚，邪实者更实，是谓追虚逐实。

②血散脉中：血液流溢，失其常度，即血热妄行。

③焦骨伤筋：火热内攻，阴液损伤严重，筋骨失去濡养。此处是形容火热伤阴之甚。

④邪无从出：外邪不得从汗而出。

⑤火逆：误用火法治疗，形成坏病。

释义

虚热证误灸的变证。

脉数而微弱，是阴虚内热之征，治宜养阴清热，千万不能使用火灸法治疗。若误用火灸，则阴血愈虚，火热更甚，火毒攻冲，必致心胸烦闷气逆。

阴液本虚，反用灸法，则更伤其阴；火热属实，反用灸法，则助长火热，其结果是阴血更虚而火势更旺。在热病阴伤的状态下，灸火虽微，内攻却非常有力，它可导致阴血难复，肌肤筋骨失却濡养，形成肌肤枯燥，甚至“焦骨伤筋”的严重后果。“焦骨伤筋”是强调火热内攻，阴液损伤严重，筋骨失却濡养，形容火热伤阴至甚，不易恢复。

脉浮主表，表证宜以汗解。若误用火灸，外邪不得随汗而解，反随艾灸之火气而入里化热，邪热壅滞而致气血运行不畅，故腰以下部位沉重麻木，名曰“火逆”。

如果其脉仍浮，则说明病人正气尚盛，仍有外解之机，正邪相争，是以烦躁，烦后汗出，而邪随汗解。

原文117

烧针①令其汗，针处被寒，核起而赤者，必发奔豚②。气从少腹上冲心者，灸其核

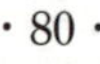

上各一壮[③]，与桂枝加桂汤，更加桂二两也。

桂枝加桂汤方

桂枝五两，去皮　芍药三两　生姜三两，切　甘草二两，炙　大枣十二枚，擘

上五味，以水七升，煮取三升，去滓，温服一升。[本云：桂枝汤，今加桂满五两，所以加桂者，以能泄奔豚气也。]

注释

①烧针：就是用粗针外裹棉花，蘸油烧之，待针红即去棉油而刺入，是古人取汗之法。

②奔豚：以猪的奔跑状态来形容病人自觉有气从少腹上冲心胸、咽喉之证，该证时发时止，发作时痛苦异常。《金匮要略》记载："奔豚病，从少腹起，上冲咽喉，发作欲死。"豚：猪。

③一壮：放艾炷于穴位上，烧完一炷为一壮。

释义

烧针取汗引发奔豚的证治。

烧针责令出汗，汗出则腠理开泄，针处被寒，邪留不去，故针处核起而赤。又因使用的是火劫发汗，损伤心阳于上，使水寒之邪乘机上冲，引发奔豚。

治法可分两步，先在赤核处艾灸，以温散寒凝之邪；再内服桂枝加桂汤，温通心阳，平冲降逆。

本方由桂枝汤加重桂枝剂量而成。桂枝甘草辛甘合化，温通心阳而降冲逆。更用芍药配甘草，酸甘化阴以和卫阳。生姜、大枣能佐桂、甘以化生荣卫之气。诸药共奏调和阴阳，平冲降逆之效。

桂枝加桂汤是加桂枝还是加肉桂，历代医家其说不一，但从"更加桂二两"和"今加桂满五两"等可分析，还是加桂枝为是。然而从临床应用看，可根据病情灵活掌握。如有表证，驱散外邪，则加桂枝；如有阳虚，温散下寒，则用肉桂。

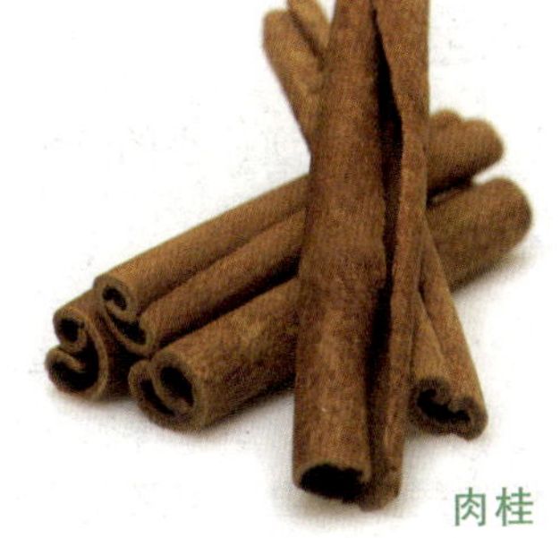
肉桂

原文118

火逆，下之，因烧针烦躁者，桂枝甘草龙骨牡蛎汤主之。

桂枝甘草龙骨牡蛎汤方

桂枝一两，去皮　甘草二两，炙　牡蛎二两，熬　龙骨二两

上四味，以水五升，煮取二升半，去滓，温服八合，日三服。

释义

心阳虚烦躁的证治。

“火逆”是误用火法导致病情恶化。再行下法，损伤中气和阴液。继而又用烧针，心阳受损，神气不宁，发生烦躁不安等证，用桂枝甘草龙骨牡蛎汤温复心阳、潜镇安神。

本条与第64条都属心阳虚证，但病情轻重也有别。第64条为发汗过多，损其心阳所致，以“心下悸，欲得按”为主症，故以温补心阳为治。本证因于火疗与攻下而致误，不唯心阳虚损，且加心神浮越，以“烦躁”为主症，病情重于第64条，故主以补益心阳，潜镇安神，所以在桂枝甘草汤中又加入龙骨、牡蛎。

原文119

太阳伤寒者，加温针，必惊也。

释义

伤寒表证误用温针的变证。

表实无汗的太阳伤寒证，用发汗解表，才是正治的方法，麻黄汤是首选。

原文120

太阳病，当恶寒发热，今自汗出，反不恶寒发热，关上脉细者，以医吐之过也。一二日吐之者，腹中饥，口不能食。三四日吐之者，不喜糜粥，欲食冷食，朝食暮吐。以医吐之所致也，此为小逆[①]。

注释

①小逆：小的过失。此处指治疗有错误，但不严重。

释义

太阳病误用吐法引起胃中虚寒的变证。

太阳病，当恶寒发热，今自汗出，不恶寒发热，知太阳病已解。脉细数，似为病传于里，但又不见少阳之往来寒热与阳明之身热恶热，是病尚未传里。

关上以候脾胃，从关上脉细数与自汗出同见，则知系因医师误用吐法所致。吐后太阳病虽解，而发越之势未尽消，故自汗出；吐后胃气受伤，故关上脉细数。

太阳病应用发汗解肌法治疗，今用吐法治疗，虽太阳病因吐得汗而解，但却造成胃气损伤的不良后果。这种治法是不合适的，故认为是医师误用吐法的过失。

发病一二日，邪气轻浅，误吐后胃阳虽受损伤，但并不十分严重，所以还知道饥饿，但究因胃气已伤，所以腹中虽饥而口不能食。

发病三四日，邪气已较为深入，误吐之后，胃阳之损伤亦较为严重，胃气虚冷，所以不喜糜粥。胃阳虚躁，所以反欲冷食。然此饮冷毕竟是假象，所以入胃之后，因胃寒不能运化，必逆而吐出，或朝食暮吐，或暮食朝吐，与胃热所致的食入即吐炯然有别。此时，若及时地给予温中和胃之剂，恢复也还不难，所以称为“小逆”。

原文121

太阳病，吐之，但太阳病当恶寒，今反不恶寒，不欲近衣，此为吐之内烦[1]也。

注释

①内烦：指内热引起的胸中烦闷。

释义

太阳病误吐所致胃中燥热的病证。

太阳表证，本应用汗法，使邪从肌表而解，如误用吐法，虽吐中亦有发散之意，间或能使表邪解除而不恶寒，但误吐伤及胃中津液，胃燥生热，所以有不欲近衣的内烦里热现象。

原文122

病人脉数，数为热，当消谷引食，而反吐者，此以发汗，令阳气微，膈气[1]虚，脉乃数也。数为客热[2]，不能消谷，以胃中虚冷，故吐也。

注释

①膈气：膈间正气。

②客热：这里指虚阳。

释义

汗后中虚胃寒的脉证。

脉数为热，脉迟为寒，这是一般规律。胃中有热，应当易饥易食。今脉数而反见呕吐，追究原因，是由于发汗不当，汗多伤阳。虚阳扰动也可见脉数，但必数而无力。此数非实热所致，而是虚阳扰动而成，所以不能消化谷食。胃中阳虚，寒凝气逆，故而呕吐。

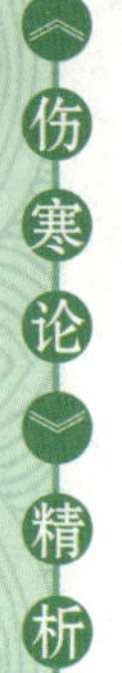

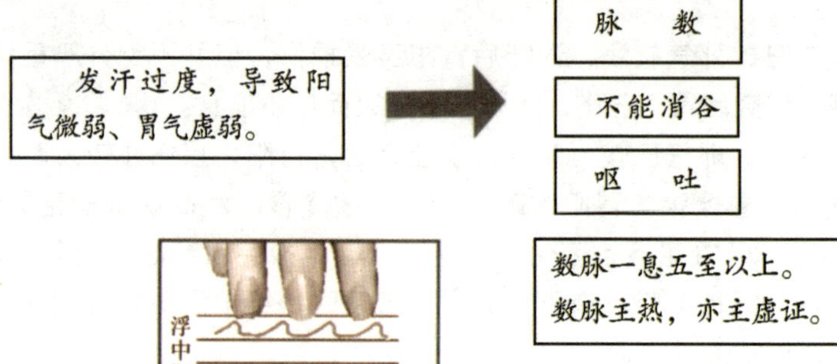

原文123

太阳病，过经十余日，心下温温欲吐①，而胸中痛，大便反溏，腹微满，郁郁微烦。先此时自极吐下②者，与调胃承气汤。若不尔者，不可与。但欲呕，胸中痛，微溏者，此非柴胡汤证。以呕，故知极吐下也。

注释

①温温欲吐：自觉心中蕴郁不畅，泛泛欲吐。
②极吐下：即大吐大下。

释义

太阳病误用吐下后的不同证治。

太阳病，已过经十多日，不转属阳明，便转属少阳。出现心中泛泛欲吐，心烦胸中痛，腹胀满，大便溏等，形成机制非常复杂。“先此时自极吐下”是本条的辨证关键。误吐误下，有形之实邪虽已解除，而无形的热邪未能清泄。上述病症皆因热邪结滞导致，与调胃承气汤和胃泄热，只是权宜之计。如果不是极吐下所致，则非热邪结滞，就不能用调胃承气汤治疗。

原文124

太阳病六七日，表证仍在，脉微而沉，反不结胸①，其人发狂者，以热在下焦，少腹当硬满，小便自利者，下血乃愈。所以然者，以太阳随经，瘀热在里②故也，抵当汤主之。

抵当汤方

水蛭熬　虻虫各三十个，去翅足，熬　桃仁二十个，去皮尖　大黄三两，酒洗

上四味，以水五升，煮取三升，去滓，温服一升，不下，更服。

注释

①结胸：外邪与痰、水结聚于胸膈所引起的病症。

②太阳随经，瘀热在里：太阳本经邪热，由表入里，蓄结于下焦血分。

释义

蓄血重证的辨治。

太阳病六七日，为表邪入里之期，即使表证仍在，也要注意脉象。若脉不浮而转为沉者，是外邪已内陷入里。内陷之邪，若结于胸膈，可以形成结胸证；若不结胸，邪陷不在中上二焦，深入下焦血分，血热互结则形成太阳蓄血证，故曰“以热在下焦”“以太阳随经，瘀热在里故也”。表证仍在，同时血蓄下焦，证属表里同病。表里同病者，治疗常法应该是先表后里，而本条不言先解表，直接使用攻逐之法，此乃表里同病治疗的变法，即里急者当先治里，说明此太阳蓄血证病势危急，病情严重，从病机上讲，则是血结较深，属蓄血重证。

少腹硬满，为邪热与瘀血结于下焦所致。“硬”是客观体征，医者触按时有坚硬抵触的感觉；“满”是自觉症状，病人自觉胀满不舒。小便自利，提示病在下焦血分，膀胱气化功能未受影响。

本条中使用了倒装文法“抵当汤主之”应接在“下血乃愈”之后。“所以然者，以太阳随经，瘀热在里故也”为自注句，说明太阳蓄血形成的病因病机。

本证瘀热互结，为蓄血的危急重证，即使表证未解，也应急救其里，治以破瘀结、泻血热，方用抵当汤。抵当汤由水蛭、虻虫、大黄、桃仁四味药组成。大黄、桃仁为植物药，大黄可入血分，泻热逐瘀，推陈致新；桃仁活血化瘀以滑利。水蛭、虻虫为虫类药，其药性峻猛，直入血络，善破瘀积恶血。四药相合，为破血逐瘀之峻剂。

原文125

太阳病，身黄，脉沉结，小腹硬，小便不利者，为无血也。小便自利，其人如狂者，血证谛①也，抵当汤主之。

沉脉轻取不应，重按始得。
沉脉主里证，沉而有力为里实；沉而无力为里虚。

结脉迟缓而时止，止无定数。
结脉主阴盛气结，也主气血虚衰。

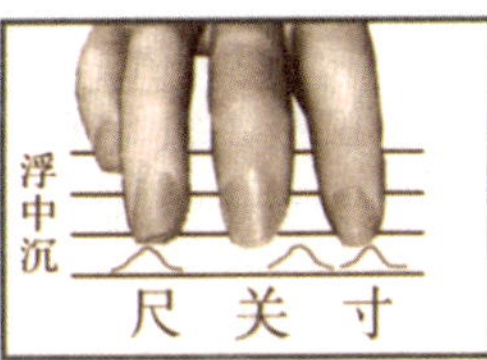

注释

①谛（dì）：证据确凿。

释义

蓄血发黄的辨证及治疗。

太阳病是言其表证还有，但已经发生身黄，且脉沉结，小腹硬，其人如狂，显示里热已经非常严重，并已深入血分，热毒与阴血相搏结，影响血液的正常运行，并扰乱心神，导致病人出现神志症状。治当攻逐瘀热，用抵当汤。

原文126

伤寒有热，少腹满，应小便不利，今反利者，为有血也。当下之，不可余药[1]，宜抵当丸。

抵当丸方

水蛭二十个，熬　虻虫二十个，去翅足，熬　桃仁二十五个，去皮尖　大黄三两

上四味，捣分四丸，以水一升，煮一丸，取七合服之。晬[2]时当下血，若不下者，更服。

注释

①不可余药：药液和药渣一同服下。

②晬时：一昼夜的时间。

释义

瘀热结于下焦的缓治法。

伤寒有热是表证仍在，表邪不解，每多循经入里，病见少腹满。若为蓄水所致，则应小便不利。今小便反利，可以推知是下焦蓄血。治当攻下瘀热，用抵当丸。

因本证仅见“少腹满”，未见少腹硬，也未见如狂或发狂，说明其病情不急，故治以丸剂，减量缓攻。

抵当丸所用药物与抵当汤相同，其中水蛭、虻虫已减 1 / 3，且 1 剂分 4 丸，每次仅服 1 丸，所以 1 次服用量较抵当汤为小。加之以汤改丸，故其破血作用相对缓和。服药采取“煮丸之法”，连药渣一并服下，故云“不可余药”。

因丸药性缓，其下瘀血之力比汤药和缓而作用持久，故服药后“晬时当下血”。若不下者，可再服。

原文127

太阳病，小便利者，以饮水多，必心下悸。小便少者，必苦里急[①]也。

注释

①里急：少腹急迫不舒。

释义

辨别水停的部位。

太阳病病人，因饮水过多，造成水气内停。若水停中焦，则小便通利而心下悸，参照第73条原文，可与茯苓甘草汤。若水停下焦，则小便不利而苦里急，即小腹拘急，治当用五苓散。

原文128

问曰：病有结胸，有脏结[①]，其状何如？答曰：按之痛，寸脉浮，关脉沉，名曰结胸也。

注释

①脏结：脏气虚衰、阴寒凝结的病证。

释义

结胸证的脉证特点。

结胸与脏结是两类不同性质的证候，结胸证是邪气与痰水结聚于胸膈引起，虽有寒热之分，但以热证为多。本条提出结胸“按之痛，寸脉浮，关脉沉”等为热实结胸的脉证特点。邪热与有形之痰水相结于胸脘，所以胸脘部按之则痛；寸脉候上，脉浮说明阳热在胸；关脉主中，关脉沉，说明痰水结于中。寸浮关沉，反映了热与痰水相结的病机。因邪结而正气不虚，脉必沉而有力。

原文129

何谓脏结？答曰：如结胸状，饮食如故，时时下利，寸脉浮，关脉小细沉紧，名曰脏结。舌上白胎滑[①]者，难治。

注释

①舌上白胎滑：舌上苔白而滑。

释义

脏结的主要脉证。

脏结证也具有心下硬满疼痛的表现，犹如结胸的状态。因脏结是邪结在脏，胃腑无实邪阻滞，所以“饮食如故”，与结胸之不能食迥异。因脏结为阴，邪结在脏，阳虚有寒，故其人能食而时时下利；中州有寒，故关脉小细沉紧。然邪由表入，故寸脉亦浮。从脉证可知脏结证属脏气虚衰，寒邪内结之证。脏结寒凝，若见舌上白胎而滑，则知气寒津凝，里阳已衰，而人结之邪更为深重，故对其凝结，则非攻不可。然脏气先虚，早已下利，而又不任其攻，故攻补两难，故曰“难治”。但临床尚可采用温阳散寒之法。

原文130

脏结无阳证[1]，不往来寒热［一云：寒而不热］，其人反静，舌上胎滑者，不可攻也。

注释

①阳证：发热、口渴等热象。

释义

脏结的证候特点和治禁。

脏结无发热、口渴、心烦等阳热证候，也不见往来寒热的少阳证。“其人反静”，谓无阳明病的烦躁证，排除了病在六腑的可能，进一步证实脏结病在五脏，证属阴寒的病理机制。舌苔白滑更是阳虚寒凝的确据，所以脏结虽有似结胸证之心下硬满疼痛的表现，但也不能治以攻法。

原文131

病发于阳，而反下之，热入，因作结胸；病发于阴，而反下之［一作汗出］，因作痞[1]也。所以成结胸者，以下之太早故也。结胸者，项亦强，如柔痓[2]状，下之则和，宜大陷胸丸。

大黄半斤　葶苈子半升，熬　芒硝半升　杏仁半升，去皮尖，熬黑

上四味，捣筛二味，内杏仁、芒硝，合研如脂，和散，取如弹丸一枚，别捣甘遂末一钱匕，白蜜二合，水二升，煮取一升，温顿服之，一宿乃下，如不下，更服，取下为效，禁如药法。

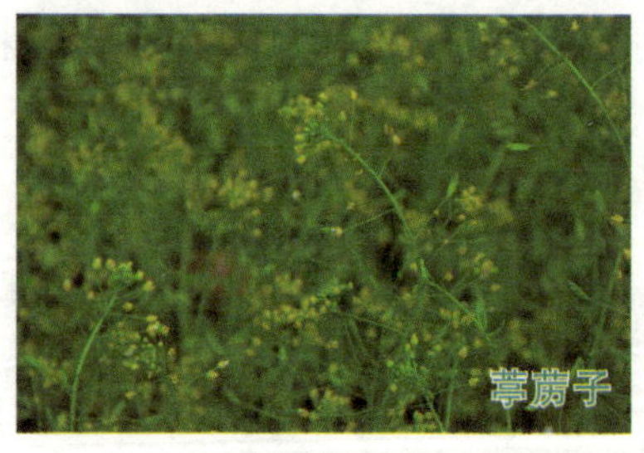
葶苈子

注释

①痞：心下如物填塞，胀闷不舒。

②柔痓：汗出而项背强直，角弓反张。亦作柔痉。

释义

结胸与痞证的成因以及结胸病位偏上的证治。

胃阳素旺，体质较强之人，若兼有水饮留滞，患表病而误下后，邪热内陷，与水饮相搏，结于胸膈，易成结胸证。胃阳不足，体质较弱之人，患表病而误下后，胃气愈伤，邪气内陷，结于心下，易成痞证。结胸、痞证之形成，既有因误下而致者，也有未因误下，邪气内入而成者，临床但以脉证为凭。表证下之太早，引邪入里，热入因作结胸。痞证因为体质较差，胃阳不足，无可下之理，故无下早下迟之说。

凡结胸证，必心下硬满疼痛。此处言“结胸者，项亦强，如柔痉状”，据此可知，本条所言之结胸证，除有心下硬满疼痛之外，尚有颈项强直、俯仰不能自如、汗出等类似柔痉的临床表现。是因热与水结而病位偏高，邪结高位，项背经脉受阻，津液不布，经脉失其所养所致，尚可见短气喘促等肺气不利之证。由于邪热内陷，蒸腾水液外泄，故见汗出。治以大陷胸丸攻逐水热，水热既去，心下硬满疼痛等证自可解除；津液通达，水精四布，则项部亦转柔和，故曰“下之则和”。

大黄、芒硝、甘遂，药性峻利，但本方芒硝、大黄、葶苈子、杏仁四味药，取如弹丸 1 枚，用量较小，甘遂与诸品同煮，加上白蜜的应用，可减缓峻烈的药性，攻下不致过猛，可免药过病所。

原文132

结胸证，其脉浮大者，不可下，下之则死。

释义

结胸证脉浮大者不可下。

结胸证脉当沉实有力，与心下硬满疼痛并见，方为脉证相符，攻下才可无虞。若结胸证脉见浮大无力，则是正虚邪盛之候，不顾正虚而妄下之，则犯虚虚之戒，以致正气衰亡，故曰“下之则死”。

若其人脉浮为表邪未解，大脉则是里实未成。这种浮大之脉，反映了表邪未尽，里邪未实，则不宜过早攻下。

原文133

结胸证悉具，烦躁者亦死。

释义

结胸证的危候。

大结胸的证候皆备，如心下痛，按之石硬，甚则从心下至少腹硬满而痛，或不大便，或舌上燥而渴，日晡小有潮热等，这反映了水热胶结，邪气盛实，病情已重。又见烦躁不安，甚则躁扰不宁，是邪结已深，正不胜邪的表现。邪盛正衰，真气散乱，攻之则正气不支，不攻则邪实不去，进退两难，预后不良。

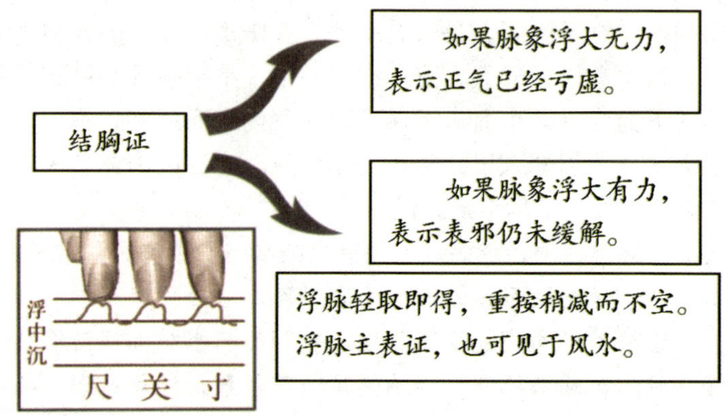

烦躁有虚实之别，结胸早期，正气不虚，邪热互结，阳热内盛，正邪相争激烈，可见烦躁，此时当用大陷胸汤，因势利导，泻热逐水则愈。“结胸证悉具”之时，病情十分严重，若出现烦躁，则属于正不胜邪，真气散乱，神不守舍的危候，预后尤其凶险，所以曰“烦躁者亦死”。

原文134

太阳病，脉浮而动数，浮则为风，数则为热，动则为痛，数则为虚。头痛，发热，微盗汗出，而反恶寒者，表未解也。医反下之，动数变迟，膈内拒痛［一云：头痛即眩］。胃中空虚，客气[①]动膈，短气，躁烦，心中懊憹，阳气[②]内陷，心下因硬，则为结胸，大陷胸汤主之。若不结胸，但头汗出，余处无汗，剂颈而还，小便不利，身必发黄。

大陷胸汤方

大黄六两，去皮　芒硝一升　甘遂一钱匕

上三味，以水六升，先煮大黄，取二升，去滓，内芒硝，煮一两沸，内甘遂末，温服一升，得快利，止后服。

注释

①客气：此处指外来邪气。

②阳气：此处指表邪而言，不是指正气。

释义

太阳病误下的不同转归及结胸的证治。

太阳病，脉浮而动数，浮主风邪，动数主热，浮脉与数脉并见，为风邪在表，里无实邪，必见身体疼痛，故曰“动则为痛”。数虽主热，但并未与有形之实邪相结，故又称“数则为虚”，是言里无实邪，而非正气亏虚。“微盗汗出”则反映阳邪较盛，且有入里之势。因为寐则卫气行于里，致使表气不固，则盗汗出。其症又见头痛发热，而反恶寒，说明表邪未尽入里，故曰“表未解也”。既然表邪未解，则不当下之。

表邪不解，本不当下，下之则曰“反”，导致了变证。下后，邪气内陷，热与水结于胸膈，故脉由数而变为迟。水热阻结于胸中，气机不通，因而“膈内拒痛”。因误下而使胃中空虚，邪反乘虚而犯胸膈，故曰“胃中空虚，客气动膈”。胸为气海，邪阻则气机不利，故见短气；邪热内扰，心神不安，故其人烦躁，甚至懊忱不安。“心下硬”反映阳热内陷与痰水相结之势已成。故治当泻热逐水，与大陷胸汤。

由于甘遂的泻下有效成分难溶于水，故作汤剂水煎服时效力较差。本方虽用汤剂，但甘遂为末冲服，则发挥了甘遂的药效。甘遂用量，为一钱匕，成注本原无匕字，因汉时有铢制而无钱制，所以当以赵本、医统本之“一钱匕”为准。今用 1g 左右为宜。

原文135

伤寒六七日，结胸热实[1]，脉沉而紧，心下痛，按之石硬者，大陷胸汤主之。

注释

①结胸热实：指结胸证的性质属热属实。

释义

继论大结胸的证治。

误下而成结胸，不是绝对的。一是误下后不一定都成结胸，已如上条所述；二是误下并非是结胸形成的唯一条件。本条伤寒六七日，虽未经误下，但治不及时，以致邪热内陷与水相结，同样成为结胸证。沉脉候里主水，紧脉为实主痛，皆是热实结胸当见之脉。病人自觉心下疼痛，触按其病位，则有“石硬”之感，即上腹部腹肌紧张坚硬。结胸主脉主证已具，是大陷胸汤的主治病证。

原文136

伤寒十余日，热结在里，复往来寒热者，与大柴胡汤。但结胸，无大热[1]者，此为水结在胸胁也，但头微汗出者，大陷胸汤主之。

大柴胡汤方

柴胡半斤　枳实四枚，炙　生姜五两，切　黄芩三两　芍药三两　半夏半升，洗　大枣十二枚，擘

上七味，以水一斗二升，煮取六升，去滓，再煎，温服一升，日三服。[一方加大黄二两，若不加，恐不名大柴胡汤。]

注释

①无大热：指外表无大热。

释义

大陷胸汤证与大柴胡汤证的鉴别要点。

伤寒十余日不愈，病邪入里化热，热结在里，已现阳明腑实。又见往来寒热，邪仍稽留在少阳，病属阳明热结而兼少阳不和，也即少阳阳明俱病，理当二经同治，用大柴胡汤和解少阳，泻下阳明。

伤寒十余日不愈，病邪入里化热，阳邪内陷，热与水互结在胸膈，而成结胸之证。虽有发热现象，但无少阳往来寒热，也无阳明蒸蒸大热，而上“但头微汗出”，周身无汗，此乃热郁水中，不能向外透越所致。治疗宜用大陷胸汤泻热逐水破结。

泻热逐水破结是治疗热实大陷胸汤证的主要治则。因结胸为水热互结之证，热入是结胸之因，水结是结胸之本。无热则不成结胸，无水也不成结胸。栀子豉汤系热留胸膈并无水结，十枣汤虽有心下痞硬满，胁下痛之证，但为悬饮，主要饮邪为病，并无热象。本条“水结在胸胁”却与热实有关，所以必须泻热逐水破结。

原文137

太阳病，重发汗而复下之，不大便五六日，舌上燥而渴，日晡所小有潮热[一云：日晡所发心胸大烦]，从心下至少腹硬满而痛，不可近者，大陷胸汤主之。

释义

水热结胸兼阳明腑实的证治。

太阳病重发汗，伤其津液；而复下之，邪热内陷入里。津伤胃燥，故五六日不大便，舌上燥而渴，又见日晡所小有潮热，是阳明里实。从心下至少腹硬满而痛不可近，病变范围广，胀满疼痛严重，按之石硬，甚则痛不可近，拒绝触按，显系误下邪陷，邪热入里，与胸腹间的痰水凝结，形成大结胸证。本证是热实结胸兼阳明腑实。结胸、腑实，孰轻孰重，孰急孰缓？当从证候分析：腹痛范围从心下至少腹，较之阳明腑实的绕脐痛为广；腹痛性

质是硬满而痛不可近，较之阳明痞满而痛更为严重。其热型是“小有潮热”，尚不及阳明的壮盛之势。由此可见，本证结胸重而急，腑实轻而缓。

用大陷胸汤治疗，既可逐水破结，又可攻下燥热，一举两得，最为适宜。

原文138

小结胸病，正在心下，按之则痛，脉浮滑者，小陷胸汤主之。

小陷胸汤方

黄连一两　半夏半升，洗　栝蒌实大者一枚

上三味，以水六升，先煮栝蒌，取三升，去滓，内诸药，煮取二升，去滓，分温三服。

释义

小结胸病证治。

正在心下：
因为痰热互结于心窝较浅的部位。

按之则痛：
按压时会感觉疼痛，不按则不会感觉疼痛。

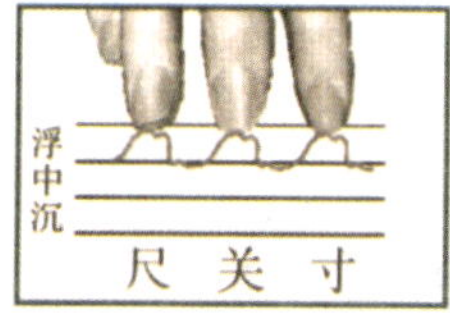

浮脉轻取即得，重按稍减而不空。
浮脉主表证；也可见于风水。

滑脉往来流利，应指圆滑，如盘走珠。
滑脉主痰饮，宿食，实热，蓄血。

小结胸病是与前述之大结胸病对比而言。本证病变范围小，病情比较轻，病势相对缓，症状不严重。“正在心下”是与大陷胸汤证“从心下至少腹硬满而痛不可近”对比。“按之则痛”是与“膈内拒痛”“痛不可近”对比。本证在病变范围和疼痛程度方面都比大陷胸汤证轻缓，按之始痛，不按不痛。脉浮滑主阳热浮盛，痰热互结。其病机与大陷胸汤证之热与水结在胸胁对比，则是痰与热结于心下，治以小陷胸汤。

小陷胸汤具有辛开苦降、清热涤痰散结之功。其中黄连苦寒，能泻心下热结；半夏辛温，善涤心下痰饮；栝蒌实甘寒滑润，能荡热涤痰、导痰开结，并能助黄连清热，协同半夏化痰。三药配合，相得益彰，使痰热各自分清，结滞得以开散。

原文139

太阳病，二三日，不能卧，但欲起，心下必结，脉微弱者，此本有寒分[①]

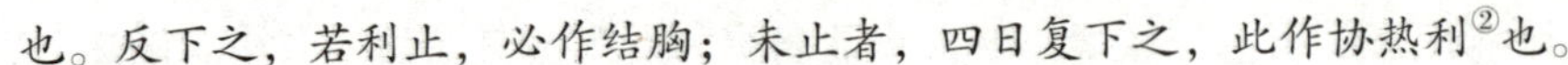
也。反下之，若利止，必作结胸；未止者，四日复下之，此作协热利[②]也。

注释

①寒分：此处作水饮解。

②协热利：夹表邪而下利。

释义

阳虚饮停者的外感误下变证。

太阳病二三日，出现不能卧，但欲起的证候，是心下邪气结滞。卧则气滞更甚，而起立活动可有所缓解。本病一是有太阳未解之表证，二是有邪结心下之里证。脉象微弱，是阳气虚弱的反映。阳气亏虚，以致水饮不化，停于心下，是所谓“此本有寒分也”。证属阳虚饮停气滞，兼表邪不解，治宜温阳化气利水兼解表邪。不当下而下，故谓之“反”。若误下，不但表邪不解，而且阳气更虚，水寒浸渍于肠，必作下利。下利的同时又见表证的发热，是谓“协热利”。

下利性质属寒，若下利自止，说明病性由寒转热，是因误下后外邪化热内陷，与水饮相结的缘故。水热互结，下利止，而结胸成，故曰“若利止，必作结胸”。

原文140

太阳病，下之，其脉促［一作纵］，不结胸者，此为欲解也。脉浮者，必结胸。脉紧者，必咽痛。脉弦者，必两胁拘急。脉细数者，头痛未止。脉沉紧者，必欲呕。脉沉滑者，协热利。脉浮滑者，必下血。

释义

太阳病误下后从脉辨证。

太阳病，本当用汗法解表，误下之后，脉象数而有力，说明热邪未与水结，阳热仍然在表，可自表而解散，故曰：“其脉促，不结胸者，此为欲解也。”

若脉浮，动数变迟，则是阳热内陷，与水相结，故“必结胸”。

紧脉主寒主痛，寒邪闭遏咽部，则“必咽痛”。脉弦者，太阳之邪传入少阳之经，经气不舒，故“必两胁拘急”。若脉见细数，是阴伤而有虚热，虚热上攻，故“头痛未止”。脉沉主里，紧主寒，沉紧乃阳虚阴盛之象，阳虚不能暖土，胃中虚寒，气机上逆，则“欲呕”。沉主里，滑主热，脉见沉滑，说明表邪内陷，可作“协热利”。脉浮滑，是关脉浮而滑数，为中焦邪热，热伤阴络，故大便下血。

表示病情要好转

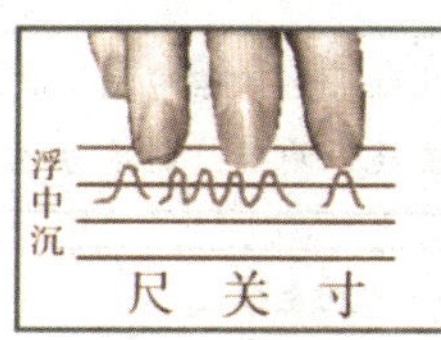

促脉数而时止，止无定数。促脉主阳盛实热、主血气痰饮、主宿食停滞。促脉也主元气虚衰。

将形成结胸证

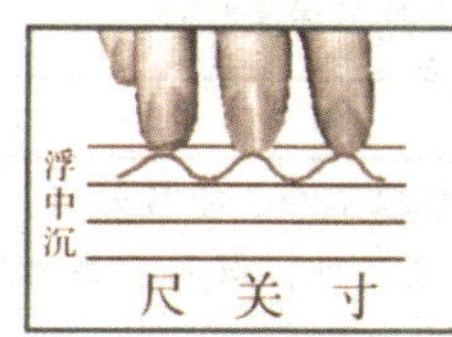

浮脉轻取即得，重按稍减而不空。浮脉主表证，也可见于风水。

咽喉疼痛

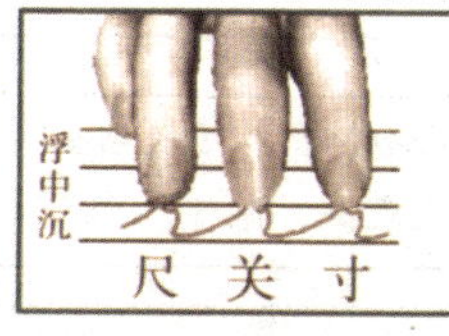

紧脉脉来绷急，状如牵绳转索。紧脉主寒、主痛、主宿食。

两胁肋部拘紧

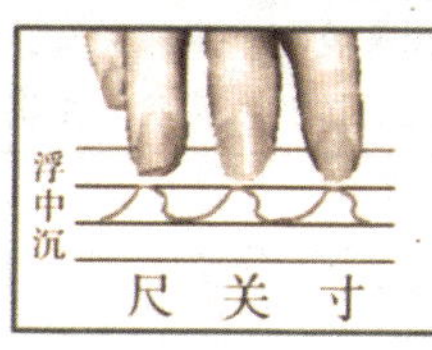

弦脉端直以长，如按琴弦。弦脉主肝胆病、主痰饮、主诸痛、主疟疾，弦脉亦主虚。

原文141

病在阳，应以汗解之，反以冷水噀[1]之，若灌之，其热被劫不得去，弥更益烦，肉上粟起，意欲饮水，反不渴者，服文蛤散。若不差者，与五苓散。寒实结胸，无热证者，与三物小陷胸汤，白散亦可服。[一云：与三物小白散。]

文蛤散方

文蛤五两

上一味，为散，以沸汤和一方寸匕服，汤用五合。

五苓散方

猪苓十八铢，去黑皮　白术十八铢　泽泻一两六铢　茯苓十八铢　桂枝半两，去皮

上五味，为散，更于臼中杵之，白饮和方寸匕服之，日三服，多饮暖水，汗出愈。

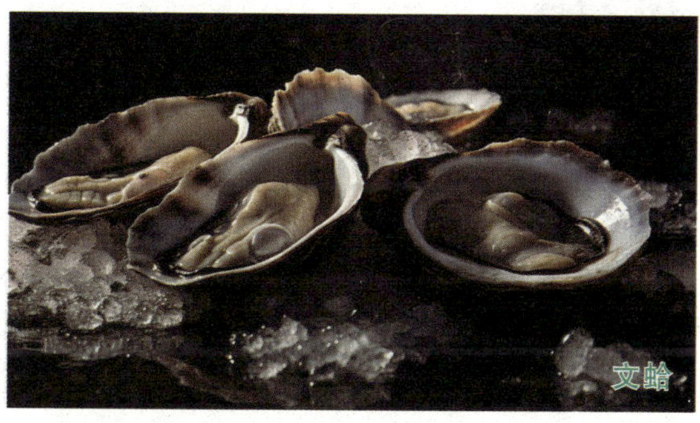

文蛤

白散方

桔梗三分　巴豆一分，去皮心，熬黑，研如脂　贝母三分

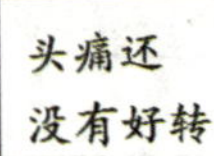

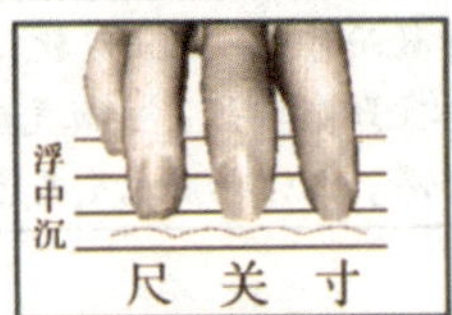

细数脉

细脉脉细如线，但应指明显。
细脉主气血两虚：诸虚劳损。

数脉一息五至以上。
数脉主热，亦主虚证。

里有蕴热
痰浊结聚

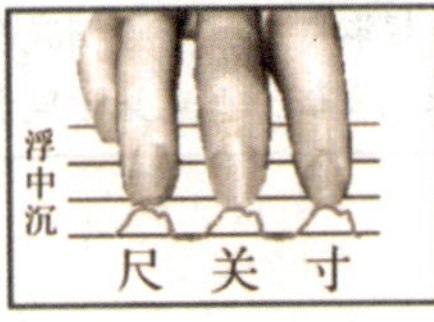

沉滑脉

沉脉轻取不应，重按始得。
沉脉主里证，沉而有力为里实；沉而无力为里虚。

大便出血

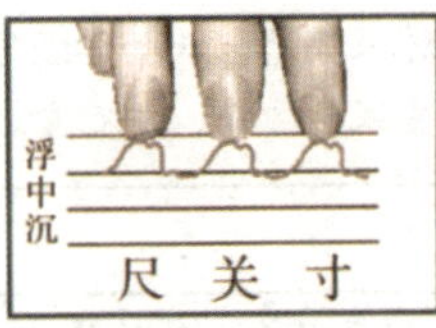

浮滑脉

浮脉轻取即得，重按稍减而不空。
浮脉主表证，也可见于风水。

滑脉往来流利，应指圆滑，如盘走珠。
滑脉主痰饮、主宿食、主实热、主蓄血。

上三味，为散，内巴豆，更于臼中杵之，以白饮和服，强人半钱匕，羸者减之。病在膈上必吐，在膈下必利。不利，进热粥一杯。利过不止，进冷粥一杯。身热，皮粟不解，欲引衣自覆，若以水潠之、洗之，益令热却不得出，当汗而不汗则烦。假令汗出已，腹中痛，与芍药三两，如上法。

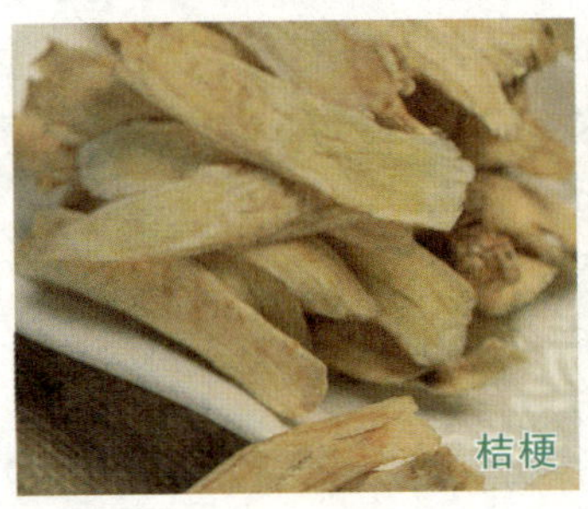
桔梗

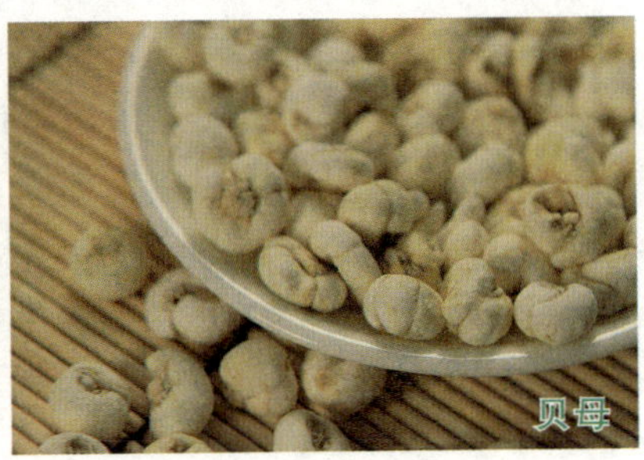
贝母

注释

①以冷水潠（xùn）之：用冷水喷洒。

释义

水寒郁遏于表与寒实结胸的证治。

病在太阳，属于表证，当用汗法解表，而反以冷水喷淋、浇浴，不但表不得解，反使腠理更加闭郁，阳郁之热不能外散而加重，更增烦躁不安之症，即“其热被劫，不得去，弥更益烦”。由于阳热被冷水闭郁，寒凝于外，皮毛腠理收敛，故肌肤上起如粟粒状，俗称鸡皮疙瘩。同时可有发热、无汗、身体疼痛等见症。因寒凝热闭，并可进一步影响津液的敷布，故虽口渴但又不愿喝水。治用文蛤散，既可清在表的水寒郁遏之热，又可利水。若服药后病不愈，则说明其口渴是由膀胱气化不利所致，则当用五苓散化气利水而解表。

文蛤性味咸寒，咸走肾以胜水气，利小便而分利表间水气，寒能泄郁遏之热，以止烦渴。

寒实结胸是结胸证中性质属寒属实的类型，系寒与痰水相结，与热实结胸不同。因其性质属寒，所以无发热、烦渴，苔黄燥等热证。水寒痰饮内结于胸膈，其心下硬满疼痛是必见之证，在此属省文。寒实结胸属于实证，所以脉沉紧有力，还可见气喘咳逆、大便不通等实证表现。治用三物小白散温散寒饮，除痰破结，以逐寒实之邪。

原文142

太阳与少阳并病，头项强痛，或眩冒，时如结胸，心下痞硬者，当刺大椎第一间[①]、肺俞[②]、肝俞[③]，慎不可发汗。发汗则谵语，脉弦，五日谵语不止，当刺期门。

注释

①大椎第一间：在第七颈椎和第一胸椎棘突之间。
②肺俞：当第三、第四胸椎横突之间，在脊外方一寸五分。
③肝俞：当第九、第十胸椎横突之间，在脊外方一寸五分。

释义

太少并病的辨证治疗。

太阳病未罢，又出现少阳病，谓之太阳少阳并病。头项强痛是病在太阳，头目眩冒为少阳病见证。少阳之气疏泄不利，故心下痞塞硬满，有时郁结较甚者，还可发生疼痛，犹如结胸之状。证属太少并病，不能仅用治太阳病之汗法，此时刺大椎、肺俞以解肌表之邪，刺肝俞以解少阳之热。三穴同刺，可治太阳少阳之并病。若误汗，则徒伤津液，少阳之邪热更重，热盛神昏而发生谵语。这种谵语与阳明谵语不同，脉弦为鉴别要点，所以谵语与脉弦并提。五日，谵语不止者，说明少阳邪热炽盛，故刺期门穴以治之。期门是肝之募穴，刺之则木火得泄，木火除则谵语自止。

原文143

妇人中风，发热，恶寒，经水适来，得之七八日，热除而脉迟、身凉，胸胁下满，如结胸状，谵语者，此为热入血室[①]也，当刺期门，随其实而取之。

注释

①血室：子宫。有的认为是肝脏，有的认为是冲脉。此病多见于月经期，自然与子宫关系密切，但其病理机制也与肝脏、冲脉相关。

释义

热入血室的证治。

妇女中风，发热恶寒，时至七八日，适值经血来潮，血室空虚，表邪乘虚而入。外邪入内，所以表热退而身凉。脉迟，说明气血涩滞，邪有所结。冲脉起于胞宫，夹脐上行至胸中；肝为藏血之脏，主疏泄。热入血室，热与血结，冲脉及足厥阴之脉经气壅滞，故见胸胁下满，甚或疼痛，犹如结胸状。心主血，血热上扰心神，则谵语。通过针刺肝之募穴期门，以泄肝经邪热，则血室之热可解。

原文144

妇人中风，七八日，续得寒热，发作有时，经水适断者，此为热入血室，其血必结，故使如疟状，发作有时，小柴胡汤主之。

小柴胡汤方

柴胡半斤　黄芩三两　人参三两　半夏半升，洗　甘草三两，炙　生姜三两，切　大枣十二枚，擘

上七味，以水一斗二升，煮取六升，去滓，再煎，取三升，温服一升，日三服。

释义

热入血室寒热如疟的证治。

妇女感受外邪，时至七八日，恶寒发热不再同见，而是间歇发作有时，恰在此时，经水突然中止，即月经不当断而断，此为热入血室、热与血结所致。血室血结，影响肝胆之气不利、少阳之气不和，故而寒热休作有时，犹如疟状。治以小柴胡汤清解少阳邪热，助正达邪。

原文145

妇人伤寒发热，经水适来，昼日明了，暮则谵语，如见鬼状者，此为热入血室。无犯胃气及上二焦，必自愈。

释义

热入血室的自愈证。

妇女患伤寒发热，正值经水来潮，此时血室空虚，外邪容易乘虚侵入，热

与血结形成热入血室证。热入血室除了可见胸胁下满如结胸状，或寒热发作有时等证，还会出现神志症状。因热在血分，不在气分，气属阳，血属阴，所以“暮则谵语，昼日明了”，即入夜则神识昏愦而谵语，白天神识清楚。这种谵语非阳明燥实，不可用攻下之治。邪不在表，亦不在胸，所以也禁用发汗及涌吐之法。“无犯胃气及上二焦”，就是告诫医师，不能用汗、吐、下三法。此证与热入血室的“经水适断”不同，其经水适来而血不断，邪热有可能随血外泄而解，故曰“必自愈”。当然若血泄不畅，邪热不解，自可参照上两条之治。

原文146

伤寒六七日，发热，微恶寒，支节烦疼[1]，微呕，心下支结[2]，外证未去者，柴胡桂枝汤主之。

柴胡桂枝汤方

桂枝一两半，去皮　黄芩一两半　人参一两半　甘草一两，炙　半夏二合半，洗　芍药一两半　大枣六枚，擘　生姜一两半，切　柴胡四两

上九味，以水七升，煮取三升，去滓，温服一升。[本云：人参汤，作如桂枝法，加半夏、柴胡、黄芩，复如柴胡法。今用人参，作半剂。]

注释

①支节烦疼：支节指四肢关节，烦疼说明疼痛之甚。

②心下支结：心下胃脘胀满并向两侧胁肋部支撑的感觉。

释义

太少并病的证治。

伤寒六七日，症见发热微恶寒，肢节烦疼，属于太阳表证未解。此时又见轻微呕呃、胃脘胀满，支撑胸胁，是少阳疏泄不利，气机郁滞，胃气上逆所致，说明病已部分进入少阳。先病太阳，其邪未解，又病少阳，太少先后发病，故属于太少并病的范围。治用柴胡桂枝汤双解两经之邪。

柴胡桂枝汤，即取用小柴胡汤与桂枝汤各药物一半剂量，合成新方。意在用桂枝汤外解太阳之邪，以治发热微恶寒、肢节烦疼；用小柴胡汤内和少阳枢机，以治微呕、心下支结。合方使用，使太阳少阳之邪并解。

原文147

伤寒五六日，已发汗而复下之，胸胁满，微结，小便不利，渴而不呕，但头汗出，往来寒热，心烦者，此为未解也，柴胡桂枝干姜汤主之。

柴胡桂枝干姜汤方

柴胡半斤　桂枝三两，去皮　干姜二两　栝蒌根四两　黄芩三两　牡蛎

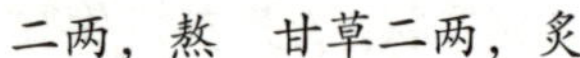
二两，熬 甘草二两，炙

上七味，以水一斗二升，煮取六升，去滓，再煎，取三升，温服一升，日三服。初服微烦，复服汗出便愈。

释义

伤寒误治而致邪传少阳、阳郁饮结的证治。

伤寒五六日，已用发汗，但邪气未解，是汗不得法，此时表未解，仍应发汗解表，若用下法攻里，是为误治，引邪入里。邪传少阳，故胸胁满、往来寒热、心烦。胸胁满而“微结”，提示与小柴胡汤证存在着不同的病理机制。因与小便不利同见，说明其不但有气机郁滞，而且有水饮停积。少阳枢机不利，三焦决渎失职，水道不畅，则见小便不利；气不化津，津不上承，而见口渴；水饮不化，少阳邪热不得外泄而上蒸于头，故头汗出，而身无汗；邪气不及于胃，所以不呕。治疗用柴胡桂枝干姜汤，一则清解少阳枢机之邪，二则助气化以生津液。

原文148

伤寒五六日，头汗出，微恶寒，手足冷，心下满，口不欲食，大便硬，脉细者，此为阳微结[①]，必有表，复有里也。脉沉，亦在里也。汗出为阳微，假令纯阴结[②]，不得复有外证，悉入在里，此为半在里半在外也。脉虽沉紧，不得为少阴病，所以然者，阴不得有汗，今头汗出，故知非少阴也，可与小柴胡汤。设不了了者，得屎而解。

注释

①阳微结：大便硬结不甚。阳微结，与阳结相对而言，谓热结犹浅。

②纯阴结：脾肾阳虚，阴寒凝结而大便不通。

释义

阳微结的辨证治疗。

伤寒五六日，是病起自伤寒，头部汗出，是阳热郁结于里，不能外达，而熏蒸于上所致。阳热郁伏，不能温达四末，则手足冷；阳热郁伏，气血流行不畅，脉道不利，则脉细（沉紧细）。心下满，口不欲食，大便硬，是热郁少阳，枢机不利，津液不下，胃气失降所致。微恶寒，是表邪未解，未言发热，当属省文无疑。既有少阳枢机不利，阳热内郁所致的大便秘结，又有表证存在，所以曰“必有表，复有里也”。此证，较之外邪悉入其里的阳明腑实证，热结轻浅，故谓之“阳微结”。

上述病症中有脉细、手足冷、恶寒等表现，与纯阴结相似，应从以下两方面鉴别：一是阳微结证有表证存在，其恶寒的同时有发热，而纯阴结证，邪离三阳，阳虚阴盛，不得有发热，即“不得复有外证，悉入在里”；二是阳微结证有头汗出，是阳热内郁上蒸的表现，纯阴结证，阳衰阴盛，不能化津作汗，故一般无汗。若是亡阳而见汗出，必伴厥逆、脉微等危候。既有表，又见头汗出，所以纵然“脉沉紧”“不得少阴病”也。

阳微结证，半在里半在外，关键在于少阳枢机，故治用小柴胡汤和解少阳，条达枢机，使“上焦得通，津液得下，胃气因和，身濈然汗出”，即使仍有不爽快的感觉，待大便得通，则表里诸证自解。

原文149

伤寒五六日，呕而发热者，柴胡汤证具，而以他药下之，柴胡证仍在者，复与柴胡汤。此虽已下之，不为逆，必蒸蒸而振，却发热汗出而解。若心下满而硬痛者，此为结胸也，大陷胸汤主之。但满而不痛者，此为痞，柴胡不中与之。宜半夏泻心汤。

半夏泻心汤方

半夏半升，洗　黄芩　干姜　人参　甘草炙，各三两　黄连一两　大枣十二枚，擘

上七味，以水一斗，煮取六升，去滓，再煎，取三升，温服一升，日三服。[须大陷胸汤者，方用前第二法。一方用半夏一升。]

释义

小柴胡汤证误下后的 3 种不同转归及半夏泻心汤证治。

伤寒五六日，出现呕而发热，是少阳病的表现，已具备使用小柴胡汤的条件。医者不用小柴胡汤和解，反以他药泻下，属于误治，可能会出现多种情况。

误下后的第一种情况是，病证未发生变化，柴胡证仍在。这时还可以使用小柴胡汤。此误下尚未造成邪气内陷，故曰“不为逆”。但误下后，毕竟耗伤正气。小柴胡汤助正达邪，服药后正气得药力相助，与邪气相争，故发生“蒸蒸而振”的“战汗”的现象，发热汗出而解。

误下后的第二种情况是，心下满痛，按之石硬，形成结胸证。此因少阳邪热内陷入里，与水饮互结。与前太阳病误下而成结胸，途径虽然不同，但见证并无差异，故亦用大陷胸汤，以泻热逐水破结。

误下后的第三种情况是，出现心下满而不痛的痞证。此因误下之后，脾胃阳气受损，邪热内陷所致。脾胃阳气亏虚，不能温运水湿，寒湿内生，以致寒热错杂，虚实兼夹。中焦寒热虚实错杂，脾胃升降功能失常，气机壅滞，故发生心下痞塞不通。心下痞满，按之不痛，而若气机壅滞较甚，也可出现疼痛之症，但程度较轻，与结胸证之心下痛，按之石硬者，仍有显著差异。

本证除心下痞外，还有呕利肠鸣等症。气机痞塞于中，胃气不降而上逆，可见恶心、呕吐、嗳气；“中气不足，肠为之苦鸣”，脾胃气伤，可见肠中鸣响；脾气不升而下陷，还可见下利及大便干湿不调。此心下痞满证纯属中焦气机壅滞，升降失常，与胸胁苦满的小柴胡汤证有着不同的病理机制，自然不是小柴胡汤的适应证，所以曰“柴胡不中与之”，而应用半夏泻心汤辛开苦降，和中消痞。

原文150

太阳少阳并病，而反下之，成结胸，心下硬，下利不止，水浆不下，其人心烦。

释义

太阳少阳并病误下而致结胸危候。

太阳病未罢，又出现少阳病，是谓太阳与少阳并病，当用太阳少阳两解之法治疗。攻下之法在此属禁用之列，不当下而下，故曰“反”，是误治。误下后，邪气内陷，热与水相结而成结胸，故“心下硬”。误下不仅使邪气内陷，而且损伤脾胃之气，使中气下陷，胃气败绝，所以下利不止，水浆不得入口；正虚而邪热内扰，故见心烦。

原文151

脉浮而紧，而复下之，紧反入里，则作痞。按之自濡[①]，但气痞耳。

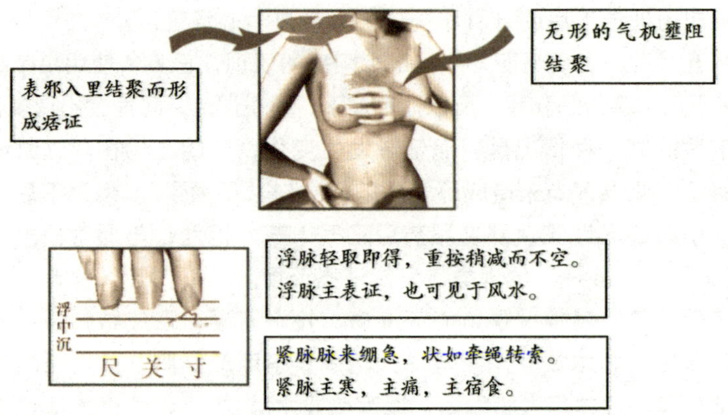

注释

①濡：与“软”同，柔软的意思。

释义

痞证的病机。脉浮而紧，为太阳伤寒主脉，说明寒邪在表，应以麻黄汤辛温发汗解表。若误以下法治疗，则寒邪由表入里，即“紧反入里”。这里的“紧”是借脉象而指在表之寒邪。误下里虚，脾胃气伤，寒邪内陷，结于心下，郁而化热，致使脾胃升降失常，中焦气机痞塞，故作心下痞。痞证内无有形实邪，仅是无形气滞，所以心下痞满不痛，按之自濡，此即所谓“但气痞耳”。此应与结胸证心下硬满而痛，手不可近者，作出鉴别。

原文152

太阳中风，下利，呕逆，表解者乃可攻之。其人漐漐汗出，发作有时，头痛，心下痞硬满，引胁下痛，干呕，短气，汗出不恶寒者，此表解里未和也，十枣汤主之。

十枣汤方

芫花熬　甘遂　大戟

上三味，等分，个别捣为散，以水一升半，先煮大枣肥者十枚，取八合，去滓，内药末，强人服一钱匕，羸人服半钱，温服之，平旦服。若下少，病不除者，明日更服，加半钱，得快下利后，糜粥自养。

释义

悬饮的证治。

太阳中风之类的病证，可继发胁下水饮停积。饮邪下迫大肠则下利，饮邪犯胃则呕逆。由于水饮之邪渗流于两胁之下，非一般渗利之药所能取效，必须用攻逐泄水之剂。但必须在表邪尽解之后，方可议攻，以免因攻伐水邪损伤正气，而招致表邪的内陷。故仲景告诫曰：“表解者，乃可攻之。”

由于水饮之邪变动不居，故或见之症颇多。如水邪外走肌腠皮肤，影响营卫失和，可见漐漐汗出，发作有时；水气上逆，蒙蔽清阳，则见“头痛”；水结胁下，影响中焦气机不利，故而“心下痞硬满”“引胁下痛”。水饮犯胃，胃气上逆，则“干呕”；水饮迫肺，肺气不利则“短气”。因其时汗出不恶寒，是为表邪已解，仅是里有水饮，故曰“表解而里未和”，可予十枣汤。

十枣汤为峻下逐水之剂，芫花、甘遂、大戟皆是苦寒有毒之药，攻逐水饮，力猛效速，三者合用，可谓集泻下逐水药之大成，可斩关夺隘，使水饮自大小便而泄。大枣甘平，补中益胃，又能缓和药性，解诸药之毒，以达攻不伤正的目的。

原文153

太阳病，医发汗，遂发热恶寒。因复下之，心下痞。表里俱虚，阴阳气并竭①，无阳则阴独②。复加烧针，因胸烦。面色青黄，肤瞤者，难治；今色微黄，手足温者，易愈。

注释

①阴阳气并竭：表里之气都虚竭。阴阳此处指里和表。

②无阳则阴独：无表证而里证独具。

释义

误治导致的变证及其预后判断。

太阳表证用汗法治疗，本是正确途径，但应该以“遍身漐漐微似有汗者益佳，不可令如水流漓，病必不除”。今发汗之后，表证非但不愈，反而发热恶寒较前为重，说明是汗不如法。汗后表邪未解，应当再汗，可医者却改用下法，是属误治。发汗不当伤其表，误下之后伤其里，致使“表里俱虚”而“阴阳气并竭”。阴者，里也；阳者，表也；竭，乃正气虚甚，“阴阳气并竭”指表里之气俱虚之义。若脾胃之气受伤，而邪气乘虚内陷，致使气机痞塞、升降紊乱，即可形成心下痞证。表邪因误下而成痞，也即表证已罢而里证独存，此即“无阳则阴独”的含意。

误下成痞，其机制本是“邪热内陷”，当清热消痞。即使是寒热错杂，也应辛开苦降，温清并用，和胃消痞。但医者却用“烧针”的方法进行治疗，是“以热治热”，必致里热更甚，因而愈加胸烦。

此时病情较为复杂，不仅邪气未去，而且正气也大伤。青为肝之色，黄为脾之色，脾主肌肉。若面色青黄不华，是脾气败而为肝气乘脾之象，故多“难治”，预后较差。假令面色微黄，手足温暖不凉，说明脾胃阳气尚存，化源不绝，此虽是误治的坏病，但还是容易治愈的。

原文154

心下痞，按之濡，其脉关上浮者，大黄黄连泻心汤主之。

大黄黄连泻心汤方

大黄二两　黄连一两

上二味，以麻沸汤[1]二升渍之，须臾绞去滓，分温再服。

［臣亿等看详大黄黄连泻心汤，诸本皆二味。又后附子泻心汤，用大黄、黄连、黄芩、附子，恐是前方中亦有黄芩，后但加附子也，故后云附子泻心汤，本云加附子也。］

注释

①麻沸汤：即沸水。

释义

热痞的证治。

心下痞满，按之濡软，是痞证的主要表现，只是因为气机阻滞而已。无形邪气痞结心下，与心下硬满疼痛的结胸证不同，也与腹满疼痛拒按的阳明腑实证大异。

心下痞：

由于无形的邪热结聚于中焦胃脘部，导致气机的升降失调所致。

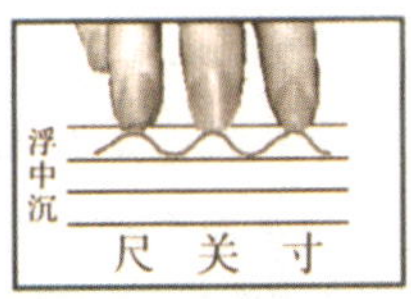

浮脉轻取即得，重按稍减而不空。浮脉主表证，也可见于风水。

关上脉浮揭示了痞证的病理属性。关脉居尺寸之中，主中焦病，用以候脾胃。“浮”主阳邪。关上见阳脉，反映中州有火热之邪。“心下痞，按之濡”与“关脉浮”并见，一证一脉，确定了本证的病位、病机。脉证合参，不难看出，此证属火热之邪壅滞心下，使胃气不和而作痞。治以泄热消痞，用大黄黄连泻心汤。

原文155

心下痞，而复恶寒，汗出者，附子泻心汤主之。

附子泻心汤方

大黄二两　黄连一两　黄芩一两　附子一枚，炮，去皮，破，别煮取汁

上四味，切三味，以麻沸汤二升渍之，须臾绞去滓，内附子汁，分温再服。

释义

热痞兼表阳虚的证治。

承接上条，此“心下痞”也是热邪壅滞之痞。复见恶寒、汗出，是卫阳虚弱，失于温煦。卫出下焦，由肾阳所化生，经上焦开发，以温分肉，肥腠理，熏肌肤，司开合，固护肌表。今卫阳虚，温煦开合失职，故恶寒、汗出，此与恶寒汗出的同时见发热、头身疼痛的表证不同，应该注意鉴别。本证邪热有余，而表阳不足，所以治用附子泻心汤，一方面泄热消痞，另一方面扶阳固表。

附子泻心汤即大黄黄连泻心汤加附子，方用大黄、黄连、黄芩，经麻沸汤浸渍，取其气而薄其味，意在清心下之热而消痞。附子另煮取，取使其发挥温肾阳、固肌表的作用。此寒热异其气，生熟异其性，药虽同行而功效各奏。

原文156

本以下之，故心下痞，与泻心汤，痞不解，其人渴而口燥烦。小便不利

者，五苓散主之。[一方云：忍之一日乃愈。]

释义

水痞的证治。

因误用攻下法而形成痞证，改用泻心汤（包括半夏泻心汤、大黄黄连泻心汤）治疗，其痞不解，说明药不对证。从其人“渴而口燥烦，小便不利”分析，则知本证原为水饮内停，津液不能上承所致。水液停聚，气化不利，故小便不利；气不化津，津液不能输布故口燥而渴，口干渴甚则烦。水阻气滞，痞塞于中，气机不利，故作心下痞。其痞因水而作，自然非诸泻心汤所能解除，需温阳化气利水，宜用五苓散。

水液停聚常与恣饮过多有关，应该适量限制饮水，或劝病人暂时忍渴不饮，使外水不入，则内水渐行，不服药亦可痊愈，原文“一方云：忍之一日乃愈”，是经验之谈。

原文157

伤寒，汗出解之后，胃中不和，心下痞硬，干噫食臭[①]，胁下有水气，腹中雷鸣[②]，下利者，生姜泻心汤主之。

生姜泻心汤方

生姜四两，切　甘草三两，炙　人参三两　干姜一两　黄芩三两　半夏半升，洗　黄连一两　大枣十二枚，擘

上八味，以水一斗，煮取六升，去滓，再煎，取三升，温服一升，日三服。[附子泻心汤，本云加附子。半夏泻心汤，甘草泻心汤，同体别名耳。生姜泻心汤，本云理中人参黄芩汤，去桂枝、术，加黄连。并泻肝法。]

注释

①干噫食臭：嗳气带有食物气味。“噫”同“嗳”。臭，指气味。

②腹中雷鸣：形容肠间响声明显。

释义

心下痞而水食不化的证治。

原为太阳病，经发汗治疗后，表证得以解除，但遗留下心下痞硬、干噫食臭、腹中雷鸣、下利等症，是病人素有脾胃气弱，部分表邪入里化热，寒热错杂，升降失常，气机痞塞而致。一般地说，心下痞当按之软而不痛，此言心下痞硬，是指其人心下痞满为主，按之则有紧张感，较“心下痞，按之濡”为重，显示气机痞塞以外，还有水饮留结，所以张仲景做出了“胁下有水气”的判断。此虽“心下痞硬”或兼有疼痛，但与心下疼痛，按之石硬，

痛而拒按的结胸证仍有本质区别。胃主受纳、腐熟，脾主消化运输，脾胃虚弱，不能腐熟运化水谷，饮食不消而作腐，胃气不降而上逆，嗳气时带有食物未消化的气味。脾虚气陷，水走肠间，肠鸣音亢进，并有腹泻下利。

从上分析可知，本证病理机制，较之半夏泻心汤证多了水食不化，临床表现还可见小便不利之症，治以生姜泻心汤和胃消痞，消食散水。

原文158

伤寒中风，医反下之。其人下利，日数十行，谷不化①，腹中雷鸣，心下痞硬而满，干呕，心烦，不得安。医见心下痞，谓病不尽，复下之，其痞益甚。此非结热，但以胃中虚，客气上逆②，故使硬也，甘草泻心汤主之。

甘草泻心汤方

甘草四两，炙　人参三两　黄芩三两　干姜三两　半夏半升，洗　大枣十二枚，擘　黄连一两

上七味，以水一斗，煮取六升，去滓，再煎，取三升，温服一升，日三服。

[臣亿等谨按：上生姜泻心汤法，本云理中人参黄芩汤，今详泻心以疗痞，痞气因发阴而生，是半夏、生姜、甘草泻心三方，皆本于理中也。其方必各有人参，今甘草泻心中无者，脱落之也。又按，《千金》并《外台秘要》治伤寒𧏾食，用此方，皆有人参，知脱落无疑。]

注释

①谷不化：食物未消化。

②客气上逆：邪气上逆。

释义

胃气重虚、痞利俱甚的证治。

伤寒、中风等表病，都应该使用解表法以疏散外邪，不能使用攻下法治疗，以免引邪入里，导致其他变证。医师违背常理，使用下法，是为误治。

误下后损伤中焦脾胃之气，表邪乘虚内陷，以致中焦寒热错杂，气机痞塞，升降失常，而见心下痞、呕吐、下利、心烦等。病人下利次数甚多，完谷不化，较之半夏、生姜泻心汤证的下利为甚，说明脾胃气虚的程度很重。其心下痞满而“硬”，亦是因脾胃重虚，推动无力，气机壅滞较甚所致，不是邪热与有形之邪相结，故曰“此非结热，但以胃中虚，客气上逆，故使硬也”。不可见“痞硬”就与结胸之“石硬”相等同，而用攻下之法。若误用攻下，势必更伤脾胃之气。气虚运化无力，则气机也易于停滞。脾胃正气遭受重创，气机壅滞尤为严重，所以“其痞益甚”，其余症状也会相应加剧。总属中焦虚甚，寒热错杂，治当补中和胃，消痞止利，用甘草泻心汤。

原文159

伤寒，服汤药，下利不止，心下痞硬。服泻心汤已，复以他药下之，利不止。医以理中与之，利益甚。理中者，理中焦。此利在下焦，赤石脂禹余粮汤主之。复不止者，当利其小便。

赤石脂禹余粮汤方

赤石脂一斤，碎　禹余粮一斤，碎

上二味，以水六升，煮取二升，去滓，分温三服。

释义

四种下利的治法。

原为伤寒，“服汤药”后却“下利不止”，说明服的“汤药”是泻下剂。伤寒误用下法，以致正伤邪陷，而见心下痞硬、下利不止。痞利俱见，按理可用甘草泻心汤或生姜泻心汤治疗，以和胃消痞，升清降浊。但服泻心汤后，病情不减，这可能是暂时药力未达，应作具体分析。可是医者未加仔细辨证，再次使用攻下药，导致下利不止。

伤寒误下后，可能出现多种变化，文中举例分析了 3 种可能，并提出相应的治法：

一是中焦虚寒，用理中汤温中祛寒，健脾燥湿。误下容易损伤脾阳。误下所致下利，首先考虑脾虚寒湿的病机，故而以理中汤治疗，药后下利当逐渐减轻并停止。

二是下焦滑脱，用赤石脂禹余粮汤涩肠固脱。“医以理中与之，利益甚”，即用理中汤治疗，其下利不仅不止，反而加重。本是下利不止，又复加重，说明其下利已至“滑脱不禁”的程度。此时自然要考虑病证由脾及肾，病已发展到下焦，这是因为“理中者，理中焦，此利在下焦”，即理中汤是治疗中焦虚寒的方剂，对于下焦关门不固、滑脱不禁的下利证，用理中汤自然不能够取效。下焦不能约束二便而导致的滑脱不禁、下利不止之证，非用赤石脂禹余粮汤填补下焦、固涩止利不可。

三是水湿内停，清浊不分，治以利小便而实大便。某些下利之证，经用理中汤及赤石脂禹余粮汤后仍未好转，推测其下利可能是由于三焦气化不利，泌别失职而水液偏渗大肠之故，“利小便”之法较为适用，即“利小便而实大便”。原文中未明确方药，后世注家大都主张用五苓散。

赤石脂禹余粮汤由赤石脂、禹余粮二药组成，二药均属收涩固脱之药，用于久泄滑脱不禁有良好效果。

原文160

伤寒，吐下后，发汗，虚烦，脉甚微，八九日，心下痞硬，胁下痛，气上冲咽喉，眩冒，经脉动惕者，久而成痿[1]。

注释

①痿：证候名，两足软弱无力，不能行动。

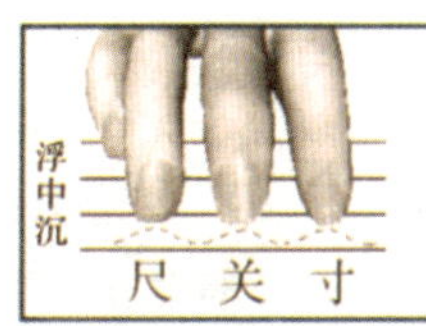

微脉极细极软，似有似无，至数不明。
微脉主气血诸虚。

释义

误治所致阳气受伤的变证。

病本伤寒，当发其汗。吐下之法均为误治，吐下之后，再行发汗，是误上加误，势必损伤正气。脉象甚微，是阳气大虚的标志，其“烦”亦是因虚所致，由虚阳内扰而成。时过八九日，正气未复，阳气更虚。一方面，阳不制水则水邪上泛。水邪变动不居，逆于心下成心下痞硬，留于胁下使胁下作痛，上冲咽喉而使咽喉有梗塞之感，上蒙清阳而致头目眩晕；另一方面，阳虚不能化生津液以濡养筋脉，而水饮之邪又滞于其中，故发生筋惕肉瞤之证。阳气不复，水邪久留而津液不生，皮、肉、筋、骨、脉失其润濡，以致肢体萎废不用，所以“经脉动惕者，久而成痿”。

原文161

伤寒，发汗，若吐，若下，解后，心下痞硬，噫气不除者，旋覆代赭汤主之。

旋覆代赭汤方

旋覆花三两　人参二两　生姜五两，切　赭石（代赭石）一两，碎　甘草三两，炙　半夏半升，洗　大枣十二枚，擘

上七味，以水一斗，煮取六升，去滓，再煎取三升，温服一升，日三服。

释义

胃虚痰气痞塞、噫气不除的证治。

伤寒经发汗，或吐，或下等治疗之后，表证虽解，但中阳受损，腐熟运化功能失职，则痰饮内生，气机不畅。痰阻气滞，胃气上逆，故见心下痞硬，而噫气不除。“噫气不除”包含有3层意思：一是噫气频作，持续不断，久久不能除掉，言其噫气之重；二是虽噫气频作，但心下痞不能解除；三是或曾用泻心汤治疗，噫气仍然不除。噫气不除是辨证眼目，据其推断，本证还不仅仅是痰气痞塞，而且存在肝气横逆，即“土虚而木贼”之机。所以用调和脾胃、涤痰化饮和镇肝降逆的旋覆代赭汤治疗。

旋覆代赭汤以旋覆花为主药。"诸花皆升，旋覆独降"，旋覆花味咸又有下降的作用，又能消散痰结。赭石，入肝经而具镇肝降逆之功，配旋覆花，使肝气条达而下行为顺。半夏、生姜辛辣健胃，消痰涤饮、降逆和胃。人参、甘草、大枣甘温扶虚，补中益气。诸药配伍，既治痰气，又疏肝气，同时还补脾胃之气，为治中虚痰阻气逆之良方。

原文162

下后，不可更行桂枝汤，若汗出而喘，无大热者，可与麻黄杏子甘草石膏汤。

麻黄杏子甘草石膏汤方

麻黄四两　杏仁五十个，去皮尖　甘草二两，炙　石膏半斤，碎，绵裹

上四味，以水七升，先煮麻黄，减二升，去白沫。内诸药，煮取三升，去滓，温服一升。[本云：黄耳杯。]

释义

下后邪热壅肺的证治。

本条与第63条虽然有汗后与下后之别，但热邪壅肺，肺气闭郁的病理机制一样，所以治法相同，也用麻黄杏子甘草石膏汤，以清热宣肺，降气平喘。

原文163

太阳病，外证未除，而数下之，遂协热而利[①]，利下不止，心下痞硬，表里不解者，桂枝人参汤主之。

桂枝人参汤方

桂枝四两，别切　甘草四两，炙　白术三两　人参三两　干姜三两

上五味，以水九升，先煮四味，取五升，内桂，更煮，取三升，去滓，温服一升，日再夜一服。

注释

①协热而利：夹表证发热而下利。热，此处指表寒证的发热症状。

释义

太阴虚寒兼太阳表邪不解的证治。

太阳表证，屡用攻下，致使表证不解而里气先伤。中阳受损，运化失司，寒湿中阻，气机痞塞，因而出现"利下不止，心下痞硬"之症。这种既有太阳表证存在，同时又有下利不止的病证，则称之为"协热利"。此"热"，不是热邪、热证，而是指表证之发热而言，是夹有发热恶寒等太阳表证。因其"表里不解"，表里皆寒，故用桂枝人参汤，以温中解表，是表里兼顾的治疗方法。

桂枝人参汤即人参汤加桂枝。方用干姜、白术温中以祛寒湿之邪，人参、

甘草补中益气以治脾气之虚，桂枝以解太阳在表之邪气。

本方煎服法要求先煎人参汤四味，使其发挥温中散寒、健脾益气的效用。后下桂枝，使其先越出表邪，而不受人参、干姜的羁绊。否则五药同煎，会使桂枝芳香走表之力变为温里之用，而达不到表里两解的目的。

原文164

伤寒，大下后，复发汗，心下痞。恶寒者，表未解也。不可攻痞[1]，当先解表，表解乃可攻痞。解表宜桂枝汤，攻痞宜大黄黄连泻心汤。

注释

①攻痞：治疗痞证。攻，此处是治疗的意思。

释义

热痞兼表证不解的治法。

伤寒表证，当以汗解。大下之后，不但表证不解，而且使邪气内陷，热遏中焦，气机壅滞，以致“心下痞”。此时虽复发汗，但因汗法不当，表邪仍未解除，所以还见恶寒。据理推测，当有发热之证。“热痞”而兼表寒，不如上条表里俱寒，可用表里两解之法。解表以桂枝汤，表解后可“攻痞”，攻痞用大黄黄连泻心汤。

桂枝人参汤证是脾气虚寒而兼表寒，用温中益气之药不但无碍于解表，且能助正祛邪，而辛温解表之药亦有助于温里，所以用表里两解之法；本条所论是邪热内陷之痞证而兼表寒，里证之实且不重急，故治先发汗解表，然后攻痞。

原文165

伤寒，发热，汗出不解，心下痞硬，呕吐而下利者，大柴胡汤主之。

释义

少阳邪热壅实的证治。

伤寒发热，汗出之后，其热不解，说明此热已非表热，更见心中痞硬，说明邪热已经入里。心下痞硬，与第 103 条“心下急”的病机相同，邪入少阳，枢机不利，气机阻滞，是“邪在胆，逆在胃”的一种表现。胆热犯胃，胃气上逆，而呕吐，此与第 103 条“呕不止”同义。胆热内迫肠腑，则见下利。较之小柴胡汤证，其邪热较盛，故用大柴胡汤清泄少阳，通下邪热。

原文166

病如桂枝证，头不痛，项不强，寸脉微浮，胸中痞硬，气上冲喉咽，不得息者，此为胸有寒[①]也。当吐之，宜瓜蒂散。

瓜蒂散方

瓜蒂一分，熬黄　赤小豆一分

上二味，各别捣筛，为散已，合治之，取一钱匕，以香豉一合，用热汤七合，煮作稀糜，去滓，取汁和散，温顿服之。不吐者，少少加，得快吐乃止。诸亡血虚家，不可与瓜蒂散。

注释

①胸有寒：此处之寒，泛指邪气，包括痰涎宿食。

释义

痰实阻滞胸膈的证治。

疾病有类似于桂枝证的表现，如恶寒发热、汗出脉浮等。细察之，病人头不痛，项不强，又不支持原有“桂枝汤证”的推测。结合“胸中痞硬，气上冲喉咽不得息”的症状分析，进而推翻了原有的判断，提出了“此为胸有寒也”的结论。胸居阳位，为上气海，是阳气会聚之处。卫阳之气出于下焦，开发于上焦，即由胸中开发，以温分肉、熏肌肤、肥腠理、司开合。胸中有痰实阻塞，故“胸中痞硬”，胸阳被遏，卫阳不能正常地宣发布散，营卫不和，因而出现发热、汗出、恶风之证。痰实阻塞于上。正气祛邪外出，则有气上冲喉咽不得息的表现，寸脉亦显浮象。

瓜蒂散中瓜蒂味极苦，性升催吐，本方以此作为主药，涌吐胸中痰实实邪；赤小豆味酸苦，能行水气，二药合用可奏“酸苦涌泄”之功。香豉轻清宣透，可助二药涌吐之力。瓜蒂及赤小豆药后所注“一分”的“分”，不是质量，而是指所占方剂总量的份额。两药都是一分，说明用药比例相等。

原文167

病胁下素有痞，连在脐旁，痛引少腹，入阴筋[①]者，此名脏结，死。

注释

①阴筋：男性外生殖器。

释义

脏结死证。

病人平素在胁下就有痞积或痞块，说明病程日久，阴寒凝结，气血郁滞，脉络闭阻。发作时从脐旁到少腹牵引疼痛，甚至痛引阴筋，致阴筋缩入。胁下为厥阴肝部，脐旁乃太阴脾位，肝脉络阴筋，少腹由肝肾所居。阴寒凝结于三阴，阳气告竭，病情十分危重，难于救治。

胁下素有痞，连在脐旁，乃有形症结，实际是肝脾大，与气滞而致的心下痞硬完全不同，不应混为一谈。

原文168

伤寒，若吐若下后，七八日不解，热结在里，表里俱热，时时恶风，大渴，舌上干燥而烦，欲饮水数升者，白虎加人参汤主之。

白虎加人参汤方

知母六两　石膏一升，碎　甘草二两，炙　人参二两　粳米六合

上五味，以水一斗，煮米熟汤成，去滓，温服一升，日三服。[此方立夏后立秋前乃可服，立秋后不可服，正月、二月、三月尚凛冷，亦不可与服之。与之则呕利而腹痛，诸亡血虚家，亦不可与，得之则腹痛，利者，但可温之，当愈。]

释义

阳明燥热、津气两伤的证治。

伤寒表证，误用吐、下之法，致使病证延迟七八日不解。吐、下之后，津液损伤，胃中干燥，邪气入里化燥化热。“热结在里”即是指邪已离开太阳之表而聚于阳明之里的意思。热结在里，邪热蒸腾，充斥于表里内外，故而“表里俱热”。热由里向外蒸腾，逼迫津液外泄，见汗出。热蒸汗出，则气随津泄，气阴两伤。“时时恶风”是因汗出肌疏，腠理开泄所致，而非表邪未解。邪热炽盛，胃中津液耗损严重，故其人大渴“欲饮水数升”；“舌上干燥”，是形容津伤之甚，连舌上都见干燥，若以净手摸其舌面，也可感到干燥无津。“舌上干燥而烦”的“烦”字，有心烦与燥渴至甚的两层意思，都是热盛津伤的必然见证。由此可见，本证不但阳明邪热炽盛、充斥内外，而且津气耗伤严重，所以用白虎加人参汤清热益气生津。

原文169

伤寒，无大热，口燥渴，心烦，背微恶寒者，白虎加人参汤主之。

释义

继论阳明热甚、津气两伤证治。

与上条“表里俱热”相较，本条是邪热深伏于里，所以肌表“无大热”。口燥渴、心烦是里热之确据。“背微恶寒”与上条“时时恶风”的病机相同，只是表现形式不一。治疗仍用白虎加人参汤，以清热益气生津。

原文170

伤寒，脉浮，发热，无汗，其表不解，不可与白虎汤。渴欲饮水，无表

证者，白虎加人参汤主之。

释义

白虎汤的禁忌证和使用白虎汤的原则。

脉浮，发热，无汗，是太阳伤寒见证，当有恶寒身疼等。邪在表，当治以汗法。此时即或兼见烦渴等里热之证，亦应表里两解，或先解表后清里，而不可先以白虎汤清其里热，这是因为白虎汤是甘寒清热的重剂，在表寒证存在的情况下，径用白虎汤，每可冰伏表邪，郁遏阳气，甚或引邪内陷，故“其表不解者，不可与白虎汤”。既然白虎汤不可早用，自然白虎加人参汤也不可早用。

白虎汤和白虎加人参汤都应该在太阳表证已罢，阳明里热已成的情况下，才能使用。

“渴欲饮水，无表证者，白虎加人参汤主之”，此渴欲饮水，非一般的口渴可比，必是大渴引饮，此系使用白虎加人参汤的重要特征。如果病人已经烦渴引饮，即使无大热表现，亦可使用白虎加人参汤。

原文171

太阳少阳并病，心下硬，颈项强而眩者，当刺大椎、肺俞、肝俞，慎勿下之。

释义

太少并病的治法及禁忌。

太阳少阳并病即太阳先病不解而后又病少阳。“颈项强”是太阳经邪不解；“心下硬”“眩冒”是少阳病见证。治疗用刺大椎、肺俞、肝俞之法。因邪虽由表及里，因未至阳明燥实内结，所以禁用下法。

原文172

太阳少阳合病，自下利者，与黄芩汤。若呕者，黄芩加半夏生姜汤主之。

黄芩汤方

黄芩三两　芍药二两　甘草二两，炙　大枣十二枚，擘

上四味，以水一斗，煮取三升，去滓，温服一升，日再夜一服。

黄芩加半夏生姜汤方

黄芩三两　芍药二两　甘草二两，炙　大枣十二枚，擘　半夏半升，洗　生姜一两半［一方三两］，切

上六味，以水一斗，煮取三升，去滓，温服一升，日再夜一服。

释义

太少合病下利或呕的证治。

太阳与少阳合病，即太阳与少阳的病证同时俱见。少阳火郁不伸，邪热

内迫，下趋大肠，故“自下利”。仲景以“自下利”作为本条的主证，对表证略而不提，说明病证偏重里。下利因少阳之热移行胃肠所致，病证当见大便不爽、腹痛下重、肛门灼热以及有红白黏秽等，具有少阳疏泄不利、气机不畅等热性下利的特点。治以黄芩汤清热止利。

黄芩汤用黄芩之苦寒，清泄肝胆邪热，燥湿止利；芍药酸寒，养阴补血，制肝胆横逆之气，缓急止痛。两药相合，为治热利之主药。甘草、大枣益气滋液，而顾护正气。

若少阳邪热逆于胃，胃气上逆而呕，于黄芩汤方中加半夏、生姜和胃降逆止呕。

原文173

伤寒，胸中有热，胃中有邪气，腹中痛，欲呕吐者，黄连汤主之。

黄连汤方

黄连三两　甘草三两，炙　干姜三两　桂枝三两，去皮　人参二两　半夏半升，洗　大枣十二枚，擘

上七味，以水一斗，煮取六升，去滓，温服，昼三夜二。[疑非仲景方。]

释义

上热下寒，腹痛欲呕吐的证治。

素体胸腹寒热失调者，阳气不宣，若感受外邪，易引而为病。“伤寒”是感受外邪之意。“胸中有热”，即胸中有邪热，可见心烦、懊侬、口苦等。“胃中有邪气”，是指病邪阻滞于胃肠。腹中有寒，气机凝滞，不通则痛，故见腹中痛。“欲呕吐”是邪阻中焦，胃失和降而上逆。上热下寒，阴阳升降失其常度，阳在上不能下交于阴，则下寒者自寒，阴在下不能上交于阳，则上热者自热。治用黄连汤清上温下，交通阴阳。

黄连汤以黄连清在上之热而除烦；用半夏降逆止呕，干姜温中散寒以止痛，配用参、草、枣益胃安中，以复中焦之升降。桂枝既能助干姜温中，又可和解在表之余邪；妙在与黄连配伍，交通心肾阴阳，有助于上热下寒证的解除。

原文174

伤寒，八九日，风湿相搏，身体疼烦，不能自转侧，不呕，不渴，脉浮虚而涩者，桂枝附子汤主之。若其人大便硬［一云：脐下心下硬］，小便自利者，去桂加白术汤主之。

桂枝附子汤方

桂枝四两，去皮　附子三枚，炮，去皮，破八片　生姜三两，切　大枣十二枚，擘　甘草二两，炙

上五味，以水六升，煮取二升，去滓，分温三服。

去桂加白术汤方

附子三枚，炮，去皮，破八片　白术四两　生姜三两，切　甘草二两，炙　大枣十二枚，擘

上五味，以水六升，煮取二升，去滓，分温三服。初一服，其人身如痹，半日许，复服之，三服都尽，其人如冒状，勿怪，此以附子、术并走皮内，逐水气未得除，故使之耳，法当加桂四两，此本一方二法，以大便硬，小便自利，去桂也。以大便不硬，小便不利，当加桂。附子三枚，恐多也，虚弱家及产妇，宜减服之。

释义

风寒湿痹的证治。

伤寒，泛指感受外邪。八九日，言其病程日久。究其原因，是病人卫阳虚，风寒湿三邪杂糅所致。风寒与湿邪相搏，痹着于体表，经络受阻，气血运行不畅，故见身体疼痛以致到了难以转侧的程度。“不呕，不渴”，说明邪未入里。脉浮主邪在表，虚乃卫阳不足，涩因寒湿留滞不解。脉浮而“身体疼烦”，与麻黄汤证类似，应仔细鉴别。本证风、寒、湿三气杂合，痹阻肌表，病人卫阳复虚，邪盛而正衰，故使病证缠绵日久而留恋不愈。此时治法，当以桂枝附子汤温经散寒，祛风除湿。

桂枝附子汤即桂枝汤去芍药加附子。方用桂枝既能疏散风寒邪气，又能温经通阳，附子辛热，善温经扶阳，散寒逐湿，用量较大，可以达到止痛的目的。

“大便硬，小便自利”，是在上述见证基础上的发展变化，同时也说明上述桂枝附子汤证，当见大便溏，小便不利。一般而言，外感风湿者，往往里湿较重。湿邪困脾，若分清泌浊功能失司，可见“大便溏，小便不利”；但若脾输布津液功能障碍，脾不能为胃行其津液，则见“大便硬，小便自利”。

桂枝有通阳化气利水之功，“利小便”可“实大便”，桂枝附子汤适用于“风湿相搏，身体疼烦，不呕，不渴，脉浮虚而涩”而“大便溏，小便不利”者。

而白术为脾家之主药，益气健脾，助运化湿，既能止泻，又可引津液还于胃中，通利大便。并且白术还可协助附子搜逐在表之寒湿。所以风湿相搏，“其人大便硬，小便自利者，去桂加白术汤主之”。

原文175

风湿相搏，骨节疼烦，掣痛不得屈伸，近之则痛剧，汗出，短气，小便不利，恶风不欲去衣，或身微肿者，甘草附子汤主之。

甘草附子汤方

甘草二两，炙　附子二枚，炮，去皮，破八片　白术二两　桂枝四两，去皮

上四味，以水六升，煮取三升，去滓，温服一升，日三服。初服得微汗则解，能食，汗止复烦者，将服五合。恐一升多者，宜服六七合为始。

释义

风湿留于关节的证治。

本条“风湿相搏”而“骨节疼烦、掣痛不得屈伸，近之则痛剧”，与上条相比，病位较深，病情较重。风寒湿邪留注关节、筋脉，气血闭阻，故肢体关节牵引疼痛，难以屈伸。卫阳不固，不胜风袭，所以汗出，恶风不欲去衣。湿阻于里，三焦气化失司，所以在上焦表现为呼吸短气，在下焦表现为小便不利，湿邪溢于肌肤，则身微肿而沉重。治用甘草附子汤温经散寒，祛风除湿，通痹止痛。

原文176

伤寒，脉浮滑，此以表有热，里有寒①，白虎汤主之。

白虎汤方

知母六两　石膏一斤，碎　甘草二两，炙　粳米六合

上四味，以水一斗，煮米熟汤成，去滓，温服一升，日三服。

[臣亿等谨按：前篇云，热结在里，表里俱热者，白虎汤主之。又云，其表不解，不可与白虎汤。此云脉浮滑，表有热，里有寒者，必表里之字差矣。又阳明一证云，脉浮迟，表热里寒，四逆汤主之。又少阴一证云，里寒外热，通脉四逆汤主之，以此表里自差明矣。《千金翼方》云白通汤，非也。]

注释

①里有寒：应是里有热。

释义

痹证由寒化热的证治。

此“伤寒”是广义伤寒，属于“人伤于寒，传而为热”的热病类型。痹证本由风寒湿三气杂至所成，现已转化为表里俱热的证候。表里热盛，鼓动气血外达，故脉显浮滑。痹证由寒化热，局部可见红肿热痛之象，全身尚有发热、汗出、口渴、心烦等里热见证。治用白虎汤清泄表里邪热。

对“表有热，里有寒”一句，宋代林亿在校正时已发现有误，指出“此云脉浮滑，表有热，里有寒者，必表里之字差矣”，并引前篇“表里俱热者，白虎汤主之”为证，意在说明此证当属表里俱热。征之临床，“表有热、里有

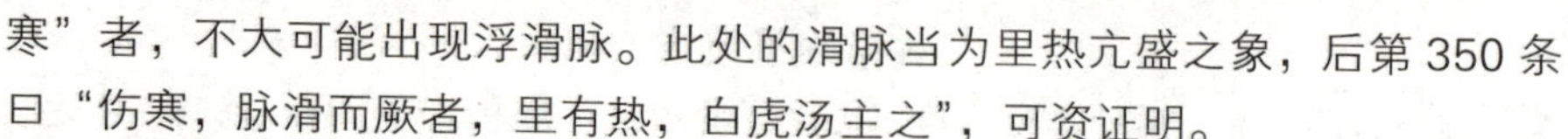
寒”者，不大可能出现浮滑脉。此处的滑脉当为里热亢盛之象，后第 350 条曰“伤寒，脉滑而厥者，里有热，白虎汤主之”，可资证明。

原文177

伤寒，脉结代，心动悸，炙甘草汤主之。

炙甘草汤方

甘草四两，炙　生姜三两，切　人参二两　生地黄一斤　桂枝三两，去皮　阿胶二两　麦冬半升，去心　麻仁半斤　大枣三十枚，擘

上九味，以清酒七升、水八升，先煮八味，取三升，去滓，内胶烊消尽，温服一升，日三服。[一名复脉汤。]

释义

心气血不足复感外邪的证治。

结脉与代脉都是歇止脉，同主心脏气血不足。气血虚衰，运行无力、脉搏不能续行。两者不同处，结脉的成因除气血不足外，还有邪气结滞的一面。若心气血不足，心无所养，则有慌慌然跳动不安之感。病起“伤寒”，而见“脉结代，心动悸”，是因病人禀赋不足，气血阴阳亏虚，易受外邪侵袭。此等病人，常因感受外邪而诱发宿疾，并非原来健康者感邪后必见脉结代、心动悸。以炙甘草汤滋阴养血，通阳复脉，属于“治病求本”之道。

原文178

脉按之来缓，时一止复来者，名曰结。又脉来动而中止，更来小数，中有还者，反动，名曰结，阴也。脉来动而中止，不能自还，因而复动者，名曰代，阴也。得此脉者，必难治。

释义

结代脉的脉象及预后。

结代脉属于间歇脉，以脉有歇止为主要特点。间歇脉有 3 种，即促、结、代。数而中止者为促脉。结脉与代脉则属于缓而中止的一类，但二者又有区别。脉搏跳动迟缓，时有歇止，歇止后又能很快递补者，是为结脉。因歇止之后的脉搏与下次搏动间隔较小，表现为“更来小数”。由于是“更来小数”，在至数上已将停歇的脉搏补上，即“中有还者反动”。《濒湖脉学》认为“结脉缓而时一止，独阴偏盛欲亡阳”，揭示结脉常有阳气虚衰，阴寒偏盛，气血凝滞，属于阴脉、阴证，故曰“阴也”。若脉搏有比较规律的歇止，歇止之后不能即刻递补，即“不能自还”，要减少一次或几次后才能重新搏动者，是为代脉。结脉与代脉均属于阴脉、阴证，均主正气虚衰，不易恢复正常，故曰“得此脉者，必难治”。

第3章 辨阳明病脉证并治

阳明包括手阳明、足阳明二经与胃、大肠二腑。足阳明胃腑，与脾同居中州，以膜相连，且经脉相互络属，故相为表里。胃与脾同居中州，胃主受纳，腐熟水谷，喜润恶燥，以降为顺；脾主运化，喜燥恶湿，以升为健。脾胃相关，阴阳相调，燥湿相济，升降相因，共同完成水谷的受纳、腐熟，以及营养物质的吸收、转输功能，即所谓“脾胃者，仓廪之官，五味出焉”。故脾胃为水谷之海，而为后天之本，气血化生之源。

手阳明大肠腑与手太阴肺，有经脉相互络属，故相为表里。《素问·灵兰秘典论》曰：“大肠者，传导之官，变化出焉。”六腑之气以通为用，以降为顺，实而不能满，饮食入胃，则胃实而肠虚，食物下传于肠，则肠实而胃虚，虚实交替，腑气得以通顺，肠胃中糟粕方能及时排出体外而不滞留。

阳明病的成因主要有三：一是病邪因素，感受温热之邪，或风寒之邪化热化燥，以致胃肠干燥而成；二是体质因素，平素津液不足，胃肠偏热，加之夹有宿食，而形成肠腑燥实证；三是治疗因素，发汗、催吐、利小便太过，耗伤津液，或发汗不彻，邪不外解，均可诱发阳明病。太阳病失治或误治，伤津耗液，以致胃中干燥而转属阳明者，称为“太阳阳明”者即是；少阳病误用发汗、利小便，伤津化燥而成阳明病者，称为“少阳阳明”者即是；由于素体阳盛，或有宿食，或为燥热所感，病证直从阳明化燥而成阳明病，称为“正阳阳明”。

原著精读

原文179

问曰：病有太阳阳明，有正阳阳明，有少阳阳明，何谓也？答曰：太阳阳明者，脾约[①]是也；正阳阳明者，胃家实[②]是也；少阳阳明者，发汗、利小便已，胃和燥烦实，大便难是也。

注释

①脾约：因胃热肠燥，津液受伤，脾的输布功能受到胃热的制约，导致肠中干燥、大便秘结的病证。

②胃家实：胃与肠中有燥热等实邪。《伤寒论》中“胃家”包括了胃和大肠两方面。

释义

阳明病的成因与来路。

阳明病以燥热实为特征，其成因有多种。本条主要是从三阳病的发生规律及其相互传变而论，提出3种成因：①太阳阳明是指阳明病由太阳转属而来。太阳主表，表病误治失治，病邪入里化热，导致胃热肠燥，损伤津液，约束脾土的转输功能，形成大便秘结的阳明腑实病证。此类病人，多因素有胃热肠燥，外邪易于化热化燥而入里，脾阴被燥热约束，不能为胃行其津液，形成腑实便秘，故又称本证为“脾约”。“脾约”为阳明病的证候之一，后边的第247条有专门讨论。②正阳阳明是由阳明本身病变为主所形成的胃家实证，其形成有两种可能。其一，如成无己所说：“邪自阳明经传入府者，谓之正阳阳明”；其二，为宿食化热成燥，由燥成实。总之，凡是未经太阳或少阳的传经过程而形成的阳明病，均为正阳阳明。然而，“未经太阳或少阳的传经过程”并不排除外邪直犯阳明，因胃阳亢盛之人，易感燥热之邪，与积滞相搏，阻滞肠道，而成燥热里实、腑气不通之候，即“胃家实”是也。“胃家实”与提纲同义，故可与提纲互参。因燥热发自阳明者，更具有明显的阳明病特征，故与提纲并论，互相发明，而非提纲之外另有“胃家实”也。③少阳阳明是由半表半里热证进一步发展，转化为阳明里热实证。少阳主相火，治宜和解清热，如误用发汗、利小便等法，重伤津液，则火热易于化燥，归并阳明。胃肠受燥热搏击，必不能传化，壅而成实，大便不通，即“胃中燥烦实，大便难”是也。“大便难”为阳明病的主要症状之一，可与“胃家实”对勘。

原文180

阳明之为病，胃家实是也。

释义

阳明病提纲。

胃家，包括足阳明胃和手阳明大肠。《灵枢·本输》曰：“大肠、小肠，皆属于胃。”盖胃腑下连小肠、大肠，俱为传化之腑，更实更虚，生理功能彼此密切配合，故在功能上大肠小肠亦皆属于胃。实，为邪气实，《素问·通评虚实论》曰“邪气盛则实”，但此处也寓有正邪抗争有力之意。盖阳明主燥，邪入阳明，多从燥化。燥化则邪热炽盛，津液受伤。其为病有二：一是燥热亢极，充斥全身内外，症见大热、大渴、大汗、脉洪大等，此时胃肠虽无积滞，但邪热炽盛。《素问·热论》描述阳明病为“身热，目疼而鼻干，不得卧也”；二是燥热之邪与胃肠宿滞相搏，结为燥屎，以致肠道不通，见腹满硬痛、不大便，甚或谵语、潮热等，形成腑实热结。以上阳明燥热之邪充斥，以及肠道燥结不通，皆为邪气实，故阳明病以“胃家实”为提纲。

原文181

问曰：何缘得阳明病？答曰：太阳病，若发汗，若下，若利小便，此亡津液，胃中干燥，因转属阳明；不更衣[①]，内实[②]，大便难者，此名阳明也。

注释

①不更衣：不大便。更衣，即换衣服。古人上厕所后有更换衣服的习惯，所以“更衣”是大便的雅称。

②内实：指肠道有燥屎结滞不下。

释义

太阳病误治伤津而转属阳明病。

阳明病的成因不一，前面已有说明。本条进一步讨论太阳病转属阳明的过程及其机制。

太阳病若汗不得法，或错误地用了泻下与利小便的方法治疗，不仅其病不解，反而伤亡了津液。阳明主燥，喜润而恶燥。胃为水谷之海，亡津液者，首先伤亡肠胃的津液，以致肠胃干燥，大便不下，而转属为阳明病。转，是指病证中太阳向阳明的转变；属，是指病变已归属于阳明，意味着阳明腑实已成，燥屎结于肠胃，腑气不通，所以“不更衣”。因古人上厕所有更衣的习惯，故“不更衣”即不大便的雅称。“不更衣”“大便难”是言证候，“内实”是对病变实质的概括。

太阳病发汗，原属正治之法，为什么会转属阳明呢？因为发汗总以遍身微似有汗者为佳，而实际使用过程中却常有太过与不及。若发汗不当，则祛邪之法反成引邪入里之弊。汗出津伤，更兼邪气入里，则易于化燥而转属阳明。或应汗反下，更易引邪入里，促使病邪化热化燥。或利小便而损伤津液，也促使病邪化燥化热而入里。燥热与糟粕相搏，致腑气结塞不通，而为阳明病。是误治虽有不同，而病情转归则一。

原文182

问曰：阳明病，外证[①]云何？答曰：身热，汗自出，不恶寒，反恶热也。

注释

①外证：表现在外的证候。包括病人表现出的症状及体征。

释义

阳明病外证。

外证与表证含义不同，表证是对邪在肌表的所见脉证的概括，具体指太阳病，而外证则是里证表现于外的证候。里热外达，外证必见身热。阳明病的汗出虽有一定的散热作用，但其热并不因汗出而退，这又与太阳表证之热随汗解不同。“不恶寒，反恶热”是阳明病与太阳病以及少阳病的鉴别要点。病在太阳，发热与恶风寒同时并见；邪在少阳，正邪交争于半表半里，故寒热往来；而阳明则由于热结于里，里热外达，表里俱热，故不恶寒、反恶热，此乃阳明确实不移之候。盖不恶寒，则表证已罢，悉入阳明，并与三阴无关。

或谓三阴病证有时也可发热，然而三阴证之发热者，不外以下几种情形：其一，三阴证兼表，有发热恶寒之可能，然必与阴寒证并见；其二，少阴、厥阴热证，以邪从热化，故有发热，然必与该经证候齐发；其三，少阴、厥阴之阳气未复，于厥利脉微诸证中，见发热，四肢转温等，是病情向愈之佳兆；其四，阴盛格阳，或阴盛阳脱证，以其残阳外扰，而有假热外见。这些发热，与阳明燥热有性质上的不同，是不可同日而语的，必须予以严格鉴别，切勿混淆。

阳明燥热反映于外的证候，表现多端，何以确定以上诸证为外证？如上所述，此证足以独立于其余五经之外，并完全具备阳明特征，为外邪深入阳明化热化燥之标志。换言之，凡具此证者，皆可称为阳明病。

原文183

问曰：病有得之一日，不发热而恶寒者，何也？答曰：虽得之一日，恶寒将自罢，即自汗出而恶热也。

释义

阳明病初起恶寒。

据上条所述，阳明病外证本应见身热、汗自出、不恶寒、反恶热。而今“病有得之一日”，即阳明病初起，却见不发热而恶寒。这说明疾病的变化是复杂的，其临床表现既有普遍规律，也有特殊性。

“病有得之一日”是病程尚短，为阳明初感外邪之时。唯其初感，病证尚在演变过程之中，故有不典型证候，即不发热而恶寒。从形象而言，此时虽有轻微恶寒，但常兼舌红、烦躁之象，故不同于太阳病之啬啬恶寒，亦非三阴病之形寒怕冷。从过程而言，阳明病初起恶寒，一般为时短暂，往往不经治疗，迅速自行消失。从病机而论，病入阳明无非燥热。既属燥热，何以恶寒？盖外邪初入阳明，气机闭遏，未得伸展，故有短暂的轻微恶寒现象。阳明燥化较为迅速，故已入之邪旋即化燥；未入之邪可继续深入，无须多时，则阳明燥热明显，其本象发露于外，则恶寒自行解除，即自汗出而恶热也。

原文184

问曰：恶寒何故自罢？答曰：阳明居中，主土[①]也，万物所归，无所复传，始虽恶寒，二日自止，此为阳明病也。

注释

①主土：根据五行学说，土是五行之一，土的方位在中央，脾胃同属于土，所以有阳明居中主土的说法。由于脏腑生理功能及病理机制不同，所以又有脾属己土（阴）、胃属戊土（阳）的区别。

释义

阳明病恶寒自罢的机制。

本文接上条论述阳明病恶寒自罢的机制。恶寒为什么会自行解除，张仲景以五行学说解释了病变机制。胃家之实，别无去路。以此说明有形之邪在胃腑凝结的时间较长，有六七日、八九日，甚至直到津液亏耗、正气受伤、生命垂危之时，其主要矛盾仍为阳明胃腑之燥热实证。

正因为阳明病初得病时，阳郁不伸，故可见短暂的轻微恶寒，待里热外发，则恶寒自止而转见汗出恶热之证。这种“始虽恶寒，二日自止”的证情，正反映了阳明病的特点，据此即可确立诊断，故曰“此为阳明病也”。

原文185

本太阳，初得病时，发其汗，汗先出不彻[①]，因转属阳明也。伤寒，发热，无汗，呕不能食，而反汗出濈濈然[②]者，是转属阳明也。

注释

①不彻：不透彻。

②汗出濈濈然：汗出连绵不断。濈（jí），流水貌。

释义

太阳病汗出不彻及伤寒邪热亢盛均可转属阳明。

本条可分两部分来读。第一部分说明当太阳病初起之时，汗而发之，本为正治之法，然而汗出不透彻，病邪入里化热，归于阳明，故曰“因转属阳明”。何谓汗出不彻？如汗出过少，或为时过短，或乍出乍收，或微汗而未至遍身漐漐等皆属之。如此既不能达到腠理宣畅，正气鼓邪外出，邪去人安之目的。病邪稽留，随胃气偏盛，而转入阳明。第二部分说明太阳伤寒发热无汗，按治法亦可汗而发之。所谓体若燔炭，汗出而散。而原文未及发汗与否，是病转阳明，未经误治可知。大凡病邪传变，在阳旺者，多入三阳之腑；阴盛者，多入三阴之脏。今阳旺而入阳明之腑，何以明之？盖初病即呕不能食，则胃阳偏旺，气逆而不受纳之机，已隐伏其中。本来无汗，而至反汗出濈濈然，是必太阳之恶寒已罢，而见发热汗出、不恶寒、反恶热等，则病证悉入阳明无疑。

原文186

伤寒三日，阳明脉大。

释义

阳明病主脉。

“伤寒”应理解为广义伤寒。三日亦约略之数，言其经过一段时间，不可依日程而计传变之期，是否传至阳明，要以脉证为据。“脉大”，是言脉形宽阔洪大，其势如波涛汹涌。阳明为水谷之海，多气多血，阳气最盛，病入阳明，正邪斗争有力，正盛邪实，阳热亢盛，气血鼓动于外，故脉应之而大。“大”为阳明主脉，故诊得脉大，而知燥热之盛于中也。

原文187

伤寒，脉浮而缓，手足自温者，是为系在太阴。太阴者，身当发黄，若小便自利者，不能发黄。至七八日，大便硬者，为阳明病也。

释义

太阴病转属阳明的临床特征。

本条论述太阳与太阴、太阳与阳明的脉证鉴别，说明阴阳病症有出入转化之机，并重点讨论太阴病转属阳明的临床特征。

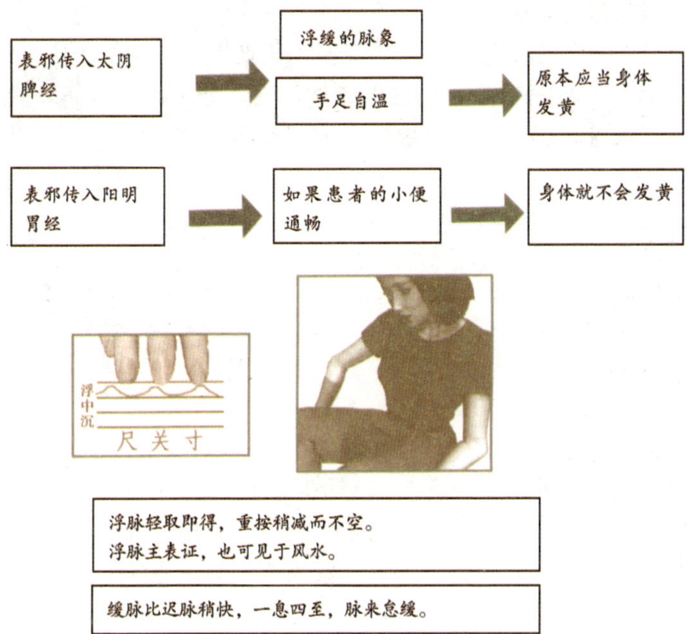

太阳表实证之伤寒，当见脉浮而紧。若见“脉浮而缓”，即脉由紧变缓，说明太阳之寒邪已经化热。表邪化热则脉变缓而有入里之机，入里又有阴阳之别，入阳明少阳者为阳也，入少阴太阴者为阴也。入何经都有其特殊的证候表现，是为辨证之根据。如果见有口苦、咽干、目眩、心烦喜呕、嘿嘿不欲饮食为传于少阳；如见有一身手足尽热、烦躁、汗出而渴的为转入阳明；如见有脉微细、但欲寐则为传于少阴。今见手足自温而身不发热，又手足不厥冷的，则知是脾经有热的表现，故曰“系在太阴”。

太阴为阴土主湿。若脾经热邪影响运化水湿的功能，则热与湿合，湿热蕴郁熏蒸，“身当发黄”。言外之意，必见无汗、小便不利等证。如果小便自利，说明湿有出路，故“不能发黄”。若湿去热留，至七八日，太阴之热不解，外出阳明，从燥化而见大便硬者，则是太阴转出阳明，形成了胃家实证，故“为阳明病也”。

原文188

伤寒转系阳明[①]者，其人濈然微汗出也。

注释

①转系阳明：转入阳明。

释义

伤寒转系阳明的症状。

本条以“伤寒”二字冠首，未必专指太阳伤寒，应理解为广义伤寒，即外感热病的总称。凡病转阳明，皆得濈然汗出，非独太阳。伤寒转系阳明，必然燥热蒸迫津液，出于肌腠，故汗出为阳明病的特征之一。濈然汗出，是形容持续微汗貌。

原文189

阳明中风，口苦，咽干，腹满，微喘，发热，恶寒，脉浮而紧，若下之，则腹满小便难也。

释义

阳明病忌下之太早。

阳明中风乃为阳邪所伤，而与伤寒不同。阳邪伤人，易于化热。阳明在外之邪不解，故见发热恶寒、脉浮而紧。这里需要指出的是，阳明之脉浮紧与太阳之脉浮紧不同。太阳脉浮主表、紧为寒，即风寒伤于体表的脉象。而阳明脉浮表示在外之邪不解，紧主里实，故其人必大便秘结。治应先解其表，后攻其里，或者表里两解。倘若以其有腹满微喘、大便秘结之里证，而忽视寒热脉浮之表证，急用泻下之法，则为下之太早。下之太早，则使在外之邪乘机内陷，聚集于里，而使病情加重。热更盛，里益实，故腹满不解；热盛津伤，则小便难。

原文190

阳明病，若能食，名中风；不能食，名中寒。

释义

辨别阳明中风与中寒。

胃主受纳与腐熟水谷。因此，胃有寒热则必然反映到饮食方面来。阳明中风，风为阳热之邪，热则消谷，故“能食”；若中寒，寒为阴邪，易伤胃中阳气，胃阳受伤则不能腐热水谷，故“不能食”。

胃为水谷之海，以其阳气充足而能纳食、腐熟。病入阳明，损伤胃气，影响纳谷，故可从能食、不能食来探测胃阳之盛衰、胃腑之冷暖、胃气之强弱，此法既朴素又灵验。在阳明中风者，风为阳邪，主乎动，胃阳为之鼓动，故能进食。然毕竟由阳邪所致，故能食者，并非平人能食，就临床表现而言，约有数端：其一，病邪不重者，饮食大致如常；其二，病重者，纳食虽不能与平人相比，但较诸寒证，则尚能进食而已；其三，胃中邪火亢盛，鼓舞胃肠，故善饥，此为消渴，属杂病范畴，非外感所致。总之，风热之邪侵犯胃腑，饮食情况大抵如此，概以能食名之。在阳明中寒者，寒为阴邪，主乎静，又因寒踞胃腑，其阳必衰，阳衰不能消谷，故不能食者，名中寒。

原文191

阳明病，若中寒者，不能食，小便不利，手足濈然汗出，此欲作固瘕[①]，必大便初硬后溏。所以然者，以胃中冷[②]，水谷不别[③]故也。

注释

①欲作固瘕：即将作固瘕而未成，是因胃中虚冷、水谷不消化而结积所形成的一种疾病，其特征为大便初硬后溏。

②胃中冷：胃中虚寒。

③水谷不别：大便中有不消化的食物与水液杂下，因水湿不能从小便而去，导致与不消化谷物相混。

释义

辨阳明中寒欲作固瘕及其发生机制。

阳明中寒，胃中必冷，腐熟无权，故不能食。然阳明胃与太阴脾以膜相连，同居于中焦，病变常相互影响。胃寒及脾，脾运失职，水谷不别，清浊不分，则见小便不利，大便溏泄而水谷夹杂。由于胃中冷，寒气凝结，则又可见大便初硬后溏而“欲作固瘕”。“固瘕”为证候名，固则定而不移，瘕寓假象，时聚时散。此乃欲作而未作之证。欲作者，言其脾胃有寒，谷食不化，寒主凝敛，有将作之势也。未作者，终因水谷混杂，清浊不分，大便初硬后溏，尚可排出故也。反映其阳虚不能化的特点，与阳明的燥热实证有本质区别。阳明主四肢，四肢为诸阳之本，胃阳虚不能敛摄津液，故手足渗出冷汗而濈濈然。“以胃中冷，水谷不别故也”，是对小便不利、大便初硬后溏等证的病机概括，指出以上诸证，皆因胃脾虚寒、腐熟运化无权所致。

原文192

阳明病，初欲食，小便反不利，大便自调，其人骨节疼，翕翕如有热状，奄然[①]发狂，濈然汗出而解者，此水不胜谷气[②]，与汗共并，脉紧则愈。

注释

①奄然：即突然。

②谷气：一般指水谷之精气，此处指人体之正气。

释义

辨阳明病水湿郁表。

阳明病中寒，本不能食。今欲食者，说明寒去而胃阳得复。若阳复太过而从燥化，则小便数多而大便当硬，今小便反不利而大便自调，说明湿热内蕴而未成燥实。湿留关节，筋脉不利，故骨节疼痛；湿热郁蒸，则“翕翕如有热状”。由于胃阳得复，正气充盛，能以驱邪外出，湿热邪气得以外越，其人则可突然狂躁、濈然汗出而愈。“此水不胜谷气”，是作者对本病自愈机制的概括说明。阴不胜阳，有胃气为盾，故其病向愈。

初欲食：
刚开始时会想要吃东西，表示胃腑中的实邪尚未形成。

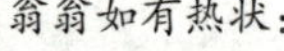

翕翕如有热状：
湿热蒸蕴于里不能完全透达于肌表。

其人骨节疼：
由于水湿流于关节，因此出现筋脉不利，故骨节疼痛。

奄然发狂：
由于正邪争斗严重，欲解而未解，因此会出现忽然发狂的症状。

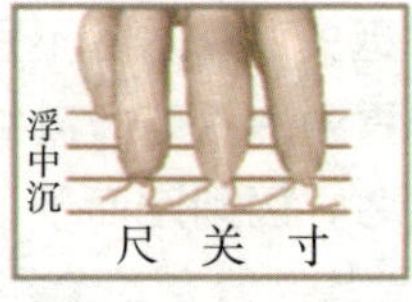

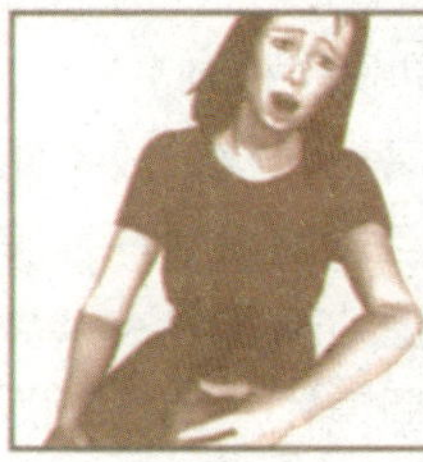

紧脉脉来绷急，状如牵绳转索。
紧脉主寒、主痛、主宿食。

关于“脉紧则愈”，历代医家认识不同，有的认为，紧言脉象有力，是邪去正复的标志，故脉紧则愈；也有的认为，寒邪为病，多见紧脉，今胃阳来复，阳能胜阴，故当为“脉紧去则愈”；还有的认为，脉者，血脉也，因阳气得复，血脉紧因而外邪不入，故病愈等。

原文193

阳明病，欲解时，从申[①]至戌[②]上。

注释

①申：15～17 时。

②戌：19～21 时。

释义

阳明病欲解时。

申至戌是指申、酉、戌 3 个时辰，即现在的 15～21 时。这段时间，正是太阳落山前后的 6 个小时。自然界的阳气由午后的隆盛状态，逐渐衰减下来。阳明病本属阳热过亢之实证热证，此时在里之邪热也顺应自然界阳气之衰减而下挫，有利于泄热于外，故为阳明病欲解时。

古人常从“天人相应”的角度认识人体的生理功能和病理变化，但论述得比较抽象。

原文194

阳明病，不能食，攻其热必哕[①]。所以然者，胃中虚冷故也。以其人本虚，攻其热必哕。

注释

①哕：呃逆呕吐。

释义

胃中虚冷及误下后的不良后果。

阳明病不能食，本为胃中有寒所致。若误认为是胃家实热，用苦寒药攻之，则必使中气更虚，胃寒益甚。胃寒气逆则发生呃逆呕吐之变，即所谓“攻其热必哕”。“所以然者，胃中虚冷故也。以其人本虚，故攻其热必哕”为自注句，说明产生哕证的原因。这里有两方面的因素：一是胃中虚冷，属于内因；二是外受寒邪或治以寒凉药物，内外合邪，使寒者更寒，胃气上逆，则成哕逆。

本条之“不能食”，属于胃中虚冷，从“攻其热必哕”可知。如果不能食因于燥热结实，攻其热必胃气因和而纳食。今攻其热反发哕逆，知胃气本为虚冷，攻之更伤其气，故“不能食”而“哕”。

原文195

阳明病，脉迟[①]，食难用饱，饱则微烦，头眩[②]，必小便难，此欲作谷瘅[③]。虽下之，腹满如故，所以然者，脉迟故也。

注释

①脉迟：脉搏跳动缓慢。

②头眩：头昏眼花。

③谷瘅：因水谷湿邪郁滞而导致的黄疸。谷瘅根据其性质有湿热与寒湿的区分，此处指后者而言，即寒湿黄疸。“瘅”通“疸”。

释义

寒湿郁滞欲作谷疸。

阳明病脉迟，迟主寒，为阳明中寒之象。本证脉迟腹满，系中阳不足，寒湿内阻所致。如因腹满而误下，则中焦更受损伤，而腹满如故。由是言之，寒湿之脉迟，必迟而无力。一般来讲，阳明中寒本不能食，此虽能食，但不能饱食，即所谓“食难用饱”，说明胃气虚寒，腐熟无权。若强求饱食，则虚弱的胃气就会被谷气所抑制，胃气郁遏，水谷不能化生精微物质，而反变生湿邪。寒湿凝滞，影响气机升降，胃气壅遏，则发微烦；清阳不能上荣头目，则头眩；下焦之气不行，水道不通，则小便难。寒湿郁滞不化，久之则有可能发生黄疸，故曰“此欲作谷疸”。欲作，是将作而未作之意。此之谷疸当属阴黄。寒湿发黄，应治温中化湿，兼以渗利。若因其微烦、腹满等而误认为是阳黄，妄用苦寒泻下，则不仅不能祛除寒湿病邪，反而还会更伤脾胃阳气，使寒湿郁滞更甚，故曰“虽下之，腹满如故”。从“腹满如故”可知，前证中有腹满，下后腹满不仅不减，反而更加严重。为什么欲作谷疸的腹满不能用泻下？其原因就在于本证属于脾胃阳虚而兼有寒湿凝郁。“所以然者，脉迟故也”，是通过脉象探测病机，借以申明寒湿发黄不可下的道理。

原文196

阳明病，法多汗，反无汗，其身如虫行皮中状者，此以久虚故也。

释义

以有汗与无汗辨阳明病之虚实。

阳明病，一般是指胃肠燥热实证。胃为水谷之海，是津液化生之源。阳明热盛，蒸腾津液外越，必见濈濈然汗出，或大汗出，故汗出被列为阳明病的重要外证之一。阳明病无汗，常见于以下两种情况：一是湿热蕴郁，不能泄越，而致发黄，可见无汗或仅头汗出而身无汗；二是本条所述，因阳明气虚，水谷无以化生津液，则无以作汗。因虚不仅无汗，同时还有“身如虫行皮中状”之感。“皮中”即皮肉之间。阳明之气主肌肉，阳明气虚，津液不足，无以作汗，热邪不能透发外出，壅遏于肌表，故身痒“如虫行皮中状”。因为中虚并非短期形成，故曰“此以久虚故也”。

原文197

阳明病，反无汗，而小便利，二三日呕而咳，手足厥者，必苦头痛；若不咳，不呕，手足不厥者，头不痛。

释义

阳明虚寒夹寒饮上犯。

阳明病法多汗，本于燥热。而反无汗者，则非虚即湿。今小便利，说明三焦水道通利，可知本证非湿郁之患，而属阳明虚寒。阳明虚寒，腐熟无权，则易生水饮。寒饮上犯，使胃气上逆则作呕；使肺气不降则作咳；上蒙清阳则头痛；胃气虚寒，不能充养四末则手足厥冷。然而阳明胃气，毕竟还没有一蹶不振，若阳明气虚不甚，内无寒饮，则不呕、不咳、手足不厥、头也不痛。

原文198

阳明病，但头眩，不恶寒，故能食而咳，其人咽必痛。若不咳者，咽不痛。

释义

阳明热邪上扰。

足阳明胃脉之支，从大迎前下人迎，循喉咙。手太阴肺经起于中焦，下络大肠，还循胃口，上隔属肺至喉部。可见肺与胃以经脉相连，关系非常密切。若阳明内有邪热，热邪上迫于肺，肺失清肃则咳，热邪循经上咽喉，则咽喉作痛。上条阳明有寒，则寒饮上犯清阳而苦头痛；本条阳明有热，易动风阳，上扰清空，故头目眩晕。阳明热盛于内而蒸腾于外，故不恶寒。阳明热盛，能消磨水谷，故能食。

原文199

阳明病，无汗，小便不利，心中懊憹者，身必发黄。

释义

湿热发黄的成因及先期症状。

阳明病无汗，或因于虚寒，或因于湿郁。本条所论乃阳明之热被湿邪所郁遏，湿热纠缠，难解难分，热不得越，湿不得泄，故身无汗。即使是有汗，也只是头汗出，剂颈而还，余处无汗。湿热蕴郁于里，三焦水道不通，故小便不利。湿热蕴郁内扰，故心中懊憹而烦郁特甚，若湿热不解，蕴郁熏蒸，影响胆液的正常排泄，则身必发黄。湿热发黄之因，在于湿热交阻而不能泄越，故这里的“无汗，小便不利”既是证候，又足以说明病因病机。心中懊憹是湿热蕴郁不能泄越的必见证，故亦常是湿热发黄的前驱证候。

阳明主燥化，燥热亢盛，逼迫津液外出，则多汗。汗多而小便利，其病多易燥化，而不发黄。然其病并非全从燥化，若阳明湿盛，则脾失转输之职，以致小便不利，湿邪内停，湿热相合，胶结不解，气机阻滞，其身无汗。小便不利，则湿热无下行之路；无汗则湿热亦无外泄之机。因而湿热愈重，熏蒸肝胆，以致胆汁外溢，而为身黄、目黄、尿黄之证，即黄疸。此类发黄属于阳黄，常伴有胸脘痞闷、恶心呕吐、发热、无汗或头汗出、腹满便秘、溲赤而短少、舌红、苔黄腻、脉濡数等。

心中懊憹是发黄的主证之一，但此症还可见于虚烦、结胸、阳明病等，总由热郁所致。本证应与栀子豉汤证鉴别。彼证为无形邪热上扰所致，虽心烦懊憹，却不发黄，亦无湿郁之征象。

原文200

阳明病，被火，额上微汗出，而小便不利者，必发黄。

释义

阳明病误火导致发黄。

阳明病发热常为蒸蒸而热，或伴有濈然汗出。但也有发热而不汗出者，此即湿热蕴结之证。若不明此理，而将阳明湿热认作表热，或以火劫发汗，则误之甚也。《伤寒论》中曾曰：“火气虽微，内攻有力。”因而导致阳明之热更盛。阳明之热的发展有两种机转：一是热从燥化，即热迫津液外泄，汗出津伤，胃中干燥，大便硬结，形成腑实证；二是热与湿合而变为湿热证。今阳明之热虽盛，但被湿邪所郁遏，不能外越而为汗，故周身无汗，仅是额头微汗出，而且小便不利。热不得越，湿不得泄。湿热相蒸，故身必发黄。

原文201

阳明病，脉浮而紧者，必潮热[①]，发作有时；但浮者，必盗汗[②]出。

注释

①潮热：发热定时而作，犹似潮水如期而至。

②盗汗：寐中出汗，犹如盗贼出没于夜间一般。

脉浮而紧：
表示胃肠中燥热已经形成实邪。

潮热：
燥热实邪蒸熏于内。

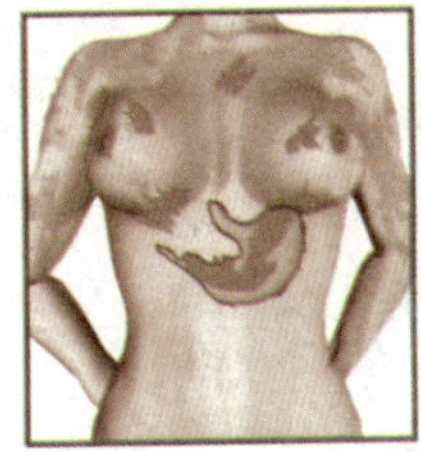

但浮者，必盗汗出：
表示阳明经邪热炽盛，邪热蒸灼津液，阴液不能内守，因此盗汗而出。

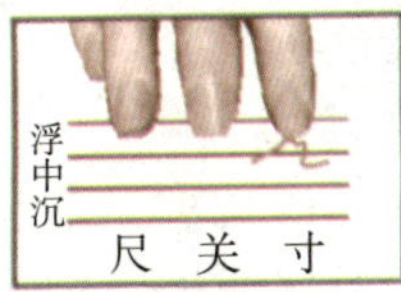

浮脉轻取即得，重按稍减而不空。浮脉主表证，也可见于风水。

紧脉脉来绷急，状如牵绳转索。紧脉主寒、主痛、主宿食。

释义

阳明病浮脉辨证。

浮紧之脉，多见于太阳病伤寒表实证。但阳明病有时亦可出现浮紧之脉，此则非风寒所致，而是里热邪实的征象。阳明热盛，充斥表里内外，其脉应之而浮。紧脉主邪气实。潮热亦为阳明腑实燥结之征，发作有时者，谓发热盛于申酉之时，仍是对潮热的具体描述。若其脉不紧，但浮，是阳明之热虽盛，而腑未结实。不见潮热，亦是热而未实之象。脉浮主表是言其常，主里热则是言其变。盗汗也是热盛于里而逼迫津液外泄使然。寐则阳入于阴，卫表不固，邪热逼迫津液外泄，故睡中汗出。就病机而论，盗汗可分属多种，并非阴虚所独见，临床必须参合全部脉证判断。如属于阴虚盗汗，必有阴伤之象；如属于阳明盗汗，必有燥热之征。

原文202

阳明病，口燥，但欲漱水，不欲咽者，此必衄。

释义

热入血分致衄。

阳明病因燥热亢盛，消耗津液，故口渴常为主证之一，尤以白虎汤证为甚，所云“大烦渴不解”“渴欲饮水数升者”是也。此为热在气分，以气分燥热，汗出又多，则津液耗伤严重，故饮水自救。热入血分，阴液未有不伤者，但因血属阴类，血热蒸腾，营阴尚能敷布，故渴反不甚，但欲漱水不欲咽。因热入血分，血热妄行，灼伤阳络，故为衄血。

原文203

阳明病，本自汗出，医更重发汗，病已差①，尚微烦不了了者，此必大便硬故也。以亡津液，胃中干燥，故令大便硬。当问其小便日几行，若本小便日三四行，今日再行，故知大便不久出。今为小便数少，以津液当还入胃中，故知不久必大便也。

注释

①差：临床症状基本解除而尚未完全康复。通“瘥”。

释义

根据小便多少以推测大便情况。

阳明病本有发热、汗自出的外证，医者不明清热之旨，反误以发热、汗出为太阳表病，“更重发汗”，损伤津液。发汗后可能暂时汗出减少，发热亦随之减轻，医师以为“病已差”。其实不然，发热、汗出虽有减轻，但因发汗更伤津液，以致胃中干燥，邪热入里，又出现心烦不了了之证。津伤胃燥则大便必硬，“以亡津液，胃中干燥，故令大便硬”是对误治伤津化燥的自注之词。由于二便相关，故此时应当问其小便情况。如果原来小便较多，1 日三四次，而“今日再行”，即减少为每日 2 次，则可断定“大便不久出”。其道理是小便由三四次减为 2 次，说明津液已经还入胃中，而不偏渗于膀胱，则肠胃有津液以濡润，“故知不久必大便也”。对于这种胃燥津伤的大便硬，不宜贸然使用攻下法，可待其津液自复，还入胃肠。津液自和，则大便自下。

原文204

伤寒呕多，虽有阳明证，不可攻之①。

注释

①攻之：此处指泻下。

释义

伤寒呕多禁下。

“伤寒”二字当系广义，若是狭义，则断无攻下之理。外感热病，呕逆的症状明显，是胃气上逆的反映，病变在于上，即使有阳明病的表现，也不宜贸然使用攻下法，因病位偏于上，有上越之机，如过早使用攻下法，则引邪入里，或损伤中阳，故禁用承气汤攻下。正如成无已所说："呕者，热在上焦，未全入府，故不可下”。此外，呕为少阳之主证，若阳明病兼有少阳枢机不利时，亦可见呕多。由于少阳病禁下，故虽有阳明证，亦不可攻。

原文205

阳明病，心下硬满者，不可攻之。攻之，利遂不止者死，利止者愈。

释义

阳明病心下硬满禁下。

阳明病有可攻之证，必硬满在腹，且疼痛拒按，或绕脐痛而硬，是燥热成实，燥屎阻塞肠道，腑气不通之候。今虽为阳明病，但仅见心下硬满。心下者，胃脘也，其位偏高。且未言疼痛拒按，知非有形之邪所结，尚未构成肠腑燥实阻结，而是无形热气壅滞，故不可攻下。若误用攻下，平素禀赋薄弱者，必伤阳败胃，泻利不止，病及少阴，肾关不固，肾气衰败，预后不良，故曰"利遂不止者死"。如果攻下之后，虽有下利，但能自止，表明脾气未败，尚有自复之机，故曰"利止者愈"。

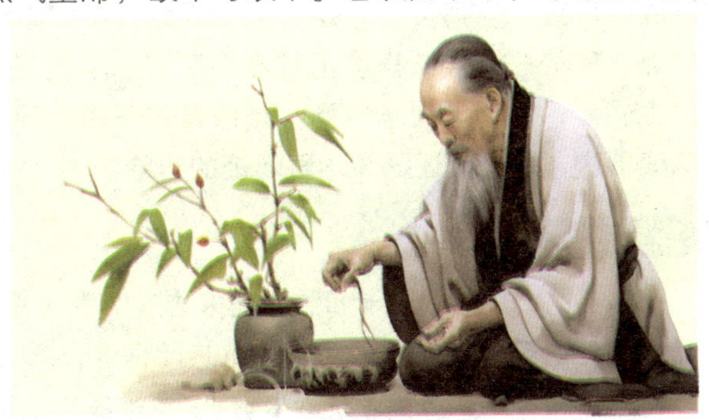

原文206

阳明病，面合色赤[1]，不可攻之，必发热。色黄者，小便不利也。

注释

①面合色赤：满面通红。合：整个、全部。

释义

阳明病面合色赤禁下。

阳明经脉布于颜面。火热之邪，郁于阳明经脉，不得宣泄，而熏蒸于上，则面合色赤。热蒸于上，而肠腑燥结未成，故"不可攻之"。贸然攻下，必虚其脾胃之气，脾虚不运则生湿，而在上在外的火热之邪又易乘虚内陷，入里与湿邪相合，湿热熏蒸，则发热身黄；影响三焦水道之疏通，湿邪不能下泄，则小便不利。

原文207

阳明病，不吐不下，心烦者，可与调胃承气汤。

调胃承气汤方

甘草二两，炙　芒硝半升　大黄四两，清酒洗上三味，切，以水三升，煮二物，至一升，去滓，内芒硝，更上微火一二沸，温顿服之，以调胃气。

释义

阳明内实与热郁心烦的证治。

阳明病，未经吐下，则实热留中，燥结为患，故心烦。胃脉通于心，胃中燥实热邪，循经上扰，则神明不安而心烦。本条是接前阳明病不可下证之后，又论述其司下之证，显示阳明病既有禁下之证，又有当下之证。当下之证意味着阳明燥实已成。但当下之证也要分清病位深浅、病势缓急以及燥结程度的轻重。若病位深，病势急，燥结程度严重者，则可用大承气汤；若病位深，病势缓，燥结程度不甚者，可用小承气汤；若病位浅，病势缓，燥结程度轻者，则用调胃承气汤。张仲景遵循由上到下、由浅入深、由轻到重的病变层次，首先论述调胃承气汤证的辨治。

原文208

阳明病，脉迟，虽汗出，不恶寒者，其身必重，短气，腹满而喘，有潮热者，此外欲解，可攻里也。手足濈然汗出者，此大便已硬也，大承气汤主之。若汗多，微发热，恶寒者，外未解也。[一法与桂枝汤。]其热不潮，未可与承气汤；若腹大满不通者，可与小承气汤微和胃气，勿令至大泄下。

大承气汤方

大黄四两，酒洗　厚朴半斤，炙，去皮　枳实五枚，炙　芒硝三合

上四味，以水一斗，先煮二物，取五升，去滓，内大黄，更煮，取二升，去滓，内芒硝，更上微火一两沸，分温再服。得下，余勿服。

小承气汤方

大黄四两　厚朴二两，炙，去皮　枳实三枚，大者，炙

上三味，以水四升，煮取一升二合，去滓，分温二服。初服汤，当更衣，不尔者，尽饮之。若更衣者，勿服之。

释义

辨阳明病可否攻下以及大、小承气汤证的区别。

本条可分为3个层次认识：

从“阳明病”至“大承气主之”为第一层次。阳明热证，其脉多为洪大滑数；阳明腑实证，其脉多为沉实有力。今言阳明病脉迟，并非寒盛于中，实为阳明腑实之燥热与糟粕相搏，结为燥屎，阻塞肠道，腑气壅遏不通，气血流行因而受阻，脉道不利，故必迟而有力，为内实之象。其证虽汗出不恶寒，一则知太阳表证已罢，再则热归阳明已经明显。阳明里实热盛，充斥内

外，阳气不得流通，气机为之壅滞，故见身重。肠实胃满，腑气不通，气机不利，邪热上迫，壅塞于肺，故短气腹满而喘。阳明之气，旺于申酉二时，若见有日晡潮热者，说明腑实确已形成，故曰“可攻里也”。在上述证候的基础上，又见手足濈然汗出，则是大便已硬、燥屎内结的象征。因为手足为胃所主，阳明病，实热聚于胃，不能散发于外，势必迫津液旁走四肢，而见手足汗出连绵不断。阳明病见不大便、腹满疼痛、潮热、手足濈然汗出、脉迟有力，说明痞、满、燥、实诸证已经具备，故以大承气场攻下。

虽汗出不恶寒：
说明表邪已经舒解。

其身必重，短气腹满而喘，有潮热：
表邪已经传入于阳明而从热化，邪热蒸灼体内的津液。

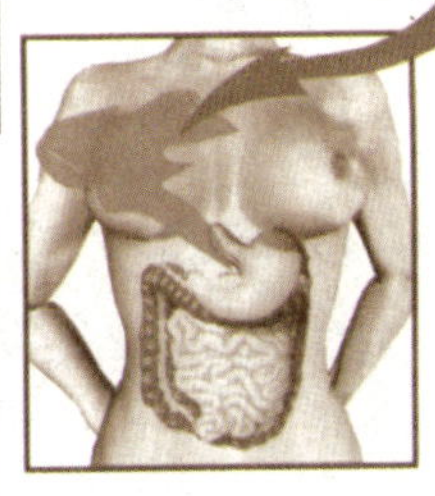

若汗多，微发热恶寒者：
表邪还没有完全传入于阳明，里热仍未炽盛。

腹大满不通：
表示肠胃内的气机壅塞严重，而邪热燥结的情况相对较轻。

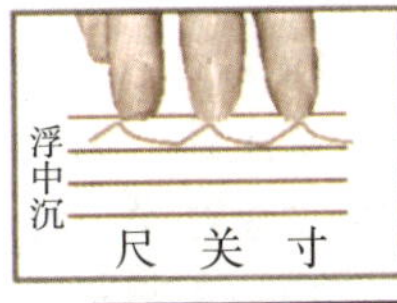

迟脉来去迟慢，一息三至。
迟脉主寒证；迟而有力为寒实证（或为实热证），迟而无力为虚寒证。

从“若汗多”至“未可与承气汤”为第二层次。证候有如上述，但无潮热，而见微发热，知里热未盛。且有恶寒，必是表证未罢。表未罢，不可攻里，故不唯大承气汤当禁用，即凡属下法，亦在禁忌之列。

从“若腹大满不通者”至“勿令至大泄下”为第三层次。是承接第二层次，申言可下之例。如果表证已解，而腹部胀满特甚，大便不通，是阳明腑实，而痞满显著；然无潮热，知内热较轻，燥坚不甚，故舍大承气汤之峻攻，而取小承气汤，微和胃气，勿令至大泄下。

综合上述，本条证候，可攻与否，既辨表证解与未解，又辨腑实成与未成。至如大小承气汤之运用，既辨潮热之有无，复辨燥坚之微甚。证候可以错综复杂，而原则不可更易，临诊之际，须于规矩中求方圆。

大承气汤用厚朴之苦温以行气消满，枳实之苦寒以下气消痞。二药均为气分药，可通达肠胃之气。又用芒硝之咸寒以软坚润燥，大黄之苦寒以泻下热结。硝黄二药在枳实、厚朴的推动下，而有荡涤肠胃、推陈致新的作用。

四药相辅相成，配伍得当，用治阳明腑实证重势急者，效果显著。因本方可泻热破结、化燥软坚、顺理腑气、攻下燥屎、力大而峻，故名“大承气汤”。

原文209

阳明病，潮热，大便微硬者，可与大承气汤；不硬者，不可与之。若不大便六七日，恐有燥屎，欲知之法，少与小承气汤，汤入腹中，转矢气[①]者，此有燥屎也，乃可攻之。若不转矢气者，此但初头硬，后必溏，不可攻之，攻之必胀满不能食也。欲饮水者，与水则哕。其后发热者，必大便复硬而少也，以小承气汤和之。不转矢气者，慎不可攻也。

注释

①转矢气：肠中屎气下趋，俗称放屁。

释义

辨燥屎是否形成以及大、小承气汤的使用。

本条宜按4个层次分析：

从“阳明病”至“不可与之”为第一层次。阳明病发潮热，是腑实燥结已成，必然大便硬结不通，自宜大承气汤攻下。据上条所述，大承气汤证的典型证候是潮热、手足濈然汗出、大便干硬不下、腹满疼痛等。本条未作详述者，当属省文。本条是在“潮热”的基础上，证见“大便微硬”，即腑实已结，燥屎已成，故可用大承气汤治疗。若虽有潮热，但屎不硬，则燥结尚未形成，自然不能使用大承气汤攻下。

从“若不大便”至“乃可攻之”为第二层次。如果病人已有六七日不大便，理应考虑其是否有燥屎阻结，但若病人的腑实燥结症状不突出，其人并未呈现明显潮热、手足濈然汗出、腹满疼痛等大承气汤证的典型证候，则给诊断带来一定困难。当此疑惑之时，如何判断燥屎是否已经形成？张仲景提供了一个巧妙的测验方法：先给予小承气汤少量试服。若用后大便未下而已转矢气（指放屁）的，表明必有燥屎凝结、肠气闭阻，因少量的小承气汤药力薄弱，尚不足以发挥有效的治疗作用来荡涤实热燥结，只能使燥屎略有颤动，而矢气先转动下趋。由此可以推测到燥屎已经形成，可放心地使用大承气汤攻之。

从“若不转矢气者”至“与水则哕”为第三层次。是承接上文，进一步阐述燥屎未成之证，即使服用小承气汤以后，也不转矢气者，是因为肠中无燥屎形成，虽有药力推动，但无屎气下趋。追溯其原因：可能是里热不甚，燥结未成；也可能是大便初硬后溏的“固瘕”证，因其硬者在下阻塞，其后之溏便不得出。此类证候，有的属于热而不实，有的属于燥湿不调，有的属于肠胃虚寒。虽然都有可能持续多日不大便，但却不能轻易使用大承气汤攻下。误攻必损伤脾胃，中阳虚馁，不能腐熟运化水谷，则导致胀满不能食；甚或胃气败坏，而致饮水则哕等变证。

从“其后发热者”至“慎不可攻也”为第四层次。是对前文的补充说明，属于倒装文法。“其后发热者，必大便复硬而少也，以小承气汤和之”，应接于“可与大承气汤”之后，说明一次攻下，燥热尚未尽去，余邪复聚，仍可能再次发热。邪热与糟粕相搏，仍可结为燥屎，故大便复硬而少也。唯其大便硬而少，病情已没有原来那样严重，故无须再用大承气汤峻攻，只宜小承气汤微和胃气即可。至于“不转矢气者，慎不可攻也”一句，应接在“欲饮水者，与水则哕”之后，再次强调试服小承气汤而不转矢气者，是内无里实燥结，非大承气汤适应病证，不可峻攻。“慎”有谆谆告诫之意。

原文210

夫实则谵语[①]，虚则郑声[②]。郑声者，重语也。直视谵语，喘满者死，下利者亦死。

注释

①谵语：语言错乱，语无伦次，声高气粗，多见于热实病症的严重阶段。

②郑声：语言重复，声音低微，多见于虚衰病症的后期阶段。

释义

谵语、郑声以及谵语危候辨证。

在“夫实则谵语，虚则郑声”一句中：“夫”是发语词；“虚”与“实”是对正邪而言，即所谓“邪气盛则实，精气夺则虚”；谵语和郑声都是意识不清状态下的胡言乱语。谵语表现为声高气粗，语无伦次，多见于热实病症的严重阶段，系邪热亢盛、扰于心神所致，其证属实，故曰“实则谵语”。郑声表现为声音低微，语言重复，多见于虚衰病证的后期阶段。“郑”有郑重、严肃、反复叮咛的意思，其特点是语声低微，频繁重复，类似于郑重其事，因其频繁重复，故又谓之“重语”，多由精气亏虚、心神失养所致，故曰“虚则郑声”。谵语、郑声不仅见于外感病，有时亦可见于内伤杂病。外感病见谵语，多属阳明实热，见郑声多为病及少阴。

直视、谵语、喘满都属于危重病症。谵语为热扰心神所致，病情已经危重。更兼阴液消耗过甚，精气不能上注于目，导致眼球不能随意转动，而发生直视。肺与大肠相表里，胃肠燥热上迫于肺，肺气不利，可见喘而胸满。阴液枯竭，阳无所附，正气将脱于上，也可见喘满，呼吸浅表，出多入少。

热势鸱张而阴竭阳脱，故危笃至极，预后不良。若直视、谵语，又复兼下利，则为中气衰败、阴竭阳亡之象，因利更伤阴。一方面燥热亢炎之势不休，另一方面阴液告竭，气脱于下，岂有不危笃之理？预后当属极差。故曰："直视谵语，喘满者死，下利者亦死。"

原文211

发汗多，若重发汗者，亡其阳[①]，谵语，脉短[②]者死，脉自和[③]者不死。

注释

①亡其阳：此处指心阳外亡。

②脉短：指脉形短，是上不至寸，下不至尺，只有关脉应指搏动。

③脉自和：脉象较平和，尚属于正常，此处是与脉短相对而言。

释义

从脉象推断亡阳谵语的预后。

阳明病里热亢盛，本来就出汗较多，如果医师再误用发汗的方法治疗，进一步逼迫津液外泄，汗出过多，不仅亡阴，而且也亡阳，于是心气散乱，神明无主，语言妄乱。阴阳俱伤，邪热又不解，更扰乱心神，加重谵语。

脉短者，为上不及寸，下不及尺，是气血不足，鼓动无力，血脉不能充盈的反映。若阳气亡，阴血虚，津液竭，脉气不能接续，则根本动摇。谵语因于邪热盛极，脉短显示正气衰微。脉证不符，正虚而邪实，正不能胜邪，证候危殆至极，故预后不良，多为死证。若阴血尚能相继，则脉自和。自和者，非脉象调匀和缓有神之谓，而是寸关尺三部尚能应指，以其阴血虚而未竭，尚能维系微阳，相对之下，尚属顺证，虽有神昏谵语，仍可救治，故曰"不死"。

原文212

伤寒，若吐若下后不解，不大便五六日，上至十余日，日晡所[①]发潮热，不恶寒，独语如见鬼状。若剧者，发则不识人，循衣摸床[②]，惕而不安。微喘直视，脉弦者生，涩者死。微者，但发热谵语者，大承气汤主之。若一服利，则止后服。

注释

①日晡所：下午3～5时。日晡，傍晚时分；所，约略。

②循衣摸床：病人神志不清，两手不自觉地反复摸弄衣被，多见于疾病的危重阶段。

释义

阳明腑实重证的辨治与预后。

伤寒当为广义，误施吐下，热邪不解，反伤胃肠津液，以致热结阳明，化燥成实。因阳明主土，万物所归，无所复传，故邪在阳明可持续较长时间。不大便五六日，甚至十余日，腑气壅塞既久，则腹胀而硬、疼痛拒按等，自在不言之中。日晡所发潮热，是为阳明腑实证的典型症状之一。以阳明旺于申酉之时，阳明热炽，逢其旺时而增剧，则发热有定时增高现象，如潮水之定时而至。不恶寒，指阳明外证而言，即身热、汗自出、不恶寒、反恶热，此阳明燥实内结之证，毕露于外。阴精受伤，火热上炎，扰乱心神，故若有所见，妄言妄语，声音高亢，或有惊呼，躁扰不宁，谓之“独语如见鬼状”。此与谵语同类，而语言乖妄更甚。病至如此，必以攻下为法，用大承气汤，泻其燥热，夺其实滞，以免津枯火炽。

若因循失治，当下不下，坐失治疗时机，病情进一步恶化，则燥热伤津增剧，心胃火燔严重，由妄言妄语竟至神志不清、昏不识人、循衣摸床、肢体躁动不安、精神不宁、微喘直视等脏阴竭乏、阴不敛阳、神不守舍、气不归根的危候，甚而昏迷不醒，全无知觉。循衣摸床者，是当昏迷未深之时，双手无意识之动作。惕者，惊恐也。病人每遇微小刺激，即有惊惕之状，此系阳明热盛伤及心气之候，总由热极津竭、邪实正虚所致。微喘者，呼吸急促而表浅也，是胃热上炎于肺，肺失清润肃降，治节不行之象。直视者，目瞪而不能运转也，为津伤不能滋养筋脉所致。此时病情固属严重，然必参合脉象，而断其顺逆。若脉弦长有力，是病虽重，而其禀赋较厚，津液尚未全竭，正气尚存，还有生机，可作急下存阴之图，故曰脉“弦者生”。若脉见短涩，往来迟滞不畅，甚至三五不匀，至数不清，是正虚邪实，热极津涸，营血衰少，阴液将竭，胃气不存，生命难以为继，故曰脉“涩者死”。

针对上述病情，需要特别提醒医者，当阳明燥热已成之时，就应该提高警惕性和预见性，虽仅见“发热谵语”，亦当用大承气汤及时泻下，不能延误时机，以防病情加剧或恶化。“微者”是与“剧者”相对而言的，是说病势尚未极重，而并非指腑实轻证。此外，还寓有“见微知著”之义，“微”时不警觉，“剧”便随即而至，与其“剧”时急下，莫若“微”时就攻。

由于大承气汤是泻下峻剂，易生变乱，故又及时告诫医家：“若一服利，则止后服。”一服便利，寓有“体虚易动”之虑，既然燥热已下，就不宜再进峻猛之剂。强调中病即止，以免过剂伤正，防止另生他变。

原文213

阳明病，其人多汗，以津液外出，胃中燥，大便必硬，硬则谵语，小承气汤主之；若一服谵语止者，更莫复服。

释义

阳明病多汗伤津致便硬谵语的证治。

阳明病里热亢盛，蒸迫津液外泄，所以其人多汗。汗出太多，更伤胃中津液，而致胃肠干燥，肠胃津少而失润，大便必干硬难下。浊热之气，逆而上行，扰乱心神，导致谵语。此为阳明病的一般发展规律，即由热成燥，由燥成实。由于本证属燥热初结，只见大便硬、谵语等证，所以不用大承气汤，而以小承气汤泻下硬屎为治。服小承气汤后，若谵语得止，必是硬屎已下，浊热已去，腑气已通，燥结解除，则可停药观察，故曰“更莫复服”。此也是强调得效即止，以免过剂伤正，防止另生他变。

原文214

阳明病，谵语，发潮热，脉滑而疾[①]者，小承气汤主之。因与承气汤一升，腹中转气[②]者，更服一升；若不转气者，勿更与之。明日又不大便，脉反微涩[③]者，里虚也，为难治，不可更与承气汤也。

注释

①脉滑而疾：脉象圆滑流利，如珠走盘，应指快速，一息七八至。

②转气：又称转矢气，即肠腑有气从肛门排出。

③微涩：微弱无力，往来蹇涩，不流利。

释义

阳明病谵语，是胃中浊热上扰心神所致；潮热，为阳明胃家实的典型发热，见此二证，说明阳明腑实轻证的治法及禁忌。

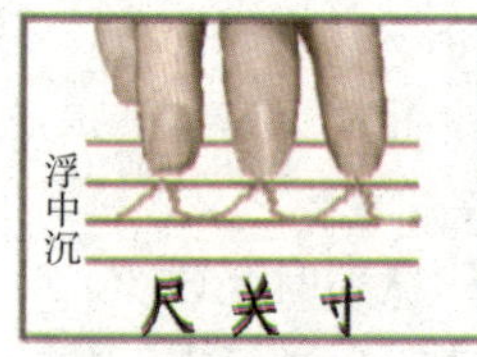

涩脉迟细而短，往来艰涩。
涩脉主精伤、主血少、主气滞、主血瘀。

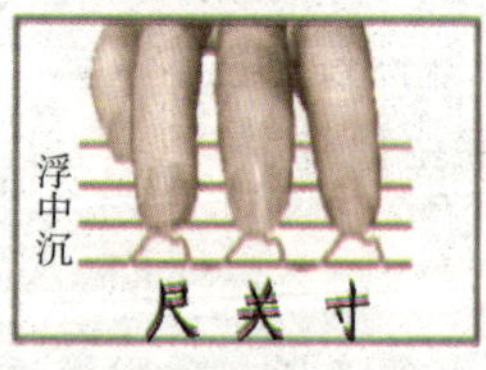

滑脉往来流利，应指圆滑，如盘走珠。
滑脉主痰饮、主宿食、主实热、主蓄血。

阳明腑实已成，似可投大承气汤攻下，然必脉证合参，方可断之。如果脉见沉迟或沉实有力的，是燥屎内结已深，邪气壅盛，气血受阻，脉道不利的反映，当属大承气汤峻下之证。若见脉滑而疾数，说明阳热虽盛，但燥实结聚未甚，尚未完全敛结成实。此时虽见潮热谵语，亦不能用大承气汤峻下，而当以小承气汤和下为宜。小承气汤泻热通腑，行气消滞，但得腑气一通，则燥热可消，潮热谵语随之而去。

因脉“滑”为流利不定之象，而“疾”则至数过快，可能伏有里虚之机。所以，使用小承气汤也需谨慎小心，可先暂予小承气汤一升，作为试探，以观察药后反应。若腹中转矢气者，是因药物作用于肠腑之燥结，推动浊气下趋，所谓“屎未动而气先行”。由此可推测出肠腑之燥结已经形成，可以继续使用小承气汤原方，以通为度。若不转矢气者，是肠腑中并无燥屎阻结，浊热之气不甚，而多为大便初硬后溏，故不可再用小承气汤泻下。

若服用小承气汤后，第二日又不大便，脉由滑疾转变为微涩，则里虚之象毕现。因微主气虚，涩为血少。脉证合参，实为正虚邪实。盖肠腑中有燥屎阻结，邪热壅实，必须尽快攻下，而病人正虚血少，阴津匮乏，有无力承受攻下。若强行攻下，则津气下脱，阴阳离决，立时殒命。补则反助病邪，壅滞气机，肠腑不通，亦是促死。病重势急，攻补两难，甚为棘手，故曰“难治”。

原文215

阳明病，谵语，有潮热，反不能食者，胃中①必有燥屎五六枚也；若能食者，但硬耳，宜大承气汤下之。

注释

①胃中：此处实指肠中。

释义

以“能食”与“不能食”辨阳明腑实燥结之微甚。

阳明病谵语，是燥热内盛，腑气不通，其浊热之气不能下行，反逆之向上，扰乱心神所致。潮热为阳明燥热实邪内结的主要外在表现之一，故潮热谵语之出现，可显示肠腑燥屎已成。然病情变化多端，未可轻易做出结论，再参合“反不能食”，则知确有燥屎。盖胃热而无阻滞，或腑中结实不甚者，一般尚能进食，今反不能食，是胃热亢盛，而与有形之糟粕结为燥屎，肠道不通，胃气因而壅滞，故受纳无权，不能进食。此证不同一般，故曰“反”也。因肠中有燥屎结滞，腑气不通，故当用大承气汤峻下，令腑气通、胃气降，则诸证可解。文中“宜大承气汤下之”应放在“胃中必有燥屎五六枚也”之后，此为倒装句法。若能食者，反映胃气还能下降，未至燥屎阻结不通的严重程度，仅是大便硬，所以只用小承气汤和下即可，无须用大承气汤峻下。

原文216

阳明病，下血，谵语者，此为热入血室，但头汗出者，刺期门，随其实而泻之，濈然汗出而愈。

释义

阳明病热入血室的证治。

阳明病谵语，多为阳明腑实之证。但本证见下血谵语，则属热入血室。盖阳明腑实之谵语，必与腹满硬痛、不大便相伴，或见潮热。此证谵语而见下血，是阳明热盛，深入血分，损伤阴络之故，同时热邪乘虚与血相搏，结于血室。血热上扰心神，故发谵语。血中之热不能透发于外而熏蒸于上，故仅有头汗出，而周身无汗。

原文217

汗出，谵语者，以有燥屎在胃中，此为风也。须下者，过经[①]乃可下之。下之若早，语言必乱，以表虚里实故也。下之愈，宜大承气汤。

注释

①过经：病邪由一经传入另一经，而原来之病情已罢，只见另一经证候，如太阳病转阳明，而太阳证已罢，称为过经。此处指太阳经表证已解。

释义

辨表虚里实证是否当下。

汗出谵语多见于阳明里热证候。但二阳并病，表证未罢，里热已盛，也可见汗出谵语。“以有燥屎在胃中”是言肠腑燥屎已成；“此为风也”是言太阳表邪未尽。表里同病，按常规治法，应先解表，后攻里。必待太阳表证完全解除，纯见阳明里实，方可使用大承气汤攻下，故曰“过经乃可下之”。表证未解而下之，是为“下之过早”，这无异于开门揖盗，势必引外在之表邪乘虚入里，内陷阳明，使病情更加复杂严重。表邪内陷，胃热更炽，必致神志昏迷，谵语加重，以至“语言必乱”，这是“表虚里实”的缘故，也即是以表虚里实之证不当下而误下之过。汗出是太阳表证未解，故曰“此为风”，可能还会有恶风寒、脉浮、头痛等症状存在。谵语是阳明腑实的主要见证之一，既有燥屎阻于肠道而见谵语，则腹满硬痛、不大便等症，应寓其中。此属省文之笔，故应灵活理解。

攻下必待表证完全解除，纯见阳明里实，方可使用大承气汤，故“下之则愈，宜大承气汤”应接在“过经乃可下之”后边，此属于倒装文法。

原文218

伤寒四五日，脉沉而喘满，沉为在里，而反发其汗，津液越出，大便为难，表虚里实，久则谵语。

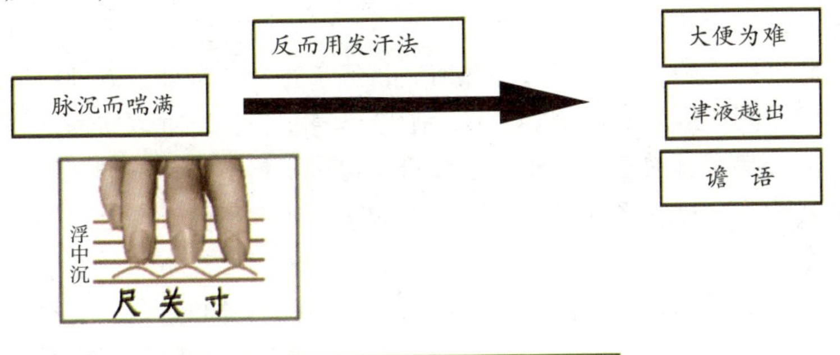

释义

误汗所导致的表虚里实证。

伤寒四五日，脉沉而喘满，为邪气离表而入里，转化为阳明里实证。热气壅滞则腹满；燥热上逆则肺气不利而喘；脉沉主实热在里。治疗应以清里热为主。

病属里热实证，而医者反而误用发汗法治疗，更助里热，蒸迫津液外泄，使胃肠干燥更甚，邪热亢盛愈烈，故不惟喘满不除，而且酿成阳明燥结之患，于是大便难。言“表虚里实”者，以明燥结之根由，盖不当汗而误汗，津从外泄，腠理疏松，是谓“表虚”；胃肠燥结，大便不通，是谓“里实”。时间愈长，津液愈耗，里热愈炽，浊热上扰心神，则又可发生谵语。

原文219

三阳合病①，腹满，身重，难以转侧，口不仁②，面垢③，谵语，遗尿。发汗则谵语甚；下之则额上生汗，手足逆冷。若自汗出者，白虎汤主之。

白虎汤方

知母六两　石膏一斤，碎　甘草二两，炙　粳米六合

上四味，以水一斗，煮米熟汤成，去滓。温服一升，日三服。

注释

①三阳合病：太阳、少阳、阳明三经的证候同时出现。

②口不仁：言语不利，食不知味。

③面垢：面部油垢污浊。

释义

三阳合病偏重阳明的证治及禁例。

本条论述三阳合病而重在阳明，治以清法为主，不可妄施汗、下。

三阳合病，谓邪热壅盛，同时侵及三阳经。太阳经行于背，阳明经行于腹，少阳经行于胁，三阳经被邪热所困，经气不利，背部、腹部和胁部均受影响，但以阳明经之邪热壅盛为重，故腹满身重，甚至难以转侧。也可解释初为三阳合病，目前已成阳明燥热壅滞，胃气不能下行，气滞于腹。胃热炽盛，消耗津液，口舌俱为焦燥，故食不知味，语言不利，谓之口不仁。足阳明之脉循于面部，手阳明之脉亦上行面部。今阳明邪热壅滞，熏蒸胃肠浊气上泛，因而面部如有油垢而不净。胃热循经上扰，神明不安，而见谵语。热盛神昏，膀胱失约，故小便失禁。“若自汗出者”正说明阳明热盛而迫津外渗。可见此三阳合病，邪热充斥表里内外，而以阳明热盛为主，故当治取阳明，以白虎汤清热保津。

此证表里皆热，以热为主要矛盾，故既不可再发汗以解表，也不能泻下以攻里。若误认身重为表，妄发其汗，则里热愈炽，而津液愈伤，故谵语转甚。若不识热壅气滞之腹满，而误作阳明腑实，妄用下法，是诛伐无过。严重者，阴液竭于下，阳气无所依附而上越，则额上生汗；阳不达四末，阴阳气不相顺接，则手足逆冷。各种变证均由误治之所发，可见阳明无形燥热之证犹须禁汗、禁下。

“若自汗出者，白虎汤主之”一句应接在“谵语遗尿”后边，如此才方证相符，此为倒装文法。否则，误下后额上生汗、手足逆冷属于虚证，使用白虎汤就不合病机了。

原文220

二阳并病，太阳证罢，但发潮热，手足漐漐汗出，大便难而谵语者，下之则愈，宜大承气汤。

释义

二阳并病转属阳明腑实的证治。

“二阳”指太阳与阳明。“并病”是先病太阳而后病阳明。在伤寒病变过程中，太阳之邪不解可渐次化热入里而形成阳明病。若太阳病证未罢，又出现阳明病，则称为“二阳并病”。若太阳病证已罢，即发热恶寒不复存在，而只见发潮热、手足漐漐汗出、大便难而谵语者，说明邪热已尽并于胃，阳明腑实也已形成。阳明主四肢，在热盛而津液尚充者，多为全身汗出；在热结而津液较少者，因热势蒸腾，故手足漐漐汗出。大便难是肠腑燥屎阻结。谵语是胃热上犯于心神。知其纯属阳明“胃家实”，故须从阳明腑实燥结论治，用大承气汤苦寒攻下，泻燥热以存津液。

原文221

阳明病，脉浮而紧，咽燥，口苦，腹满而喘，发热汗出，不恶寒，反恶热，身重。若发汗则躁，心愦愦[①]，反谵语；若加温针，必怵惕[②]，烦躁不得眠；若下之，则胃中空虚，客气动膈，心中懊侬，舌上胎[③]者，栀子豉汤主之。

栀子豉汤方

肥栀子十四枚，擘　香豉四合，绵裹

上二味，以水四升，煮栀子，取二升半，去滓，内豉，更煮，取一升半，去滓。分二服，温进一服，得快吐者，止后服。

注释

①愦愦：烦乱。愦（kuì），昏乱。

②怵惕：心惊而有恐惧貌。

③舌上胎：此处指舌上有黄白薄腻苔垢。“胎”通“苔”。

释义

阳明热证误治的各种变证以及下后热留胸膈的证治。

“阳明病，脉浮而紧”与太阳伤寒之脉相似，但从“发热汗出，不恶寒，反恶热”之证可知，此并非太阳表不解，而是阳明表里热盛的反映。脉浮紧多见于太阳伤寒。今阳明燥热亢极，与正气相搏，邪实正实，也见脉浮紧，当主邪热实。浮脉一般主表，而阳明之浮，则是燥热充斥内外所致。故其脉轻取有余，按之亦有余也。此与太阳之浮紧不同，太阳脉浮紧，轻循固为有余，而按之略呈衰减。然亦必观其证候所合，方可断为太阳或阳明之浮紧脉。属太阳者，必发热恶寒，头项强痛；属阳明者，必见燥热之象。热蒸于上而津伤，故“咽燥口苦”，热壅于里而气机不利，则“腹满而喘”。发热，汗出，不恶寒，反恶热，是阳明外证，由燥热逼迫津液外泄所致。邪热充斥于内外，经气不利，则“身重”。本证属于阳明热证，则非汗、下之所宜，当用清热之法治之。

若误将脉浮紧、发热等辨为邪在表，而用辛温发汗法治疗，则犹如火上添薪，必燔灼津液，酿成坏病。热扰心神，神失濡养，则会导致躁扰、昏乱、谵语等。躁者，躁扰不安；愦愦者，心烦意乱，更兼语言谵妄，咸由辛温之剂，助长邪热，心神被扰所致。若误用温针之法以发汗，是以火助热，内劫心神，故有心惊恐惧，烦躁不得眠等证。

若用攻下，是诛伐无过，徒伤胃肠，无形之邪热乘虚而入，扰乱胸膈，故曰“胃中空虚，客气动膈”。热邪既扰于胸膈，必心烦懊侬，舌上生苔，或黄或白，或黄白相兼。治宜清宣胸膈郁热，以除烦侬，栀子豉汤主之。

原文222

若渴欲饮水，口干舌燥者，白虎加人参汤主之。

白虎加人参汤方

知母六两　石膏一斤，碎　甘草二两，炙　粳米六合　人参三两

上五味，以水一斗，煮米熟汤成，去滓，温服一升，日三服。

释义

阳明热盛伤津的证治。

本条是承上条论述热邪由上焦胸膈入于中焦的证治。热邪入于中焦，伤及胃中津液，则出现口干舌燥，渴欲饮水的证候。当治以白虎加人参汤。用白虎汤以清热，加人参以生津止渴，使邪热清、津液复，而渴欲饮水、口干舌燥等证则自愈。

原文223

若脉浮，发热，渴欲饮水，小便不利者，猪苓汤主之。

猪苓汤方

猪苓去皮　茯苓　泽泻　阿胶　滑石碎，各一两

上五味，以水四升，先煮四味，取二升，去滓，内阿胶烊消，温服七合，日三服。

释义

阳明津伤、水热结于下焦的证治。

本条承前两条，进一步论述阳明病误下津伤、热与水结于下焦的证治。

阳明热证误下之后，徒伤正气和津液，而热邪不除，反随之深入下焦，与水液相结，出现阴液损伤与水热互结的证候。热为阳邪，气腾于外，则见脉浮发热。误下后津液损伤，复因热与水蓄，津不上承，则见渴欲饮水。水热互结，气化不行，三焦水道不畅，则见小便不利。

此证津伤与水停互见，似乎矛盾，但深入分析，则其理可明。水液若正常运行，则能为人体所用，此为生理之津液。若不正常运行，则不能为人体所用，则为病理之水饮。异常之水饮停蓄愈多，则正常之津液愈少。本证因热误下，三焦水道不畅，故津伤与水停可以并见。治用猪苓汤，以清热、益阴、利水。冀水精四布，五经并行，则诸证可除。

猪苓汤中用猪苓、茯苓、泽泻淡渗利水，茯苓兼以安神定志；滑石清热利水，导热下行；阿胶为血肉有情之品，味厚而甘，以滋补真阴。诸药合用，共奏清热、益阴、利水之功。

原文224

阳明病，汗出多而渴者，不可与猪苓汤，以汗多胃中燥，猪苓汤复利其小便故也。

释义

猪苓汤禁例。

阳明病里热亢盛，蒸迫津液外泄，汗出过多，不仅伤津耗液，而且促使“胃中燥”更甚。燥热扰胃，化源不足，无以滋荣，故“汗出多而渴”，小便短少。此证应与白虎加人参汤清热生津，配合少量频饮水浆以调养，待其热除津充，则口渴自然消失，小便自行通利。不可用“猪苓汤复利其小便”，以免重伤津液。因猪苓汤毕竟是利水之剂，方中虽有阿胶滋阴，但利水渗湿药居多，利小便作用更强，是以渗利水湿为主、益阴清热为辅。

原文225

脉浮而迟，表热里寒，下利清谷者，四逆汤主之。

四逆汤方

甘草二两，炙　干姜一两半　附子一枚，生用，去皮，破八片

上三味，以水三升，煮取一升二合，去滓，分温二服。[强人可大附子一枚、干姜三两。]

释义

辨表热里寒之格阳证的证治。

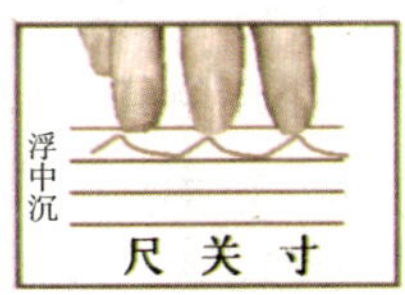

浮脉轻取即得，重按稍减而不空。
浮脉主表证，也可见于风水。

迟脉来去迟慢，一息三至。
迟脉主寒证，迟而有力为寒实证（或为实热证）；
迟而无力为虚寒证。

表证可见脉浮，但多为浮紧、浮缓或浮数，必见恶寒发热、头项强痛等表证。阳明病可见脉浮，但多浮滑而数，必见汗多或便结，为里热充斥内外之象。此处“脉浮而迟”，浮主外热，迟主里寒，即“表热里寒”，更兼下利清谷，则揭示疾病的本质是里真寒而外假热。肾为水火之宅、阴阳气之根，

故阳气藏于阴内。少阴虚馁，阴寒极盛，则在里之真阳无所依附，反而浮越于外，出现里真寒而外假热的证候，故脉浮应是外假热，甚或兼见汗出。此证貌似阳明病之热证，实际是阳虚阴寒的少阴病“格阳”证，其中“下利清谷”是辨证关键，颇能揭示疾病本质，说明肾阳已经十分衰惫，不能温养脾阳，属于“釜底无薪”之极度虚寒证候。由于此属里真寒、外假热，故治用四逆汤，急温少阴，以回阳救逆，通达内外阳气，并引导外浮之阳内潜归根。真阳得助，阴寒驱散，则假热自然消失。否则，阴液下竭，阳气浮散，则成阴阳离决之危候。

原文226

若胃中虚冷，不能食者，饮水则哕。

释义

辨胃中虚冷证。

如果胃气虚寒，则受纳、腐熟无权，水谷不能消化，故不能进纳水谷。若强予饮水，则水寒内抑胃阳，使胃中虚寒更甚，胃气不能下降，反而逆行于上，故而发生呃逆呕哕之变。

原文227

脉浮，发热，口干，鼻燥，能食者，则衄。

释义

论述阳明气分热盛致衄。

本条“脉浮，发热”，是阳明热盛，鼓动气血运行，热势充斥内外之象。足阳明胃之经脉，起于鼻旁，环口，循于面部，阳明经中有热，则口干鼻燥。热能消谷，故尚能食，同时也表明气分燥热虽盛，但未入腑成实，因腑中无实邪阻滞，所以能略进饮食。阳明经脉，多气多血。热势亢盛，迫血妄行，阳络损伤，则见衄血。

原文228

阳明病，下之，其外有热，手足温，不结胸，心中懊憹，饥不能食[①]，但头汗出者，栀子豉汤主之。

注释

①饥不能食：心烦懊憹太甚，胃脘嘈杂，似饥而又不能进食。

释义

阳明病下后余热未除、留扰胸膈的证治。

阳明病早期的无形邪热，治宜辛寒清热，而不宜过早使用攻下法。如果下之过早，则邪热不解，反而乘机内陷，邪热陷于胸膈。若内有痰水，则热与痰水相结，可形成结胸证；今内无痰水，故不结胸。热邪郁于胸膈，影响气机运行，则心中懊侬；热蒸于外，则见身热、手足温；郁热扰胃，则饥而不能食。内陷之邪热，不能向外散发而熏蒸于上，则仅有头汗出，而周身无汗。依据“火郁发之”的治疗原则，当用栀子豉汤，以清透胸膈之郁热。

本条为无形邪热扰于胸膈，治用栀子豉汤，再与前面的白虎加人参汤证、猪苓汤证联系起来看，则都属于阳明热证，而未形成腑实。

原文229

阳明病，发潮热，大便溏，小便自可[①]，胸胁满不去者，与小柴胡汤。

小柴胡汤方

柴胡半斤　黄芩三两　人参三两　半夏半升，洗　甘草三两，炙　生姜三两，切　大枣十二枚，擘

上七味，以水一斗二升，煮取六升，去滓，再煎，取三升。温服一升，日三服。

注释

①小便自可：即小便正常。

释义

少阳阳明同病的辨治。

“阳明病，发潮热”，是阳明腑实已成的表现，当伴有腹满硬痛、大便燥结不下、小便数多等。而今却见“大便溏，小便自可”，而无腹满疼痛之苦，说明虽病及阳明，但尚未形成胃肠燥热结实。“胸胁满不去”是胸胁满闷持续，为少阳之邪仍在。此属少阳、阳明同病，少阳之邪未解，而阳明腑实也未形成之证，故不宜过早使用攻下法治疗，应先以小柴胡汤和解少阳。

原文230

阳明病，胁下硬满，不大便而呕，舌上白苔者，可与小柴胡汤。上焦得通，津液得下，胃气因和[①]，身濈然汗出而解。

注释

①胃气因和：指胃的生理功能恢复正常。

释义

少阳阳明同病的辨治以及小柴胡汤的作用机制。

“不大便”多见于阳明病，如伴有潮热、谵语、腹满疼痛、舌苔黄燥等，

则属阳明燥实无疑。本条不大便，似为阳明腑实，但伴有“胁下硬满”和呕吐的少阳见证。且“舌上白苔”，更说明里无阳明燥热。因此，“不大便”一症，并非阳明腑实，而是由于少阳枢机不利、三焦失畅、津液不下所致。此虽有“不大便而呕”，也不宜用大柴胡汤治疗，因阳明并无燥热之象，故选用小柴胡汤，以和解少阳、疏利肝胆、通调三焦。三焦气机通畅，津液输布复常，胃气调和，邪去正安，则胁下硬满消除，呕恶自止，大便通调，周身濈然汗出而解。

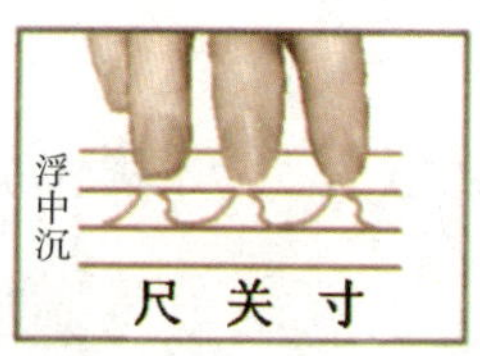

浮脉轻取即得，重按稍减而不空。
浮脉主表证，也可见于风水。

弦脉端直以长，如按琴弦。
弦脉主肝胆病、主痰饮、主诸痛、主疟疾，弦脉亦主虚。

原文231

阳明中风，脉弦浮大，而短气，腹都满，胁下及心痛，久按之气不通，鼻干，不得汗，嗜卧，一身及目悉黄，小便难，有潮热，时时哕，耳前后肿，刺之小差，外不解，病过十日，脉续浮者，与小柴胡汤。

释义

辨阳明少阳同病，湿热发黄的证治。

“阳明中风”是指阳明经被风邪所伤。弦为少阳之脉，浮大为阳明之脉。“脉弦浮大”提示少阳阳明两经受邪。“短气，腹都满”是阳明热盛气滞而影响及肺的表现，“腹都满”是整个腹部全都胀满，范围广泛。阳明经脉挟鼻而行，邪热闭郁阳明经脉，故鼻干不得汗。邪客阳明，当有发热。但从脉浮大可知阳明邪热并未尽归于肠腑，尚未形成腑实燥结证。少阳经外循胸胁，内而下胸中贯膈，属胆络肝。少阳受邪，热壅不通，经气郁遏，疏泄不利，以致“胁下及心痛”，即使久按之，气也不通，胀痛不减。“不得汗”则湿热壅遏而无外泄之机。“小便难”是少阳三焦气机不利，水道不畅，水湿内停，与热相合。湿热熏蒸肝胆，胆汁外溢，则一身及面目皆黄，形成黄疸。湿性黏腻重浊，与热互结，阻遏气机，故嗜卧而身重。少阳气郁，枢机不利，影响胃气上逆，故时时哕逆。足阳明胃经循行于耳前，足少阳胆经的分支从耳后分出，进入耳内，出于耳前，故两经受邪，邪热壅滞经脉，则“耳前后肿”。

治用针刺之法，透泄邪热而宣通郁阳，疏利经脉以缓解病情。由于邪气盛，病情重，故“刺之小差，外不解”，即针刺后也只是脉证稍平而难以完全解除，“胁下及心痛”的少阳经证减而未尽，潮热、鼻干不得汗等也不可能全部消失。若病过十日，脉弦浮大依然未变，显示病程虽长，但邪热仍在少阳，并未化燥成实，故治从少阳，以小柴胡汤和解枢机，通调三焦，清热达邪。

原文232

脉但浮，无余证者，与麻黄汤。若不尿，腹满，加哕者，不治。

麻黄汤方

麻黄三两，去节　桂枝二两，去皮　甘草一两，炙　杏仁七十个，去皮尖

上四味，以水九升，煮麻黄，减二升，去白沫，内诸药，煮取二升半，去滓。温服八合，覆取微似汗。

释义

承上条辨病情转化与预后。

若“脉但浮，无余证”，即其脉只浮而不见弦大，又没有其他的里热证，说明病变仅在太阳之表，故可与麻黄汤发汗以解表邪。

“若不尿，腹满加哕者，不治”，是承上文而言预后。即在脉弦浮大、短气、腹满、胁下及心痛、鼻干、不得汗、嗜卧、一身及目悉黄、小便难、有潮热、时时哕、耳前后肿的基础上，出现“不尿，腹满加哕”。不尿，即小便闭。小便闭，则湿无出路，壅遏气机，故腹满益甚。胃气逆而不降，则哕逆不止。是胃气败坏，三焦壅滞，气机不通，邪无出路之象，故曰“不治”。

原文233

阳明病，自汗出，若发汗，小便自利者，此为津液内竭，虽硬不可攻之，当须自欲大便，宜蜜煎导而通之。若土瓜根及大猪胆汁，皆可为导[①]。

蜜煎方

食蜜[②]七合

上一味，于铜器内微火煎，当须凝如饴状，搅之勿令焦著，欲可丸，并手捻作挺，令头锐，大如指，长二寸许。当热时急作，冷则硬。以内[③]谷道[④]中，以手急抱，欲大便时，乃去之。[疑非仲景意，已试甚良[⑤]。]

又：

大猪胆一枚，泻汁，和少许法醋[⑥]，以灌谷道内，如一食顷[⑦]，当大便，出宿食恶物，甚效。

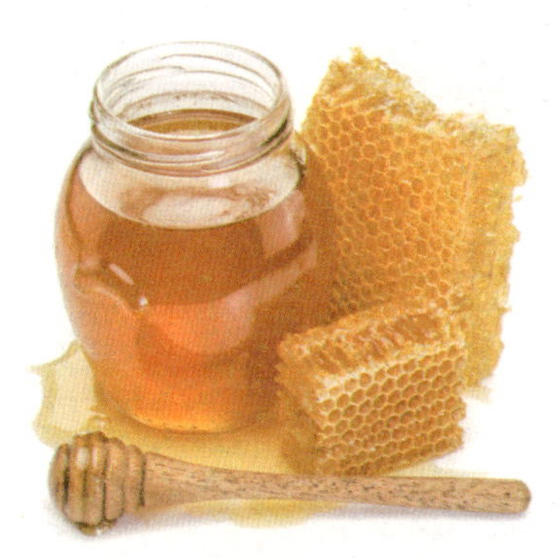

蜂蜜

注释

①导：为治法之一，有因势利导之意，如津伤便秘者，用润滑类药物纳入肛内，引起排便叫作导法。

②食蜜：即蜂蜜。

③内：放入、置入。内同纳。

④谷道：即肛门。

⑤疑非仲景意，已试甚良：此二句为后人所添，现一般仍归于原文112方中。

⑥法醋：即食用醋。

⑦一食顷：约吃一顿饭的时间。

释义

津伤便硬，宜用导法。

“自汗出”是津液外泄，显示津液已伤，如果再发其汗，则更伤津液。津液损伤，小便当短少，今反见小便自利，表明津液偏渗于膀胱，不能还于胃肠，则胃肠更燥，此即所谓“津液内竭”。胃肠津亏，大便必硬。但这与阳明腑实证的大便硬不同。阳明腑实的大便硬是内有邪热，因热伤津成燥，以燥热为主，其临床表现有腹满痛、拒按、潮热、谵语等证，而其人未必有便意。本证之大便硬，乃因津液内竭所致，并无腹满痛、潮热、谵语等证，病位在直肠，时有便意，而大便却难以排出。二者病机不同，治法也异。阳明腑实治以承气汤类荡涤胃肠的燥热结实。此证之大便硬，宜在病人“自欲大便”之时，施以“因势利导”之法，用蜜煎导、猪胆汁或土瓜根纳入谷道，导之即下。

三方虽皆可为导，但具体应用时又有所不同：因蜜有滑利润燥的作用，故蜜煎导宜于津伤肠燥之便秘；猪胆汁不仅润燥，且能清肠中之热，故宜于肠燥之有热的便秘；土瓜根则有宣气润燥之功，故宜于六腑之气不畅，气血不利之便秘。

原文234

阳明病，脉迟，汗出多，微恶寒者，表未解也，可发汗，宜桂枝汤。

桂枝汤方

桂枝三两，去皮　芍药三两，切　生姜三两，切甘草二两，炙　大枣十二枚，擘

上五味，以水七升，煮取三升，去滓，温服一升，须臾歠热稀粥一升，以助药力，取汗。

释义

阳明中寒兼太阳表虚的证治。

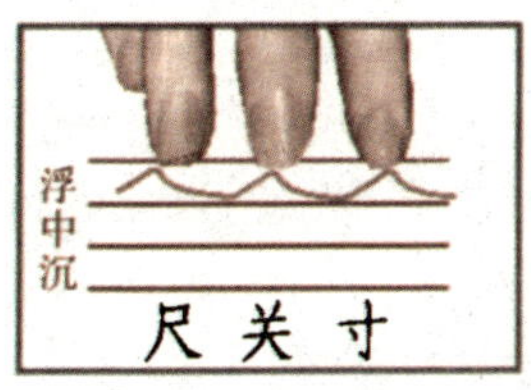

迟脉来去迟慢，一息三至。
迟脉主寒证，迟而有力为寒实证（或为实热证）；
迟而无力为虚寒证。

阳明病有热证实证，也有虚证寒证，本条阳明病应属于阳明中寒。“汗出多”为表虚失固，微恶寒为感受风寒之邪，但程度较轻，病邪不甚，脉迟也为虚寒之征。“微恶寒”“表未解”理当发汗解表；“可发汗”但不可用麻黄汤，因表邪不甚，并且表里不足，故只宜用桂枝汤，以解肌祛风、调和营卫，兼以温养胃肠。方中桂枝味辛性温，辛能发散，温能祛寒通阳，故有解肌腠风寒外邪之功；芍药酸寒，酸能收敛，寒走营阴，故可敛阴和营；桂枝、芍药相伍，相辅相成以调和营卫。生姜辛温，助桂枝解表，且能降逆止呕；大枣味甘益中，助芍药益阴和营。炙甘草味甘性平，调和诸药，交通营卫。方为辛温解表之轻剂，以调和营卫为主，兼以调和胃肠，温养中州。

原文235

阳明病，脉浮，无汗而喘者，发汗则愈，宜麻黄汤。

释义

阳明中寒兼太阳表实的证治。

本条阳明病也为阳明中寒，但“脉浮，无汗而喘”则是兼太阳表实，属于风寒之邪外束肌表、内遏肺气，宜用麻黄汤发汗解表。冀风寒之病因祛散，则表里诸证自除，故曰“发汗则愈，宜麻黄汤”。

原文236

阳明病，发热，汗出者，此为热越[①]，不能发黄也；但头汗出，身无汗，剂[②]颈而还，小便不利，渴饮水浆[③]者，此为瘀热[④]在里，身必发黄，茵陈蒿汤主之。

茵陈蒿汤方

茵陈蒿六两　栀子十四枚，擘　大黄二两，去皮

上三味，以水一斗二升，先煮茵陈，减六升，内二味，煮取三升，去滓，分三服。小便当利，尿如皂荚汁状，色正赤，一宿腹满，黄从小便去也。

注释

①热越：里热发越于外，即热邪能够向外发泄。

②剂：与“齐”相通。

③水浆：泛指饮料，如水、果汁、蔗浆之类。

④瘀热：邪热郁滞在里。

释义

阳明病湿热发黄（热重于湿）的证治。

阳明病热盛，蒸迫津液外泄，湿热有排出之路（因汗出而热邪得以发泄，亦因汗出而无留湿之弊），一般不致发黄。如果阳明病仅见头部汗出，至颈而止，周身无汗，又有小便不利，说明热邪不得外越而湿邪亦不得下泄。头为诸阳之会，湿热壅盛，熏蒸于上，故可见头汗出。热欲外越却因湿邪羁留而不得越，故周身无汗。湿欲下泄，却因热邪纠缠，而反小便不利。湿热相合，胶结不解，热不得越，湿不得泄。湿热郁阻于内，即所谓“瘀热在里”；湿热熏蒸肝胆，胆汁不循常道，泛溢肌肤，则身必发黄。湿热交阻，气化不行，津液不能上布，故其人“渴引水浆”。在这里“头汗出，身无汗，剂颈而还，小便不利”，不仅是湿热郁阻的外在表现，而且也是形成湿热病的内在机制，因此具有重要的辨证意义。

湿热发黄，有以湿盛为主者，有以热盛为主者，也有湿热相当者。本证有发热、渴饮水浆等证，说明热重于湿，治用茵陈蒿汤清利湿热。

原文237

阳明病，其人喜忘[①]者，必有畜血[②]。所以然者，本有久瘀血，故令喜忘，屎虽硬，大便反易，其色必黑者，宜抵当汤下之。

抵当汤方

水蛭熬　虻虫去翅足，熬，各三十个　大黄三两，酒洗　桃仁二十个，去皮尖

上四味，以水五升，煮取三升，去滓，温服一升，不下，更服。

注释

①喜忘：健忘。喜犹“善”也，《外台秘要》作“善忘”。

②畜血：血液停积，留而不行，即瘀血。“畜”通“蓄”。

释义

阳明蓄血的证治。

阳明蓄血证系因阳明邪热与旧有之瘀血相结而成。其主证为健忘、大便

黑硬、排出反易。因有大便硬，故称阳明病。“喜忘”即善忘，言听视动，随过即忘，乃因“久有瘀血”所致。心主血脉，又主神志，若血液充盈、环流不息，则心能主神任物，聪慧敏锐，记忆力强，若久有瘀血，血脉不利，心失所养则记忆力亦必然减退。

太阳有蓄血证数条，其主证为如狂、发狂、小便自利、少腹硬满而痛或急结等，是邪热入里与血相搏而为瘀，故病情较急。阳明蓄血，是有瘀血在先，适逢阳明之热相合，乃久瘀而合新病，且以瘀血为主，则脉络之瘀滞由来已久，血瘀络阻，则气行不利。久瘀血者，神思动作皆呈迟缓状态，故阳明蓄血，唯健忘而已。证候不同，而蓄血则一，故同用抵当汤以攻逐之。至于腹中硬痛与否，则视蓄血之部位及轻重而定。

原文238

阳明病，下之，心中懊侬而烦，胃中有燥屎者，可攻。腹微满，初头硬，后必溏，不可攻之。若有燥屎者，宜大承气汤。

释义

辨阳明病下后是否可以再行攻下的证治。

本条阳明病下后，有两种情况：一为下后余邪未尽，热扰神明而心中懊侬，有燥热复与糟粕相搏而结为燥屎之可能，从“心中懊侬而烦，胃中有燥屎”可以推测之。既然复有燥屎阻结于内，自当以大承气汤再行下之。二为腹满尚轻，大便虽不甚通畅，但却是“初头硬，后必溏”，则非燥屎内结，故不可攻下。因初硬后溏之大便，多见于脾虚失润证候，妄攻必更伤脾胃，而有可能转化为里虚之变证。

阳明病下后，心中懊侬，如属于无形邪热郁遏胸膈，则宜清之，此证肠中既无燥屎，胸中亦无痰水，故唯从清宣立法，宜用栀子豉汤治疗。

原文239

病人不大便五六日，绕脐痛，烦躁，发作有时者，此有燥屎，故使不大便也。

释义

辨阳明腑实之燥屎内结证。

“绕脐痛”即围绕着脐周围的腹部作痛，病人是在“不大便五六日”的前提下发生“绕脐痛”，这正是肠中有燥屎内结、阻塞气机、腑气不通的反映。浊热扰乱心神，故见有“烦躁”。“发作有时”是指日晡证候更为明显，因阳明旺于申酉，故当日晡阳明气旺之时，正邪斗争激烈，诸证发作加剧。燥屎内结是病机所在，“不大便”与“绕脐痛、烦躁”之间具有一定的因果关系，故曰“此有燥屎，故使不大便也”。

原文240

病人烦热，汗出则解，又如疟状，日晡所发热者，属阳明也。脉实者，宜下之；脉浮虚者，宜发汗。下之，与大承气汤，发汗，宜桂枝汤。

释义

根据脉象以辨别表里证治。

“病人烦热”，说明热势较甚，但究竟属表属里，还需进一步辨别。

如病属太阳表证，用解表发汗的方法治疗，则汗出表解而烦热消除。若汗后又出现阵寒阵热等寒热如疟的症状，是为太阳表邪未尽。“脉浮虚”（即脉浮缓而弱）提示病邪仍在太阳肌表，仍需用发汗解肌的方法以消散在表之病邪。“脉浮虚”已不能使用麻黄汤等发汗峻剂，以免过汗伤正，而只能取桂枝汤以疏风解表、调和营卫。

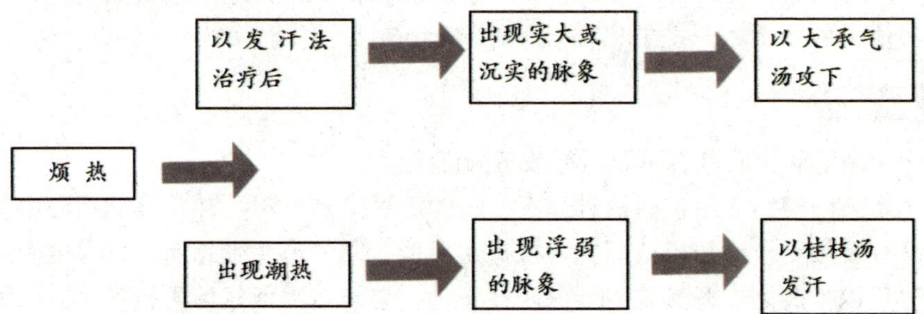

如病人从“如疟状”进一步发展为“日晡所发热”，则非病邪在表，而是属于阳明里热实证。“脉实”（即脉重按沉实有力）是阳明里实的确证，与“日晡所发热”并见，显示肠腑燥实热结已甚，必须改用大承气汤，以泄热逐实。

原文241

大下后，六七日不大便，烦不解，腹满痛者，此有燥屎也。所以然者，本有宿食故也，宜大承气汤。

释义

大下后燥屎复结的证治。

“大下”的言外之意是因有可下之证，已经使用过了大承气汤。“大下”以后，“六七日”又“不大便”，并出现“烦不解，腹满痛”，说明泻下未尽，又成燥屎。既已大下，为何又成燥屎？“所以然者，本有宿食故也”，作者对下之不尽作了注语，意是在病阳明之前即素有食积内停，而后又与燥热相合，故而比较顽固难下。一次大下不能尽除，燥屎又再次复结；或因六七日不大便，纳食而不化，糟粕不能排出，与下后未尽之燥热相结，形成燥屎。既有宿食不解、燥屎复结，则又当再下，故仍用大承气汤。

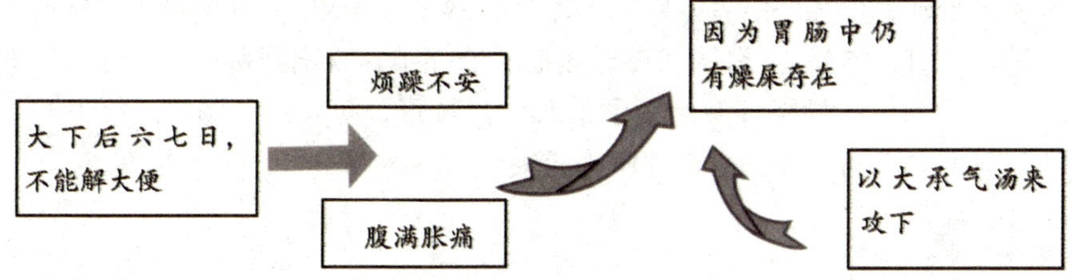

原文242

病人小便不利，大便乍难乍易，时有微热，喘冒[①]不能卧者，有燥屎也，宜大承气汤。

注释

①喘冒：喘为气息不畅；冒为头目昏眩。喘冒就是因气喘而头昏目眩，此处的喘冒系因实邪内停肠道、浊气上攻所致。

释义

燥屎内结而大便乍难乍易的辨治。

“病人小便不利，大便乍难乍易”似乎燥结不甚、未定成实，但见“时有微热，喘冒不能卧”，则可判断为“有燥屎也，宜大承气汤”。因肺与大肠相表里，今燥屎内结，腑气不通，浊热上攻，已经影响到肺脏的呼吸功能，导致肺气肃降失常，则作“喘”，而且是“喘冒不能卧”，可见其“喘冒”之甚。喘为气息不畅；冒为头目昏眩。“喘冒”并见，就是既有气喘，又有头昏目眩。此处的“喘冒不能卧”，显然系因“相傅之官”受浊热影响，“元神之府”被浊热蒙蔽所致。燥热内阻，则清阳不升，浊阴不降，其浊热之邪气反而逆转上攻，扰乱肺、心、脑等脏腑器官，从而导致一系列严重证候。故曰“有燥屎也，宜大承气汤”。也只有用大承气汤荡涤其肠腑中的燥屎热结，撤消其致病之源，才有可能解除其“喘冒不能卧”等严重症状。

“时有微热”并非是言其在里之燥热不甚，而是因为燥屎内结，邪热深伏于里，故体表之热反而不明显，但其在里之燥热却是非常严重。

“病人小便不利，大便乍难乍易”医家有不同认识。有的认为是既有燥屎内结，又有热结旁流，结者难下，旁流者时下，故形成大便乍难乍易的特点。肠中有燥屎，燥热逼迫津液偏渗于膀胱，则小便当数多。但若燥热内盛，灼伤津液，津液内乏，则可见小便不利。有的认为是阳明燥热与糟粕结为燥屎，故大便乍难。然小便不利，是津液受燥热逼迫，部分反流于肠，则所结之燥屎，尚有部分得以稍润，故有排出乍易之时。有的认为本条是承上条大下后

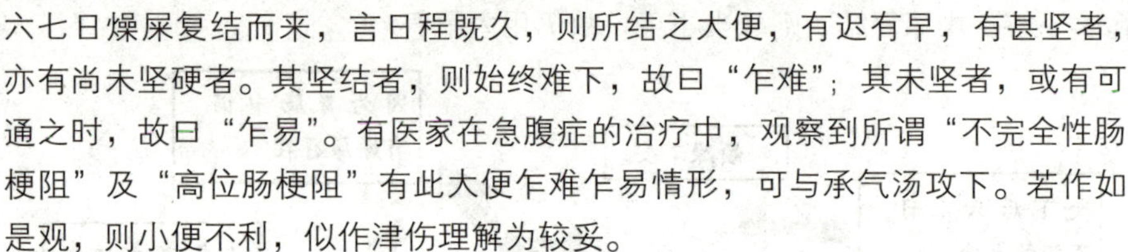

六七日燥屎复结而来，言日程既久，则所结之大便，有迟有早，有甚坚者，亦有尚未坚硬者。其坚结者，则始终难下，故曰“乍难”；其未坚者，或有可通之时，故曰“乍易”。有医家在急腹症的治疗中，观察到所谓“不完全性肠梗阻”及“高位肠梗阻”有此大便乍难乍易情形，可与承气汤攻下。若作如是观，则小便不利，似作津伤理解为较妥。

原文243

食谷欲呕[1]，属阳明也，吴茱萸汤主之。得汤反剧者，属上焦也。

吴茱萸汤方

吴茱萸一升，洗　人参三两　生姜六两，切　大枣十二枚，擘

上四味，以水七升，煮取二升，去滓，温服七合，日三服。

注释

①食谷欲呕：当进食时气逆要呕。

释义

辨呕逆之寒热。

阳明属胃，主受纳、腐熟水谷，其气以下降为顺。若因某种病因影响，则胃气不能正常下降，反而上逆，就可发生呕呃等症状，故曰“食谷欲呕者，属阳明也”。

阳明呕呃有寒热之异。以方测证，用吴茱萸汤治疗的“食谷欲呕”，应属于阳明寒呕。因胃气虚寒，不能腐熟水谷，若勉进饮食，必因寒浊所阻，不能受纳，以致胃气上逆，发为呕逆。寒浊之呕，其气不馊不腐，舌淡苔白，脉象缓弱。且胃气虚寒，易生饮邪，故常伴呕吐涎沫、脉象弦迟等。治当以吴茱萸汤温胃散寒、降逆止呕。若上焦有热，扰于胸膈胃脘，亦会使胃失和降，发生呕吐。热呕一般其气酸腐，舌红，苔黄，脉数。治宜清泻上焦热邪，如栀子豉汤或枳实栀子豉汤等。误投吴茱萸汤，是以热助热，反致病情加重，故曰“得汤反剧者，属上焦也”。

原文244

太阳病，寸缓、关浮、尺弱，其人发热汗出，复恶寒，不呕，但心下痞者，此以医下之也。如其不下者，病人不恶寒而渴者，此转属阳明也。小便数者，大便必硬，不更衣十日，无所苦也。渴欲饮水，少少与之，但以法救之。渴者，宜五苓散。

五苓散方

猪苓十八铢　泽泻一两六铢　白术十八铢　茯苓十八铢　桂枝半两，去皮

上五味，捣为末，以白饮和服方寸匕，日三服，多饮暖水，汗出愈。

释义

太阳病误下致痞、病传阳明以及水停下焦的辨证。

"太阳病，寸缓、关浮、尺弱"，即指太阳中风阳浮阴弱之脉而言；发热、汗出、恶风寒为太阳中风表虚之证。不呕者，无少阳阳明证也。如此可断为太阳中风证。唯心下痞非中风所有，今表证而见心下痞，溯其源，乃误用下法，不惟表证不解，而且外邪内陷，气机闭塞于心下所致。论其治法，应先解表，如桂枝汤类；后治痞，如泻心汤类。若未经误下而出现不恶寒而口渴之证，是太阳表邪化热入里，内传阳明，热盛伤津。因其不见潮热、谵语、腹满痛等证，故虽是转属阳明，但未成腑实可下之证。若仅仅见到小便数、大便硬、不更衣、无所苦等证，则属胃强脾弱，脾不能为胃行其津液的脾约证。若口渴喜饮水，是病情发展的另一种转归，既非承气、脾约等证，亦非白虎、猪苓等证。而是但见胃中干燥，欲得饮水。因其热势不重，故欲引水自救，可少少与之，以和胃气，让其自然消化，病情可望自行康复。不可急暴，以免有停饮之患。若口渴不止，则需辨明原因，再以法治之。例如：口渴而小便不利者，是属膀胱气化不行，水停下焦，宜用五苓散化气利水，使水邪去，则津液得以上承，口渴自止。

原文245

脉阳微[①]而汗出少者，为自和也；汗出多者，为太过。阳脉实[②]，因发其汗，出多者，亦为太过。太过者，为阳绝于里[③]，亡津液，大便因硬也。

注释

①脉阳微：指脉象浮虚无力。

②阳脉实：指脉象浮盛有力。

③阳绝于里：阳绝指阳气盛极，不是衰绝。阳绝于里就是阳气独盛于里之意。

释义

汗多津伤便硬的辨证。

阳脉微，即脉象浮取微弱和缓，反映邪正相争已不激烈，多为表病之后，邪气将退而尚未尽除，正气渐复而抗邪能力尚弱。汗出较少亦是表病少许弥留，人体尚未康复之际，但得静养调摄，多能邪去正安，故为"自和"。

若汗出过多，则是病邪传里，化热化燥，逼迫津液所致。阳脉实，即脉浮而充实有力，总属阳热实证之脉。其里热已盛，本不当汗，误发其汗，则助热生火，阳邪极盛于里，津液亡失，而致肠中干燥，大便硬结，形成阳明燥实证。

原文246

脉浮而芤[1]，浮为阳，芤为阴，浮芤相搏，胃气生热，其阳则绝。

注释

①脉浮而芤：脉搏轻取可得为浮，浮大中空，形似葱管为芤。主阴血不足，阳气浮盛之象。

释义

胃热津亏的脉证。

脉浮为阳气盛，故曰“浮为阳”。芤为浮大中空，按如葱管，主阴血虚，故曰“芤为阴”。“脉浮而芤”是阳热有余而阴液不足的脉象。阳热有余，独盛于内，则胃气生热，阳盛灼阴，阴液亏耗，不能和阳，则阳愈亢而阴绝于里。胃热阳绝，阴不济阳而化燥，势必导致大肠失润而大便硬结。

本条阳明病浮芤之脉并见，则阳热盛、阴液虚为势所必然。阳热盛则胃气生热，热邪独盛于内。阴液虚则胃肠干燥，无液以和阳。阳亢阴虚，则为脾约之证。

原文247

趺阳[1]脉浮而涩，浮则胃气强，涩则小便数，浮涩相搏，大便则硬，其脾为约，麻子仁丸主之。

麻子仁丸方

麻子仁二升　芍药半斤　枳实半斤，炙　大黄一斤，去皮　厚朴一尺，炙，去皮　杏仁一升，去皮、尖，熬，别作脂

上六味，蜜和，丸如梧桐子大，饮服十丸，日三服，渐加，以知为度。

注释

①趺阳：就是冲阳穴，在足背第二及第三跖骨之间，为足阳明胃经的动脉。

释义

辨脾约脉证和治法。

趺阳脉，即足背动脉，属足阳明胃经，以候脾胃后天之气。“趺阳脉浮而涩”浮主阳盛，涩主阴虚，见于趺阳部位，则浮为胃阳亢盛，涩主脾阴不足。脾胃相表里，胃为水谷之海，主受纳腐熟；脾主运化转输水谷精微，今胃强脾弱，强阳煎灼弱阴，使脾之功能受到约束，不能为胃行其津液，以致津液偏渗膀胱而“小便数”，不能还于胃中以滋润大肠，“大便则难”此即“浮涩

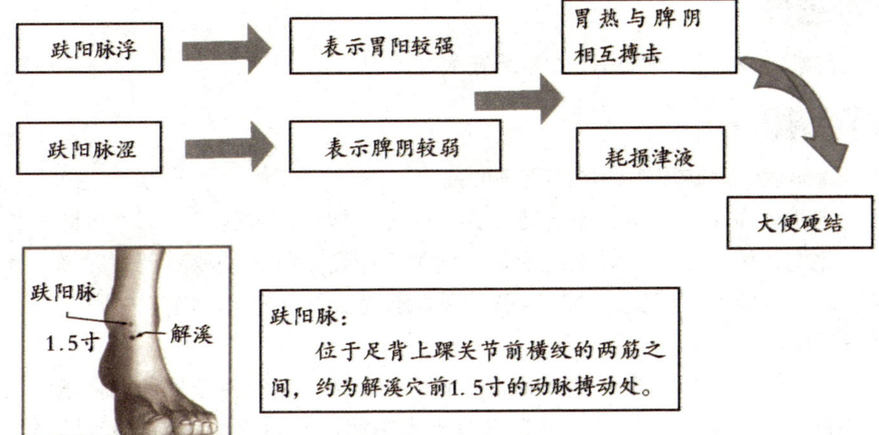

相搏，其脾为约”。脾约本于胃燥，而小便愈多，津液愈伤，脾阴愈弱，胃燥愈甚，如此形成恶性循环。

脾约证虽属阳明，但与诸承气汤证有所区别。承气汤证属阳明燥化成实，故病机重在阳明。脾约证虽有胃热，然不能与承气汤证之燥热比肩，其病机重点在于太阴阳明功能失调。脾约证以大便难为主要临床表现，治以麻子仁丸润下通便。

原文248

太阳病，三日，发汗不解[①]，蒸蒸发热[②]者，属胃也，调胃承气汤主之。

注释

①发汗不解：指用发汗法后病仍未愈，不是太阳表证不解。

②蒸蒸发热：形容发热如蒸笼中热气向外蒸腾。

释义

太阳病汗后转属阳明胃实的证治。

“太阳病，三日”即本病是由太阳病发展而来。“发汗不解”并非指表证未罢，而是指病邪未除而向里传变。“蒸蒸发热者，属胃也”形容内热较盛，向外蒸腾。内热盛如此，则不恶寒、反恶热等阳明外证更加明显，说明病邪已由太阳之表转属阳明胃腑之里。这里以蒸蒸发热作为阳明病的典型证候，并以此区别于太阳之发热恶寒和少阳之往来寒热。由于里热伤津，发汗又伤津，故本证以阳明燥实为主。唯其热势蒸腾，有外达之势，则腑中结实未甚，形无大实大满之候，尚未达到发潮热、腹满疼痛拒按的严重程度。病属燥热初结，故治以调胃承气汤软坚润燥、泻热和胃。

原文249

伤寒，吐后，腹胀满者，与调胃承气汤。

释义

太阳病吐后转属阳明燥实腹满的证治。

伤寒本为太阳表证，不当吐而误用吐法，胃的气液受伤，邪气内陷而化热，津伤化燥而成实，燥实阻滞，阳明腑气不通，则大便秘结而腹胀满。此腹胀满，乃因燥实而致，故其治仍以调胃承气汤和胃润燥。燥实去则腑气通，腑气通则腹胀除。

以上两条，从蒸蒸发热和腹胀满的内外证候，反映并概括了调胃承气汤证的特点。由于此调胃承气汤证来自于太阳病汗吐后津伤化燥，初结阳明，病情还没有达到非常严重的程度，故其治不用大承气汤，而用调胃承气汤，从这个意义上讲，调胃承气汤证又可看作是胃家实的一个轻证，而兼有胃气受损，因吐法亦能伤中气。

原文250

太阳病，若吐若下若发汗后，微烦，小便数，大便因硬者，与小承气汤和之愈。

释义

太阳病误治伤津致热结成实的证治。

太阳表证，当发汗解表，妄用吐下，是为误治。先吐下而后再汗，是为治疗失序，其结果必致邪不解而内陷。若内陷胸膈，见烦热、心中懊憹，属栀子豉汤证，二便多无改变。今吐、下、发汗后，病人出现了微烦、小便数、大便硬等证，说明邪热内陷阳明，形成了阳明腑实证。误治津伤，表邪入里化热，其势尚轻浅，故见微烦。热迫津液偏渗于膀胱，不能还于胃中，所以小便频数而多，大便干结而硬。本证以气滞热结为主，尚未达到谵语、潮热、手足濈然汗出等燥屎结实的程度，且在汗、吐、下后正气受伤，故不宜大承气汤峻下，只可以小承气汤泻热通便，使胃肠气机得以调和通畅则病可愈，故曰“与小承气汤和之愈”。

原文251

得病二三日，脉弱，无太阳、柴胡证，烦躁，心下硬。至四五日，虽能食，以小承气汤，少少与，微和之，令小安。至六日，与承气汤一升。若不大便六七日，小便少者，虽不受食，但初头硬，后必溏，未定成硬，攻之必溏；须小便利，屎定硬，乃可攻之，宜大承气汤。

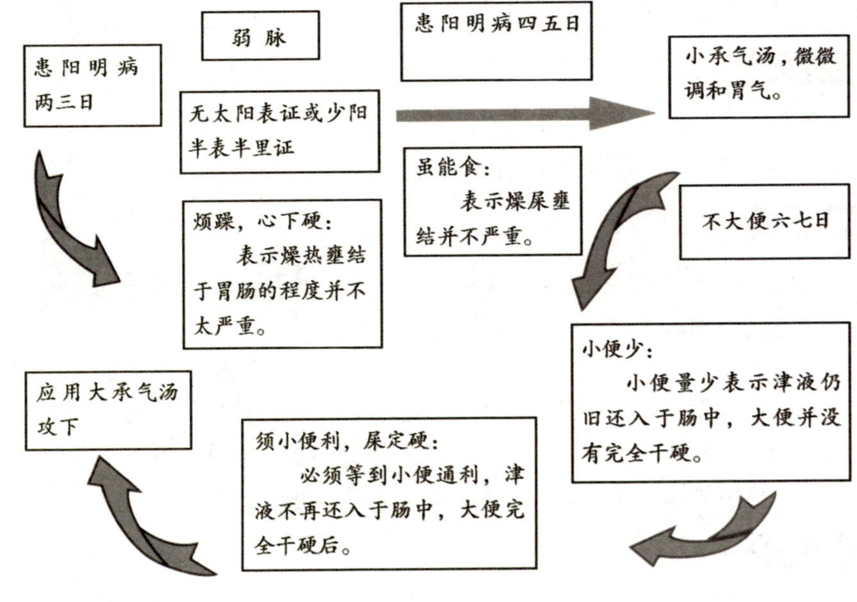

释义

大小承气汤的使用方法及其辨证要点。

“得病二三日”的“病”泛指疾病，确切地说是指外感热病。“脉弱”，是对脉紧而言，紧变缓相对地称“脉弱”，由此可推测是寒邪已化热入里。“无太阳、柴胡证”即既无太阳表证，又无小柴胡汤主治的少阳半表半里证。“烦躁”是里热上扰心神，“心下硬”是胃脘部硬满，均为阳明里实、胃气不和之证。

“至四五日”烦躁心下硬满仍不缓解，言外之意，当有不大便一证，若反不能食，腹满疼痛拒按，脉沉紧，是燥屎已成，腑气不通。今能食，心下硬而脉弱，说明阳明病势轻浅，不耐峻下攻伐，只能“以小承气汤少少与之”，以微和胃气。小承气汤的服法是煮取 1 升 2 合，分 2 次温服。故“少少与”，则 1 次只服三五合，而不超过 6 合，以微和胃气，使烦躁小安。

不大便六七日，小便少者，虽不能食，亦不可贸然使用大承气汤猛攻。因为小便少时津液尚能还入肠中，推测其大便尚“未定成硬”。大便不硬，燥屎未成，则不可攻之。有的还可能是大便初硬后溏，与脾虚失运有关，若误用大承气汤峻攻，必伤脾胃之气，以致运化失职，水谷不别而溏泄不止，故曰“攻之必溏”。

“须小便利”是紧承前文而引申可攻之证。即病者六七日不大便，而小便自利，则津液渗于膀胱，无以滋润肠燥，肠中糟粕因之结为燥屎，阻塞不通，故可攻下，宜大承气汤。推测津液偏渗而燥屎已经形成之时，腹满痛拒按、

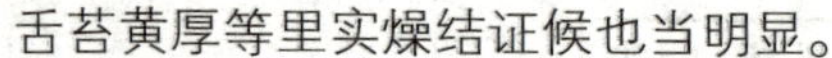
舌苔黄厚等里实燥结证候也当明显。

原文252

伤寒六七日，目中不了了①，睛不和②，无表里证③，大便难，身微热者，此为实也，急下之，宜大承气汤。

注释

①目中不了了：两眼视物不清楚。

②睛不和：眼球转动不灵活。

③无表里证：没有典型的阳明里证和外证，即无明显的潮热、谵语、腹满痛拒按、手足濈然汗出、不恶寒、反恶热等症状。也有人认为是表证与里实证的表现都不典型，既无明显的发热恶寒之表证，也无明显的腹满潮热之里证。还有人认为是无半表半里之少阳证。

释义

阳明燥热劫伤阴液，需急下存阴。

“伤寒六七日”言其发病过程已久，已经化热入里，并且里热炽盛，不仅耗伤了胃肠津液，而且也损伤了肝肾阴液，“目中不了了，睛不和”就是肝肾之阴被燥热劫夺的表现。“目中不了了”即视物不清楚，此为病人自觉症状。“睛不和”即两目呆滞，瞳子不能瞬动，乃为他觉症状。由于肝开窍于目，目受血而能视，今胃肠肝肾阴液被劫，不能濡养经脉，眼睛失却阴液濡润，故视物不清，睛不调和。其人“大便难”而不通，身又有微热，说明里热深伏而腑气不通，故曰“此为实也”。此处“大便难”“身微热”是画龙点睛地指出“目中不了了、睛不和”之证缘于阳明燥热之实。此时虽然只见大便难、身微热，而不见典型的阳明里证和外证，即无明显的潮热、谵语、腹满痛拒按、手足濈然汗出、不恶寒、反恶热等症状，所以称“无表里证”，但是“目中不了了，睛不和”的真阴欲竭之象已经出现，说明真阴危亡立待，病情危重。法当急下以存阴，而不能犹豫徘徊。只有用大承气汤急下存阴，也是保存津液的有效方法。因胃肠燥热太甚，必然下劫肝肾之阴，要想保阴，必须急下，把肠中燥热驱逐体外，才能保住下焦阴水不涸。及时使用大承气汤攻下燥屎，犹如釜底抽薪，既能祛除邪气，又能保护阴液，这才是急下存阴的方法及意义。

原文253

阳明病，发热，汗多者，急下之，宜大承气汤。

释义

阳明病发热汗多，当急下存阴。

阳明病发热汗多是阳明里热亢盛反映于外的证候，此时腑中燥热结实，不大便、腹满疼痛拒按等自不待言。在里之燥实热结不除，则发热汗出不止。泻除燥实热结，当用大承气汤，急下存阴，以免燥热焦燎，危及生命。对此证提出“急下”的关键在于“汗出多”。汗为人体五液之一，由津液所化生。汗出多，津液被耗而阴伤，阴伤则体内燥热愈盛。燥热愈盛，汗出亦愈多，从而形成发热汗出有不尽不已之势，不仅损伤阳明胃液，而且又有内竭肝肾真阴之虑。汗出多则热极津涸之候将接踵而至。此处提示医者要见微知著，遇有热汗不已者，亦当用大承气汤釜底抽薪，急下以存阴。

原文254

发汗不解，腹满痛者，急下之，宜大承气汤。

释义

发汗不解，化燥成实，腑气壅塞，宜急下存阴。

“发汗不解”，非指表不解，乃言其病未解。“腹满痛”，则是里实之证。里实当下，但为何要急下？原因是本证病情变化迅速，燥热邪气嚣张，如不以大承气汤急下，则不足以遏其势，而伤阴之弊在所难免，腑气壅塞不通则后果更为严重。汗法本为太阳表证而设，若太阳病汗不得法，或阳明热证误用汗法，均可导致病不解，成为表邪迅速入里，化热成燥，或为阳明里热不除，津伤化燥，从而形成阳明腑实证。本条“发汗不解”，迅即出现“腹满痛”，足见燥热盛实，传变迅速，故当急下以存阴。若当下不下，坐误时机，则循衣摸床、惕而不安、微喘直视等险证丛生。

阳明病腹满痛何以要急下？要知本证发展极为迅速，盖以一汗之后，旋即腹满硬痛，是里热方炽，腑气就闭，为时虽短，病情已趋严重，若不急下，则伤津耗液，种种险恶之候堪虑。“发汗不解”即现“腹满痛”，可知其病情发展迅速，病势“咄咄逼人”，迟则生变。

原文255

腹满不减，减不足言，当下之，宜大承气汤。

释义

腹满不减当下的辨治。

腹部属太阴、阳明所主。腹部持续地胀满而不减轻，或即使减轻一些，也微不足道，则属阳明腑实而不是太阴脾虚。燥屎内结，腑气不通必兼见大便不通，腹痛拒按等证，其治当用大承气汤攻下。本条为实邪阻滞特甚，因而气机壅滞，大满不通之候，故不言潮热谵语、手足濈然汗出如何，而曰腹满不减，减不足言。即腹满严重，终日不减，即令有所减轻，然程度极微，不足言减，内实腹满尤甚，既为内实腹满，则疼痛拒按、大便不通、舌苔黄厚干燥等证伴见。本条“腹满不减，减不足言”是为辨证眼目，但只凭此证还不能就用大承气汤。

原文256

阳明少阳合病，必下利，其脉不负者，为顺也，负者，失也①，互相克贼，名为负也。脉滑而数者，有宿食也，当下之，宜大承气汤。

注释

①其脉不负者，为顺也，负者，失也：这是根据五行生克的学说，从脉象上来解释疾病的顺逆。阳明属土，少阳属木，二经合病而下利，如纯见少阳弦脉，则木必克土，病情较逆，这就是所谓的“负也”“失也”；如果脉见滑数，则木不克土，这就是所谓的“顺也”。

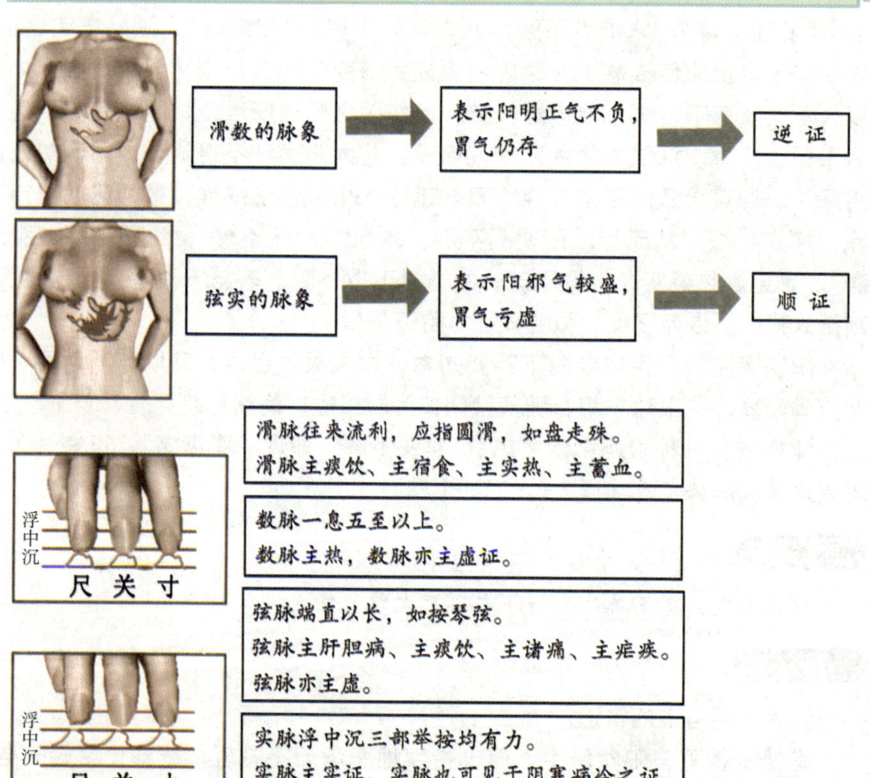

释义

辨少阳阳明合病证治。

凡合病，多为邪气较盛的问题。阳明主胃土，少阳为胆木。少阳与阳明、胆与胃，有木土相乘相克的关系。胃主受纳腐熟，胆主疏泄。胃肠的受纳消化功能，要借助胆的疏泄作用。今少阳阳明合病，少阳属木而能化火，阳明属土而能化燥，火燥相合，胆胃俱病，因而邪热炽盛，直走大肠，或有燥结在中，亦逼迫津液下趋，使传导功能失常，故发为下利。

阳明之脉本应见实大，少阳之脉本应见弦。若阳明少阳合病下利见阳明实大脉象，是胃气不衰，即为“不负”，其病易愈，故“为顺也”。若见少阳弦脉，是胃气虚馁，木来乘土，其病进而难愈，故“为负也”。“负者，失也”，言其正气不足，胃气衰败。土虚木乘，是为贼邪，故曰“互相克贼”。以五行乘侮关系而论，凡属相克而致病者，均称为“贼”。

脉滑而数，滑主食，数主热，为阳明有宿食的脉象。若脉不弦，说明木气不盛，中土未衰，故为顺，其病易治，下之则愈，宜大承气汤。然亦必诊得腹满疼痛、拒按、泻下不爽、舌苔黄厚等腑实见证，始可下之。

原文257

病人无表里证，发热七八日，虽脉浮数者，可下之。假令已下，脉数不解，合热则消谷喜饥，至六七日不大便者，有瘀血，宜抵当汤。

释义

阳明腑实与瘀血辨治。

“病人无表里证”，是说既无头项强痛而恶寒的太阳表证，也没有谵语、腹满疼痛的阳明里证。发热延续七八日不解，此时应当考虑邪热在里的问题。虽脉见浮数，但因无表证，故为阳脉阳证而主热，为里热亢盛，充斥内外，气血流行偏旺之象，可用下法以泻其热。“假令已下”则气分之热可去，浮脉因而不现，但血分之热不因寒下而减，故数脉仍在。至六七日不大便，乃热与瘀血相搏，而非燥屎不通，以消谷善饥，腑中无燥屎阻塞故也。此外，血瘀则络阻，不通则痛，因而随瘀血之所在，而有腹中硬满疼痛。又因瘀血之新久，而有喜忘或发狂、小便利等证，如此则血证谛也。一般来说，邪热在于胃肠气分，若伤津化燥而成为阳明燥实之证，则其人当不能食，而今却消谷善饥，表明邪热不在阳明气分，未形成腑实，而是热在血分，与血相搏结，为瘀血之证。其治当用抵当汤泄热破瘀。

原文258

若脉数不解，而下不止，必协热①便脓血也。

注释

①协热：夹杂着发热的症状表现。协，夹杂的意思。热，指病人表现出发热的症状。

释义

下后协热便脓血的辨治。

若下后脉浮已去而脉数不解，又不大便而消谷善饥，是气分之热罢，热入血分，发为瘀血证。此言下后，而利不止，是热邪向下，灼伤阴络，迫血下行，血热相蒸，腐败为脓血，故曰协热而便脓血也。

原文259

伤寒，发汗已，身目为黄，所以然者，以寒湿在里不解故也。以为不可下也，于寒湿中求之。

释义

寒湿发黄的治禁与治则。

本证见“身目为黄”，故属黄疸。黄疸有阳黄、阴黄之分。阳黄是湿热发黄，属实证；阴黄的性质与湿热发黄不同，是寒湿发黄，多属于本虚而标实。湿热内蕴，热不得越，湿不得泄，则可发阳黄。若得汗出，则可使湿热泄越，而不能发黄。今“伤寒，发汗已，身目为黄”，是为寒湿发黄。伤寒发汗，若治疗得法，其病当愈。今汗后身目发黄，以汗不如法，损伤中阳，脾胃不健，以致寒湿内生。或素来中阳不旺，汗后外邪陷入太阴，亦成寒湿之患。寒湿虽生于中焦，然郁而不化，亦能阻碍肝胆疏泄功能，胆汁因而不循常道，外溢肌肤，布散全身，则为发黄，故曰“寒湿在里不解故也”。

阳黄与阴黄虽均为湿邪，但阳黄为胃腑有热，湿与热合，阴黄为脾脏有寒，湿与寒合，病机不同，治法迥异。阳黄即湿热发黄，为阳明有热，其治可下；阴黄即寒湿发黄，为太阴脾寒，不能使用攻下之法，而应当温中散寒除湿，即所谓“以为不可下也，于寒湿中求之”。论中未提及具体治法方药，可考虑选用茵陈五苓散或茵陈术附汤等以温中散寒祛湿。若中阳虚明显者，也可选用理中汤加茵陈；若肾阳虚较甚者，则可选用四逆汤加茵陈。

原文260

伤寒七八日，身黄如橘子色，小便不利，腹微满者，茵陈蒿汤主之。

释义

补述湿热发黄证治。

本条补述湿热发黄的证治，应与第 236 条合参。第 236 条讨论了病因病机和部分临床表现，本条又补述其典型症状。阳明发黄，身黄如橘子色者，是黄色鲜明而润泽，这也反映了热甚于湿的特点。再与第 236 条头汗出、身无汗、小便不利、渴饮水浆等联系起来，则知其邪无去路，乃湿热胶结之象。湿热郁结在里，肠胃之气壅滞不利，故腹微满，或可见大便秘结不爽等证。“腹微满”与第 236 条“热结在里”遥相呼应。彼言热邪内郁之机，此言热邪内郁之象。以热邪郁结在里，气滞不通，故腹满。此皆湿热壅滞于中而影响肝胆疏泄所致，故治用茵陈蒿汤清热利湿泻实以退黄除满。

原文261

伤寒，身黄，发热，栀子檗皮[①]汤主之。

栀子檗皮汤方

肥栀子十五个，擘　甘草一两，炙　黄柏二两

上三味，以水四升，煮取一升半，去滓，分温再服。

注释

①檗皮：即黄柏，也作黄檗。

释义

湿热郁滞三焦发黄证治。

本条亦为湿热发黄证，属之阳黄，仍有身、目、小便俱黄，黄色鲜明等特征。病机为湿热蕴结，郁滞三焦，肝胆受其熏蒸，胆热溢泄，以致发黄。因而无汗、小便不利是其必有证候。发热乃湿热内盛之征。以方测证，本条用栀子檗皮汤，均为寒凉之品，有清利三焦湿热以退黄的作用，故应有心烦、懊侬、口渴、苔黄、脉濡数或滑数等症状。

本证与茵陈蒿汤证的差别在于瘀热不重，亦无腹满、便秘等症，故不以大黄通下瘀热，而以栀子、黄柏清热利湿。

本方苦甘合剂，有清热利湿退黄之效。其中栀子苦寒质轻，清利之中又有宣透作用，可清泄三焦之火，并通利三焦水道，开湿热壅结，还可除烦热。黄柏苦寒趋下，清热利湿燥湿。甘草和中，并制栀子、黄柏苦寒伤胃之弊。栀子偏于清上焦，泻心火；黄柏偏于清下焦，泻相火；甘草奠中，以缓苦寒之性，不使寒凉之药损伤脾胃。三药相伍，用于正气偏弱、阴中有伏热而黄疸日久不退的，最为合机。

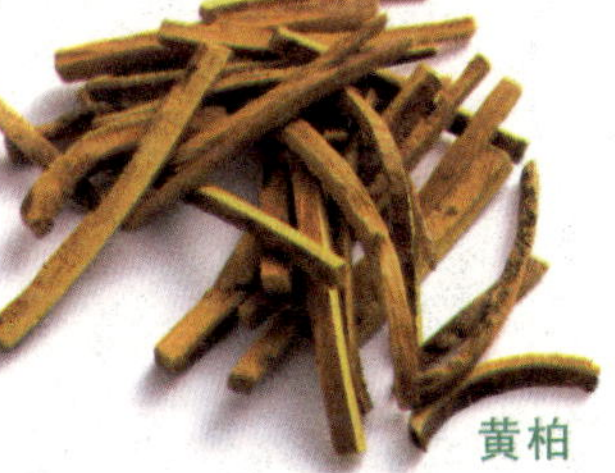

黄柏

原文262

伤寒，瘀热在里，身必黄，麻黄连轺[1]赤小豆汤主之。

麻黄连轺赤小豆汤方

麻黄二两，去节　连轺二两，连翘根是　杏仁四十个，去皮、尖　赤小豆一升　大枣十二枚，擘　生梓白皮切，一升　生姜二两，切　甘草二两，炙

上八味，以潦水[2]一斗，先煮麻黄再沸，去上沫，内诸药，煮取三升，去滓，分温三服，半日服尽。

注释

①连轺：赵刻本《伤寒论》连轺下，有“连翘根是”四字，现代均以连翘代替。

②潦水：即地面流动之雨水。李时珍注：“降注雨水谓之潦，又潘雨为潦。”韩退之注：“潢潦无根源，朝满夕已除。”

释义

湿热发黄兼表证辨治。

“伤寒，瘀热在里”即外有风寒束表、内有湿热蕴郁。表邪不解，使湿热之邪难以外越；湿热内蕴，又阻碍表邪之外散。从而形成了表气闭郁而湿热内蕴的发黄证候。“身必黄”是“瘀热在里”而熏蒸于外的必然结果。表邪不解，应见发热、恶寒、无汗、头身疼痛、脉浮、身痒等，湿热在里，心烦、懊侬、小便不利等也在所必见。本证当治以宣散表邪、清利湿热，用麻黄连轺赤小豆汤。

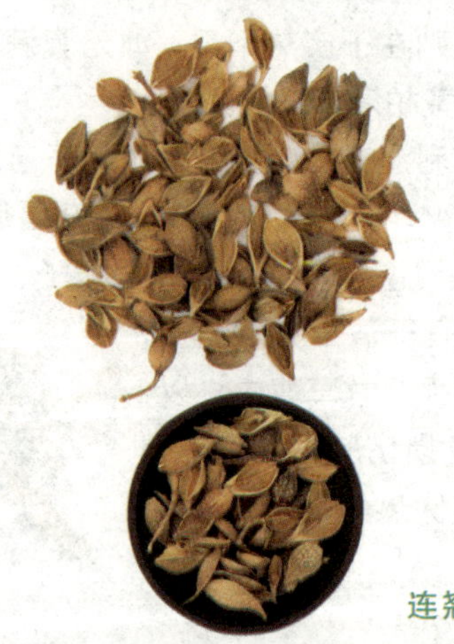

连翘

第 4 章　辨少阳病脉证并治

少阳包括手少阳、足少阳二经与三焦、胆二腑。少阳与厥阴经络相联，脏腑相关。

少阳的生理功能特点有三。①阳气始生，正气较弱：《素问·阴阳类论》有少阳为一阳之说，所以少阳又称“一阳”“稚阳”“小阳”。少阳乃阳气初生，虽生机勃发，应春生之气，然初生者阳气必少，其气尚微，《素问·血气形志》认为“少阳常少血多气”。少阳阳气始生，气血不足，抗病能力较弱。②疏利气机，通调水道：《素问·灵兰秘典论》曰：“胆者，中正之官，决断出焉。”又曰：“三焦者，决渎之官，水道出焉。”认为胆性正直，善于决断与人体情志有关。而三焦则主疏通水道。胆与三焦经脉相联，功能相关，胆腑疏泄正常，则枢机运转，三焦通利，水火气机得以升降自如。③三阳离合，少阳为枢：《素问·阴阳离合论》曰：“是故三阳离合也，大阳为开，阳明为阖，少阳为枢，不得相失。”认为三阳经的离合，太阳主表，是敷布阳气以卫于外，故为开；阳明主里，受纳阳气以支援内脏，故为阖；少阳居于半表半里之间，转枢内外，故为枢。这三经开阖枢的作用，是相互为用，调合统一而不能相失。所以少阳为枢，居半表半里之位，为人身阴阳气机升降出入开阖的枢纽。

由于少阳具有上述生理特点，所以其抗御外邪的能力远不及太阳与阳明，然少阳病又是外感热病过程中，由表入里，由寒转热的中间过渡阶段，其病性属热，其病位既不在太阳之表，又不在阳明之里，而是在半表半里之间。

原著精读

原文263

少阳之为病，口苦，咽干，目眩也。

释义

少阳病提纲。

“口苦、咽干、目眩”三证，是少阳胆腑有热的表现。少阳之气主升发疏泄，其性喜条达而恶抑郁。邪犯少阳，升发疏泄功能失常，气机郁滞。气郁则易化火，故出现少阳病的热证。少阳胆腑内藏精汁，其味最苦，今热气蒸迫胆液上溢，必见口苦。凡见口苦，则多为肝胆火郁之证，确有其临床意义。若火热灼伤津液，则可见咽干。足少阳之脉起于目锐眦，且胆与肝互为表里，而肝开窍于目，故胆火上扰，干犯清窍，必头目昏眩。

原文264

少阳中风，两耳无所闻，目赤，胸中满而烦者，不可吐、下。吐、下则悸而惊。

释义

少阳中风辨证、治禁与误治变证。

“少阳中风”即少阳经脉感受风邪。风为阳邪，其性善行而数变，遇火则热，得水则寒。足少阳胆经起于目锐眦，上头角，下耳后，入耳中，下贯胸膈；手少阳三焦经，布膻中，散络心包，下膈。少阳主火，受风邪影响，易于升腾。风火循经上行，扰于清窍，故耳聋、目赤。风火走窜经脉，结于胸胁，气机不畅，故“胸中满而烦”。

少阳病位在半表半里，非上非下，又无痰、食等有形之实邪，故“不可吐、下”。宜行和解之法，使少阳枢机得运，则风火自散。

少阳为小阳，抗邪能力本弱。若见“胸中满而烦”就误认为是实邪内阻，妄施吐、下之法，则病必不除。不仅对少阳之邪没有起到治疗作用，反而还要耗伤气血，以致心神失养，胆气虚损，决断失职，神无所主，而产生心悸、惊惕等变证，故少阳病禁施吐、下之法。

原文265

伤寒，脉弦细、头痛、发热者，属少阳。少阳不可发汗。发汗则谵语，此属胃。胃和则愈；胃不和，烦而悸。

释义

补述少阳脉证、治禁与误汗变证、转归。

病伤于寒，头痛、发热者，本属太阳表证，当见浮紧或浮缓脉，则属太阳病证无疑。今见脉弦细，而不是浮紧或浮缓，说明病邪已不在太阳之表，而是由表向里传变，已经进入半表半里之间，故曰“属少阳”。属者，转属之意。因本为太阳伤寒，现在病情发生转化，已经传入少阳，故不言少阳病，而言“属少阳”。

伤于寒、病在表者，发汗则愈。但当病变传入少阳之时，病邪已经由寒化热，性质发生了根本性的改变，病位也已经转入半表半里之间，故在治疗方法上已“不可发汗”，而应改用和解枢机、助正达邪之法，以清除少阳半表半里之热。

胃热实证的转归如何，需视胃气能否自和以及津液能否自复来决定。若胃气能够自和，则胃热可以自行消除，津液可以自行恢复，神昏谵语等症状也可以自止。然阳明中土，万物所归，无所复传，胃热津伤常难以自和，需施以清泄热邪、滋养津液等法，如少予调胃承气汤，微和胃气，始能令其恢复，即“胃和则愈”。

原文266

本太阳病不解，转入少阳者，胁下硬满，干呕不能食，往来寒热，尚未吐下，脉沉紧者，与小柴胡汤。

小柴胡汤方

柴胡八两　人参三两　黄芩三两　甘草三两，炙　半夏半升，洗　生姜三两，切　大枣十二枚，擘

上七味，以水一斗二升，煮取六升，去滓，再煎取三升。温服一升，日三服。

释义

太阳病转入少阳的辨治。

本为太阳病，由于治疗不及时或治疗不当，病邪不但没有解除，反而化热入里，转入少阳。“胁下硬满”是少阳经气不利的反映；“干呕不能食”是少阳气郁而胃气不和，“往来寒热”是正邪交争于半表半里，而互有进退。此时如果未经误治，而脉见沉紧者，可用小柴胡汤治疗。

少阳病主脉本应为弦细，而此处却谓“沉紧”，何也？盖斯证“本太阳病不解，转入少阳”，邪离太阳之表，则其脉不浮，相对之下，亦可谓之“沉”，

胁下硬满：
由于邪气壅结于胸胁，导致经气不利。

干呕不能食：
由于少阳气郁导致胃气不和，因此干呕、不能进食。

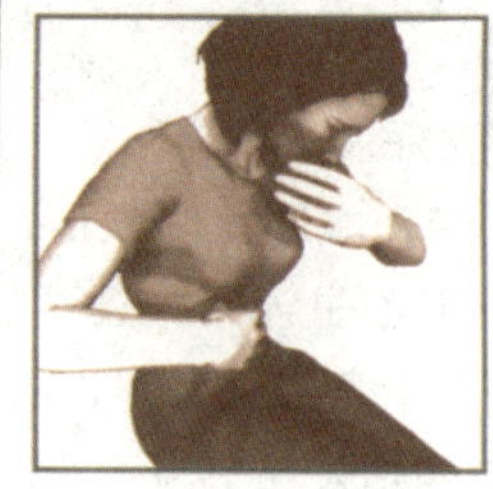

往来寒热：
由于正气与邪气交争于半表半里，正邪互有胜负，因此出现发热与怕冷交替发作。

脉沉紧：
脉沉表示里证，脉紧表示正气与邪气争斗严重。

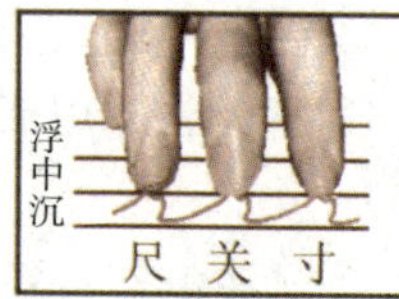

沉脉轻取不应，重按始得。
沉脉主里证，沉而有力为里实；沉而无力为里虚。

紧脉脉来绷急，状如牵绳转索。
紧脉主寒、主痛、主宿食。

并显示太阳表证已解。“紧”虽然不是少阳主脉，但弦之甚者，亦类似于“紧”。合称“沉紧”，还寓有少阳经脉气机郁滞不伸之意。

原文267

若已吐、下、发汗、温针，谵语，柴胡汤证罢，此为坏病，知犯何逆，以法治之。

释义

少阳病误治变证及其救治法则。

本条承接前文（第266条）而来，彼言太阳传少阳，未经吐下之治法，仍以和解为主，可与小柴胡汤。此言少阳病迭用汗、吐、下、温针等法，误治再三，则病情不变者亦变，不坏者亦坏。少阳本无“谵语”，今发“谵语”，是病情恶化。柴胡证罢，即“往来寒热、胸胁苦满、嘿嘿不欲饮食、心烦喜呕”以及“口苦、咽干、目眩”等少阳病证已经消失，病离少阳之半表半里，而全陷入于里，故曰“此为坏病”。“坏病”则病情更加沉重而复杂，难以再用六经病症直指其名。就“谵语”之“坏病”而言，有属于阳明里热亢盛者，也有属于他经者。既有邪实之“谵语”，也有正虚邪实之“谵语”，更有亡阳“谵语”，种种不一。况且此处也仅仅是举“谵语”为例而已，其他复杂表现不一而足，自属省笔无疑。因为病情沉重而复杂，难以用一种或几种治法说清楚，故只好“观其脉证，知犯何逆，随证治之”。至于具体治疗方法，则要观察其脉证变化，详究其致病根源，从而制定相应的治疗方法。

原文268

三阳合病，脉浮大，上关上[①]，但欲眠睡，目合则汗。

注释

①上关上：意思是指脉象浮大而长，直达关部以上至寸部。

释义

辨三阳合病的脉证。

“三阳合病”是指太阳、少阳、阳明合病，即三阳病证同时出现。

邪热壅盛，扰于神明，则昏昏而欲眠睡。此之“但欲眠睡”要和少阴病“但欲寐”相区别。三阳合病，但欲眠睡，其脉浮大，上关上，是一派阳热旺盛之象。少阴病，但欲寐，脉见微细，是一派阳衰阴盛之证。二者虽均有但欲眠睡，但寒热虚实迥异。

“目合则汗”即眼睛闭上就出汗，又称盗汗。少阳为半表半里而主枢，关系人体阴阳表里出入之机。目合则阳入于阴，少阳本主相火，阳热内迫，则里热更盛。阳加于阴谓之汗，里热盛而逼津外渗，所以目合则汗。这正是少阳经有邪热的反映。

原文269

伤寒六七日，无大热，其人躁烦者，此为阳去入阴[①]故也。

注释

①阳去入阴：离表入里。

释义

表病入里辨证。

“伤寒六七日，无大热”，应是外感表证已经过了一个周期，发热、恶寒、头痛、脉浮等表证已经消失。今身无大热，其人躁烦，则是表证不复存在，病邪已经向里传变。若病人身有大热、不恶寒、但恶热、烦躁不安，则是里热亢盛的阳明证候。今病人“无大热”可推测为身有热而热不甚，“躁烦”则可推测为有点轻度烦躁而情绪不安，热邪未尽入里，而尚在半表半里之间，与少阳枢机不利、不能枢转有关。邪气由表入里，常以少阳为通路，因少阳为表里之枢。若表邪不甚，人体正气亦偏弱，则病邪在由表入里的过程中，就有可能稽留于表里之间，而发生“无大热，其人躁烦”的情况。治从少阳，用小柴胡汤和解之，则其证可以消失。

原文270

伤寒三日，三阳为尽，三阴当受邪，其人反能食而不呕，此为三阴不受邪也。

释义

表邪不传三阴的辨证。

“伤寒三日”仅为举例而言，临证不必拘泥于日数。伤寒病已过数日，按一般规律，三阳经已传尽，三阴经当受邪。而三阴受邪，太阴则首当其冲，因为太阴为三阴之始。太阴病应见腹满而吐、食不下等证候，而今“其人反能食而不呕”，表明脏气未虚，中州健运，脾胃之气调和。太阴脾气健旺，则少阴、厥阴亦安，既不见少阴吐利、欲吐不吐，更无厥阴饥不欲食、食则吐蛔，自是未传三阴，故谓“三阴不受邪也”。本条的辨证意义还在于临床治疗疾病时，需要注意少阳之气的盛衰，只要少阳之气不衰，病邪就有可能外解，未必一定会由表入里而传入三阴。

原文271

伤寒三日，少阳脉小者，欲已也。

释义

辨少阳病欲愈的脉象。

“伤寒三日”，病邪已经传入少阳。少阳病，应见弦脉，而今脉象不弦反小，说明少阳胆热已衰。以脉断病，是小则病退之义。少阳是为小阳，脉当弦细，如脉仅见细小而不弦，反映邪气已经衰退，正气尚待恢复，是病情向愈的征象。所以说“少阳脉小者，欲已也”。

原文272

少阳病，欲解时，从寅至辰上。

释义

少阳病欲解的时间。

寅至辰，指寅、卯、辰3个时辰，即现在的3~9时，共6个小时。卯时前后是日出阳升之时。少阳属木，其气通于春。春建于寅，是阳气生发之始。少阳病为枢机不运，胆火内郁之证。此时乘自然界阳气之升，被郁的胆火容易舒发，则枢机自能运转，三焦得以通畅，故为少阳病欲解之时。

第 5 章　辨太阴病脉证并治

太阴包括手太阴、足太阴二经和肺、脾二脏。但从太阴篇来看，主要是论述足太阴脾的病变，而手太阴肺的病证大多已在太阳病篇论述。足太阴脾经起于足大趾内侧端，上行沿小腿内侧，交厥阴经之前，沿大腿内前侧上行，入腹，属脾络胃。由于经络相互络属的关系，使足太阴脾与足阳明胃互为表里。脾胃位居中焦，脾主运化，升清阳，主四肢，胃主受纳，腐熟水谷，与脾合称为后天之本。脾胃为人体气机升降之枢纽，脾主升，胃主降，脾以升为顺，胃以降为和，脾胃各项功能协调，则清阳得升，浊阴得降，水精四布，五脏得荣。若脾胃虚弱，或被邪气所犯，以致中阳不足，运化无力，寒湿内停，升降失常则形成太阴病。

太阴病的成因有三：一是六淫之邪主要是寒湿之邪直接侵犯中焦，或七情中的忧思伤脾，或饮食劳倦所伤，从而使脾胃虚弱，运化失职；二是先天禀赋不足，脏气虚弱，脾之阳气不足而自病，亦可因脾胃素虚，复被邪气所犯而发病；三是三阳病失治误治，损伤中阳，从而转为太阴病。

原著精读

原文273

太阴之为病，腹满而吐，食不下，自利①益甚，时腹自痛。若下之，必胸下结硬②。

注释

①自利：不因攻下而出现大便稀溏甚或夹有黏冻的证候。

②胸下结硬：胃脘部痞结胀硬。

释义

太阴虚寒证诊断要点及误下后变证。

太阴虚寒证是脾阳不足，寒湿内蕴所致。因脾主运化，脾阳不足，阳虚生寒，水谷失运，易见寒湿停滞、阻碍中焦气机之证，因见腹部胀满之象。脾与胃互为表里，太阴脾病，水谷不化，浊气内阻，上逆于胃，则见吐而食不下之证。脾阳不足，清气不升反而下流，病人虽食不下却反见下利甚剧之象，由于此下利非因外邪及攻下造成，故称自利。脾阳不足，温煦无力，太阴脾络拘挛不畅，故见腹痛；阳气稍振则太阴脾络拘挛可暂得缓解，是以腹痛呈时作时缓之象。

腹满、腹痛、食不下等证，既可见于太阴虚寒证，也可见于阳明实热证。脾虚寒证的腹满以胀满时减为特征，即“腹满时减，复如故”，且喜得温按，腹满痛也不因利下而减轻。阳明结实的腹满痛，一般无明显减缓之时，即或稍减亦程度轻微。阳明结实的腹满痛为邪实有余，太阴脾虚寒证的腹满痛为正虚不足。虚寒证误用攻下，则正气愈虚，寒湿愈甚，易发生寒凝气结的胸下（胃脘部）结硬。

原文274

太阴中风，四肢烦疼，阳微阴涩①而长者，为欲愈。

注释

①阳微阴涩：脉象浮取微，沉取见涩。阴阳，此处指诊脉时的沉取与浮取。

释义

太阴中风的证候特征及欲愈的判断标准。

脾主肌肉、四肢，脾阳气不足，防御力量下降，易见外邪侵犯四末之证。所以称其为太阴中风而非太阳中风，是由于病证出现在四末，而四末为脾所主之故。

既是外邪侵袭，何以不见周身疼痛、恶寒发热？原因在于一则邪少且部位局限，二则太阴阳气本已不足，正气与邪气相争力微，故病人仅见四肢烦疼、脉阳微阴涩等象。

太阴中风是本虚基础上外邪侵袭之证，因其阳气本虚，邪犯亦少，故脉浮取微弱，沉取见涩，脉由微涩转为长是脾气有恢复之机，正气有驱邪外出之象，故为欲愈之候。所谓“长则气治”是也。

原文275

太阴病，欲解时，从亥至丑上[1]。

注释

①从亥至丑上：相当于晚间21时至次日3时。

释义

太阴病欲解的时辰。

太阴病是脾阳气不足的虚寒证。亥、子、丑相当于21时至次日凌晨3时之间，此为自然界阴极阳生之时，已虚之脾阳得自然界阳气之助可渐得振奋，故为太阴病欲解之时。

原文276

太阴病，脉浮者，可发汗，宜桂枝汤。

释义

太阴病兼表证的证治。

太阴病本是脾虚证，今“脉浮”明显，是外感表邪，且脾虚不甚，故“可发汗”。但不能用峻汗剂麻黄汤，而只能用桂枝汤，因桂枝汤既可外和营卫以祛风解肌，又能内调脾胃以治中焦，对中气虚不甚而夹有表邪者颇为相宜。

原文277

自利不渴者，属太阴，以其脏有寒[1]故也，当温之，宜服四逆辈[2]。

注释

①脏有寒：即太阴脾脏虚寒。

②四逆辈：指四逆汤一类方药，包括理中汤在内。

释义

脾阳不足、寒湿内蕴证的主证、病机及治则。

本证性质属太阴虚寒，下利、口不渴是太阴阳虚证的特征表现。当有腹满时痛，喜得温按，舌淡胖有齿印苔薄腻，脉浮缓无力等。阳虚则生内寒，水湿不化，治疗当予兼顾。“当温之”是基本治疗原则，宜在温阳健脾的同时，兼以祛寒燥湿。文中提出“宜服四逆辈”，而未出具体方剂，意在根据病情轻重，灵活选方。如中虚尚轻者可用理中汤，中虚兼命门火衰者，则宜用四逆汤等。

原文278

伤寒，脉浮而缓，手足自温者，系在太阴[①]；太阴当发身黄，若小便自利者，不能发黄；至七八日，虽暴烦下利日十余行，必自止，以脾家实[②]，腐秽[③]当去故也。

注释

①系在太阴：即病已转入太阴。

②脾家实：脾阳恢复。“实”非邪实。

③腐秽：腐败秽浊之物，此处指肠中停留时间较久的大便。

释义

太阴虚寒证的两种不同转归及其机制。

感受寒凉后，脉浮而缓，且手足自温，是病已转入太阴。本证颇似太阳中风，但并未与恶寒发热、头身疼痛等并见，故非太阳表证。“脉浮而缓”是“舒缓不急”之意，乃脾虚不足、寒湿失运之象。阳虚则生寒，一般应见畏寒手足不温之证，由于太阴脾主肌肉四肢，其阳气虽虚，但不似少阴阳虚那样严重，其已虚之阳仍能温煦所主之四肢，故手足自温。

太阴脾阳气不足，寒湿内阻，水谷不化，水湿停滞，阻遏日久，土壅木郁，胆汁失其常道而外溢，因见发黄之证。由于其主因在于湿邪壅遏，故发黄前多见小便不利。如果小便通利，湿邪得以外泄，则一般不会发黄。太阴发黄源于阳虚寒湿困遏，故黄色晦暗，自利，口不渴，舌淡胖，苔白腻，应属于阴黄范畴。

本证发黄应与前述阳明湿热发黄区分，根据黄色晦明、发热有无、口苦口淡、舌质红淡、苔黄腻白腻等常可做出鉴别。

原文279

本太阳病，医反下之，因尔腹满时痛者，属太阴也，桂枝加芍药汤主之；大实痛者，桂枝加大黄汤主之。

桂枝加芍药汤方

桂枝三两，去皮　芍药六两　甘草二两，炙　大枣十二枚，擘　生姜三两，切

上五味，以水七升，煮取三升，去滓，温分三服。[本云：桂枝汤，今加芍药。]

桂枝加大黄汤方

桂枝三两，去皮　大黄二两　芍药六两　生姜三两，切　甘草二两，炙　大枣十二枚，擘

上六味，以水七升，煮取三升，去滓，温服一升，日三服。

释义

太阴气滞络瘀证证治。

太阳病，当用辛散解表之法，误用攻下，则表邪内陷。

误下伤脾，邪陷入里，土壅则木郁，终则形成太阴气滞络瘀之证。气滞不畅，络脉瘀滞，不通则痛，因见腹部胀满不舒，疼痛阵作之证；若证情较重，则病人可见“大实痛”之候。与“腹满时痛”相较，“大实痛”是疼痛程度较重，无有休止，气滞络瘀的程度也较为严重。

桂枝加芍药汤在桂枝汤基础上倍用芍药，变祛风解肌、调和营卫之剂为辛温宣通、缓肝舒挛、通络止痛之用。方中桂枝、甘草辛甘化阳，温通和脾；芍药、甘草酸收，缓肝之急，芍药兼能通络行痹止痛；生姜、大枣和胃益脾，奠安中焦，并能防肝木之乘，适用于脾滞土壅而肝木乘之的腹满时痛证。

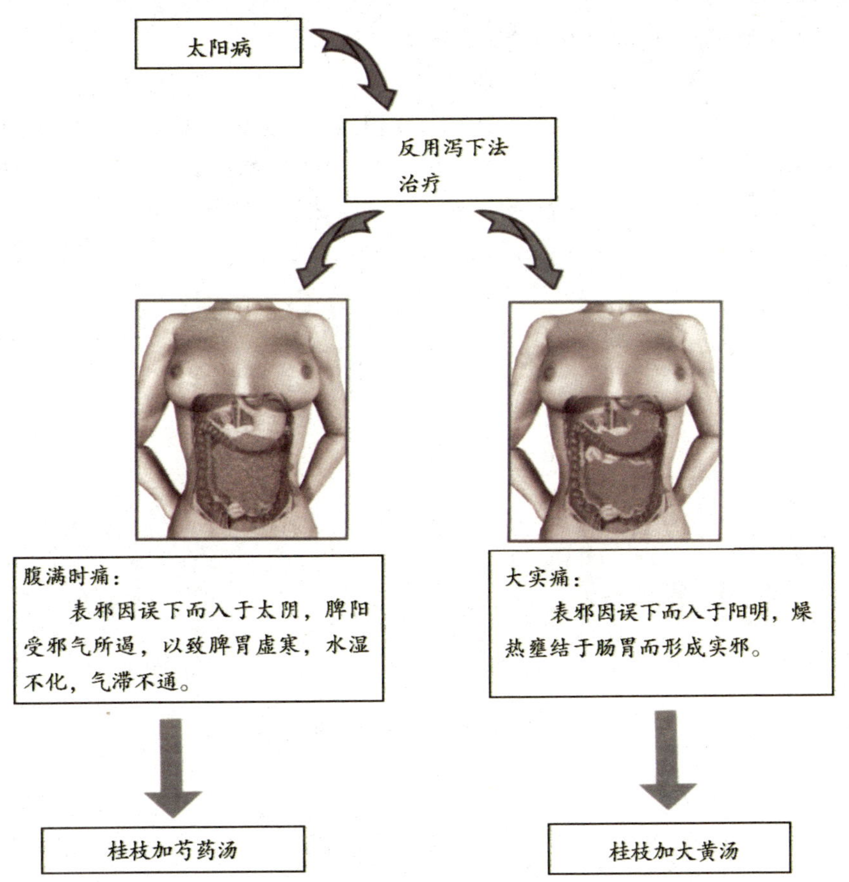

桂枝加大黄汤是在桂枝加芍药汤的基础上再加大黄。加大黄是用于“大实痛”之证，而究其证候本质，实际仍属脾土壅实、肝木乘犯、气滞络瘀之证，只是由于土壅殊甚，故在桂枝加芍药汤的基础上复加大黄，意在增强其通络止痛之力；同时，由于大黄兼可入于胃肠，使腑气通畅，则脾土壅滞易解。

原文280

太阴为病，脉弱，其人续自便利，设当行[①]大黄、芍药者，宜减之，以其人胃气弱，易动故也。[下利者，先煎芍药三沸。]

注释

①行：此处是使用的意思。

释义

太阴气滞络瘀证并见脾气虚弱时的治疗方法。

太阴气滞络瘀，腹满时痛，或“大实痛”，大便不甚通利，是气机阻滞、肠道传导异常之故，非阳明内实之候。中虚虽轻，但大便溏薄，如果必须使用通经活血的大黄、芍药等，用量不宜太大，因苦寒酸柔之品有碍脾气升清，过量则致脾虚更甚。告之以“胃气弱，易动”之变，需要预防。通过适当减少大黄、芍药等苦寒、酸柔之品的分量，可达到既通阳活血又不碍脾气的治疗结果。

第 6 章　辨少阴病脉证并治

少阴包括手少阴、足少阴二经和心、肾二脏。心肾统属少阴，手少阴心属火，主血脉，统神明；足少阴肾属水，主藏精，为人体阴阳之根，先天真气之所系，元阴元阳之所寓，为水火之宅。在生理情况下，心火在上，肾水在下，心火下温于肾，使肾水不寒，肾水上奉于心，使心火不亢。心肾相交，水火既济，以维持人体的阴阳动态平衡，激发五脏六腑的生理动能，使人健康无病。若邪侵少阴，心肾受病，真气损伤，以致人体阴阳失衡，即可发生心肾失调、水火不济的少阴病。

少阴，即阴气较少之意。人体之精气来源于津液而少于津液。津液和与津液活动有关的脾肺属太阴，而精气及与精气活动有关的心肾属少阴，故称少阴为阴中之"小阴"。

少阴病的发生，一是素体少阴阳虚或阴虚，复感外邪，邪气直犯少阴，内外合邪而发病；二是它经病证失治、误治，损伤心肾阴阳，从而转属少阴。其中因太阳与少阴互为表里的关系，故太阳病最易转入少阴。另外，太阴和少阴有子母关系，病变中常子盗母气，故太阴虚寒也易传入少阴，成为脾肾阳虚证等。少阴病以心肾虚衰、水火不交为主要病机，以脉微细、但欲寐为主要脉证特点。

原著精读

原文281

少阴之为病，脉微细①，但欲寐②也。

注释

①脉微细：微是脉的搏动轻微无力；细是脉的形态细小。

②但欲寐：是指迷迷糊糊似睡非睡的状态。

释义

少阴病寒化证脉证提纲。

少阴属心、肾两脏，心主血，属火；肾藏精，主水。久病则心肾两虚。如阳气衰微，无力鼓动气血运行则脉微；阴血虚少，脉道不充则脉细。本条微细并提，重点在微，因为微脉的形状必细，王叔和解说“微脉极细而软，若有若无”“细脉大于微，常有，但细耳”。细脉主阴血虚少，不一定兼微。微脉主阳气虚，其形必细。脉微细是心肾阳虚的本质反映，与“但欲寐”并见，可以确诊。“但欲寐”非真能入寐，而是病人精神萎靡，处于似睡非睡状态，是心肾阳虚、阴寒内盛、神失所养所致。

原文282

少阴病，欲吐不吐[①]，心烦，但欲寐。五六日，自利而渴者，属少阴也，虚故引水自救；若小便色白[②]者，少阴病形悉具。小便白者，以下焦[③]虚有寒，不能制水，故令色白也。

注释

①欲吐不吐：是指要吐而又不得吐出之状态。

②小便色白：小便色清而不黄。此处“白”作“清”解。

③下焦：此处指肾。

释义

少阴病寒化证的辨证要点。

少阴阳虚阴盛，下焦阳气衰微，寒邪上逆，使胃气失于和降，故欲吐，然由于肠胃空虚，胃中无物，所以虽欲吐而复不能吐。阴寒盛于下，则虚阳易于上扰，且虚阳与寒邪相争，故心烦。少阴阳虚已甚，神疲不支，故但欲寐。

少阴虚寒，治当温阳祛寒，不可被“欲吐不吐，心烦”所惑。推延至五六日，则阳虚阴盛更甚，火不暖土，脾失升运，发生自利。阳衰不能蒸化津液，津不上承，可见口渴，但渴喜热饮，饮量亦必不多，所谓“虚故引水自救”，以充养阳气和阴液。此为少阴下利的特点，病情已重于太阴下利。

仅据欲吐不吐、心烦、自利而渴等证，即诊为阳虚寒盛，尚嫌依据不足，“若小便色白”则“少阴病形悉具”。因小便色白清长，是阳虚寒盛的确证。“小便白者，以下焦虚有寒，不能制水，故令色白也”，是对下焦阳虚阴盛而小便色白机制的阐述。因“自利而渴”并非专属少阴寒证，必须参考小便情况，才能确诊无误。小便色白清长是少阴阳虚寒化证的又一辨证要点。

原文283

病人脉阴阳俱紧，反汗出者，亡阳也，此属少阴，法当咽痛而复吐利。

释义

辨少阴亡阳的脉证。

脉阴阳俱紧，即寸、关、尺三部俱紧，紧脉见于少阴，当为沉紧，沉主里而紧主寒，表明少阴里寒偏盛。但里寒证不应有汗，张仲景早有明训，谓“阴不得有汗”（第148条），而今反有汗出者，是少阴阴寒太盛，逼迫虚阳外亡的征象，即所谓“亡阳也”。

少阴脉循喉咙，虚阳循经上越，郁于咽嗌，故有咽痛之证，但这种咽痛由于阴寒极盛而虚阳上浮所致，多不红不肿，和实证之咽痛完全不同。阴寒内盛，中阳不守，阴寒上逆则吐，阴寒下注则利。

本条张仲景未出治法方药，但从“亡阳”二字判断，应急投大剂姜附以回阳固脱，可选用四逆汤方药。

原文284

少阴病，咳而下利，谵语者，被火气劫[①]故也，小便必难，以强责[②]少阴汗也。

注释

①被火气劫：被火邪所伤。劫，作“逼迫”解。

②强责：过分强求。强责少阴汗，是少阴不当发汗而强用发汗。

释义

少阴病被火劫伤阴的变证。

少阴病的本质是阳虚或阴虚之候，“咳而下利”既可见于阴盛阳虚，或兼水气，又可见于阴虚有热，或兼水气。见于阳虚阴盛，当温补元阳，宜四逆辈；兼水气，当温阳利水，宜真武汤。见于阴虚有热，当滋阴降火，宜黄连阿胶汤；兼水气，治当清滋利水，宜猪苓汤。无论阳虚阴盛，还是阴虚有热，都不可用发汗法治疗。阴虚火旺者，误用火法，强发其汗，劫伤津液，津伤胃燥，火热之邪上升，扰乱心神，则见谵语。发汗更伤少阴阴液，肾阴伤则化源不继，故“小便必难”。“被火气劫故也”和“以强责少阴汗也”就是对“谵语”“小便必难”病因病机的准确注解。

原文285

少阴病，脉细沉数，病为在里，不可发汗。

释义

少阴病禁用发汗。

少阴病属里属虚。病里则脉必沉；病虚则脉多细。沉细相兼，主病里虚。凭此二脉，就可断定不可发汗。数脉主热，也主虚。热病虚证多见脉数。在少阴病，热化证，阴虚则火旺，虚火致数；寒化证，阴盛格阳，虚阳外越致数。阴虚热化证误汗，则易伤阴动血；阳虚寒化证误汗，则致虚阳外脱。少阴里证，无论热化寒化，均禁用发汗。

原文286

少阴病，脉微，不可发汗，亡阳故也；阳已虚，尺脉弱涩者，复不可下之。

释义

少阴病汗、下禁例。

少阴病，脉微，为阳气虚，若误用发汗，则有大汗亡阳之虞，故曰“不可发汗”。“亡阳故也”则是对“不可发汗”原因的补充说明。

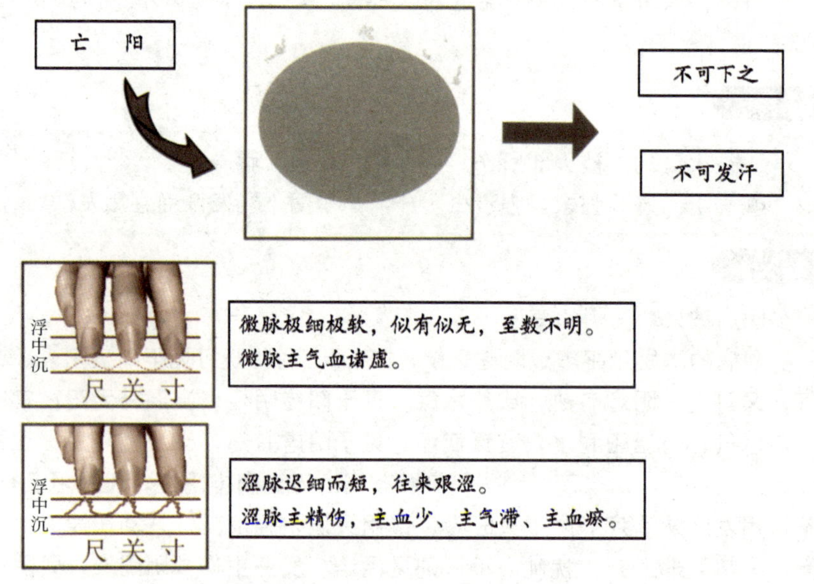

“阳已虚”是承前“脉微”而言。尺脉弱涩，为阴血不足。阳已虚，复见尺脉弱涩，则为阴阳两虚，不可使用攻下法。即使有便秘之证，亦当禁用下法，误下则有虚虚之虞，宜温补以润下，可取肉苁蓉等温阳通便药物治疗。

原文287

少阴病，脉紧，至七八日，自下利，脉暴微[①]，手足反温，脉紧反去者，为欲解也，虽烦下利，必自愈。

注释

①脉暴微：脉紧突然变为微弱。

释义

少阴病阳复阴退自愈的脉证。

少阴病，脉紧，是里寒较盛。病至七八日，见自下利，脉象又突然转变为微弱无力，手足不逆冷而反温，脉紧反而消失，这是阳气来复、寒邪消退的表现，故张仲景作出“为欲解也”的结论。阳气来复，寒邪消退，阳回阴退，阴阳渐趋平衡，故曰“虽烦下利，必自愈”。其时之烦，乃是阳气恢复，能与邪气相争，下利则属于正胜驱邪外出。

原文288

少阴病，下利，若利自止，恶寒而踡卧[①]，手足温者，可治。

注释

①踡卧：四肢蜷曲而卧。

释义

少阴虚寒证，手足温者可治。

少阴病，阳虚阴盛之下利，必见恶寒而踡卧等证，若下利止而手足渐转温和，则利止为阳复阴退之征，为病情好转，是时虽仍恶寒踡卧，而其预后一般较好。本条“利自止”而见“手足温”，显属阳复阴退，故曰“可治”。但“可治”并不等于不药而愈，且病至少阴，病情一般较重，仍必须采取积极有效的治疗措施，扶阳抑阴之剂仍不可少，决不能掉以轻心。

反之，若下利虽止，但其手足厥冷反甚，则利止不是阳复，而是阴竭，为病情转剧，预后不良。

原文289

少阴病，恶寒而踡，时自烦，欲去衣被者，可治。

释义

少阴病，阳气来复，烦热欲去衣被者可治。

少阴病，恶寒而踡，是少阴阴盛阳虚之证，若见“时自烦，欲去衣被”，则有可能是阳气来复，能与阴邪相争，故断为“可治”，但其时必有手足温和而不厥冷等阳气来复之证同见。

原文290

少阴中风，脉阳微阴浮者，为欲愈。

释义

少阴病欲愈的脉象。

寸脉为阳，尺脉为阴。少阴中风，脉当沉细，今反见寸脉微而尺脉浮，寸脉微为邪气微之征，尺脉浮是阳气复之兆，正胜而邪衰，故曰“为欲愈”。

推断疾病之欲愈与否，仅据脉象是不够的，还须结合其他见证，脉证合参，综合分析，才能得出确切的诊断。

原文291

少阴病，欲解时，从子至寅上。

释义

少阴病欲解的大概时间。

“从子至寅上”是子、丑、寅 3 个时辰，相当于 23 时后至次日 5 时前的这段时间，正是阳气渐生之时，阳长则阴消，阳进则阴退，而少阴病多为心肾阳衰之证，少阴得阳生之气，有利于消除全身阴寒之邪，寒退则病可解，为少阴病欲解时。

原文292

少阴病，吐利，手足不逆冷，反发热者，不死。脉不至者［至，一作足］，灸少阴[①]七壮[②]。

注释

①灸少阴：用艾火灸少阴经脉所循行的穴位。

②七壮：每艾灸 1 炷为 1 壮，7 壮就是灸 7 个艾炷。

释义

少阴病吐利，阳虚未甚，脉不至者，可用灸法。

少阴病虽见吐利，但手足不逆冷，则表明阳虚不甚，中土之阳气尚强。手足不逆冷而“反发热”是阳能胜阴，所以断为“不死”，“不死”则为“可治”。

少阴病吐利，手足逆冷，脉微欲绝，“反发热”则是阳气脱越或阴盛格阳于外之危象，二者不可混淆。

证属阳虚不甚而非阴阳离绝，反见“脉不至”，是吐利暴作，阳气乍虚，脉一时不能接续，故张仲景只言“脉不至”而不言“脉绝”，其治疗当以温通阳气为法，使阳气通则脉自至，“灸少阴”有温通阳气的作用。示人药物治疗之外，还可用灸法。太溪、复溜、涌泉等可用。灸关元、气海则更好。

原文293

少阴病，八九日，一身手足尽热者，以热在膀胱，必便血也。

释义

少阴病热涉膀胱血分的变证。

少阴病有寒化、热化之分，本条系属热化证之变证。是证“一身手足尽热”是其辨证要点，一则可与阴盛格阳证鉴别，二则作为热在膀胱的标志。因膀胱外应皮毛，热在膀胱，故一身手足尽热。热涉膀胱血分，热伤血络，络伤则血不循经，故可发生便血。

本证未出方治，水热相结可用猪苓汤，阴虚火旺可用黄连阿胶汤，热盛蓄血可用桃仁承气汤。

原文294

少阴病，但厥无汗，而强发之，必动其血，未知从何道出，或从口鼻，或从目出者，是名下厥上竭①，为难治。

注释

①下厥上竭：厥逆因于下焦阳虚，故称下厥；阴血因上出而耗竭，故称上竭。

释义

强发少阴汗而导致动血的变证。

少阴病“不可发汗”，误发其汗，则有亡阳脱液之变。

病人少阴，气血阴阳均已虚损。厥为阳气虚衰，无汗则是尚未至亡阳的表现，其治当以温肾回阳为法，切不可发汗。若强发其汗，不但伤阳，而且伤阴，更能扰动营血，血随虚阳上涌，循清窍而出，或从口鼻而出，或从眼目而出，仓卒之际，实难逆料。

厥逆因阳气衰于下，故称“下厥”，阴血又从口鼻眼目外出而竭于上，故称“上竭”。下厥治当用温，而上竭又不宜用温；上竭当用清凉，但又碍于下厥。顾此失彼，相反相妨，故“为难治”。

原文295

少阴病，恶寒，身踡而利，手足逆冷者，不治。

释义

少阴病纯阴无阳的不治证。

少阴病有寒化证和热化证之分，寒化证为阳虚阴盛，其预后的吉凶决定于阳气的存亡。本条“恶寒，身踡而利，手足逆冷”，显为阳虚阴盛之证。

本条恶寒而身踡，又见下利而手足逆冷，所以断为“不治”。

所谓“不治”，只是说明病情危重，预后较差，尚非必死之谓，如能采取积极有效措施，投以四逆、白通等一类回阳之剂，或可挽救。

原文296

少阴病，吐利躁烦，四逆者，死。

释义

少阴病阳气衰竭的死候。

少阴病吐利，是阴盛阳衰之候，是时出现躁烦，是已衰之阳与阴邪相争，但正不敌邪，病情进一步恶化。吐利躁烦而又增四逆，显是阳气衰竭，所以断为死候。

原文297

少阴病，下利止而头眩，时时自冒[①]者，死。

注释

①自冒：眼发昏黑，目无所见的昏晕。

释义

少阴病阴竭阳脱的死候。

少阴阴盛阳虚之下利，若下利自止，则有阳气来复疾病向愈的希望，但是时必须有“手足温”作为阳气来复的佐证，论中“少阴病，下利，若利自止，恶寒而蜷卧，手足温者可治”。本条虽亦下利止，但却未见“手足温”之证，反见“头眩”和“时时自冒”之证，可见这一“下利止”，并非阳气来复，而是阴液下竭，阳气上脱的危象，阴液竭于下，无物可下而“下利止”，阴竭则阳失依附而浮越于上，故“头眩，时时自冒”。阴竭阳越，阴阳离绝在即，故断为死候。

原文298

少阴病，四逆，恶寒而身踡，脉不至，不烦而躁者，死。[一作吐利而躁逆者，死。]

释义

少阴病阳绝神亡的死候。

少阴病，四逆、恶寒、身踡，是阳虚阴盛之征，其脉不至，显较脉微欲绝为甚，血行脉中，须阳气以推动，真阳虚极，无力鼓动血脉运行，故“其脉不至”。阳虚至极，更见不烦而躁，不仅无阳复之望，且神气将绝，危重已极，故断为死候。

本条与第 292 条虽都有“脉不至”，但其病理变化则截然不同，故一则主死，一则不死。第 292 条“脉不至”是因为骤然吐利，阳气一时不能接续，虽然脉不至，但其“手足不逆冷，反发热”，非阳气败绝，所以犹可用灸法治疗。本条“脉不至”，是阳虚阴盛已极，为阳绝神亡之征，且四逆恶寒而踡卧，一派阴盛阳衰之征，手足不温，全无阳复之象，纯阴无阳，生气已绝，纵有大剂姜附回阳与艾灸助阳，亦难挽回已绝之阳，是以属于死候。

烦躁可见于外感、内伤多种疾病，有虚实寒热之分。有谓烦属阳、躁属阴，只烦不躁尚有生机，只躁不烦多为死候。论中“恶寒而踡，时自烦，欲去衣被者，可治”就是以烦为可治的依据。本证“不烦而躁者，死”，是只躁不烦，故预后不良。

原文299

少阴病，六七日，息高[①]者，死。

注释

①息高：呼吸浅表。息指呼吸，高指吸气不能下达。

释义

肾气绝于下的死候。

肺主气而根于肾，肺主出气，肾主纳气，共同维持人之呼吸功能。少阴病六七日而见息高，息高乃呼吸浅表，气息浮游于上，不能下达胸腹，即不能纳气归根，这是肾气虚竭而不能纳气的表现，肾气绝于下，肺气脱于上，上下离决，故断为死候。

原文300

少阴病，脉微细沉，但欲卧，汗出不烦，自欲吐，至五六日，自利，复

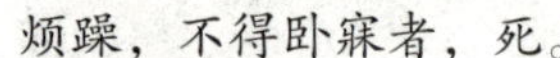

烦躁，不得卧寐者，死。

释义

少阴病阴阳离决的死候。

“脉微细沉，但欲卧”正与“少阴之为病，脉微细，但欲寐”合，乃少阴阳虚阴盛之证，“阴不得有汗”“汗出”显是阳气外亡，“不烦”则是已虚之阳无力与阴邪抗争，更见阴寒之邪上逆之“自欲吐”，此时一线残阳，已达欲绝阶段，是时即便遵张仲景“脉沉者，急温之”而投姜附回阳之剂，犹恐不及，况失此不治而因循至五六日，以致阳气愈虚，阴寒愈盛，而且出现“自利，复烦躁不得卧寐”等证，是病情继续恶化，阴盛而阳脱于下则下利，阳气极虚不能入阴则烦躁不得卧寐。前欲吐，今且利；前不烦，今烦且躁；前欲卧，今不得卧。阳虚已脱，阴盛转加，阴盛阳脱，正不胜邪，阴阳离决，故断为死候。

原文301

少阴病，始得之，反发热，脉沉者，麻黄细辛附子汤主之。

麻黄细辛附子汤方

麻黄二两，去节　细辛二两　附子一枚，炮，去皮，破八片

上三味，以水一斗，先煮麻黄，减二升，去上沫，内诸药，煮取三升，去滓，温服一升，日三服。

释义

少阴阳虚兼表的证治。

少阴虚寒证，本不应发热，今始得病即见发热，故曰“反发热”。发热一般多为太阳表证，太阳病其脉当浮，现脉不浮而沉，沉脉主里，为少阴里虚，脉证合参，是证当属少阴阳虚兼太阳表寒证，即所谓太阳与少阴两感证。此为表里同病，其治当视表里证之轻重缓急而确定是先表后里还是先里后表，抑或表里同治。是证见少阴里虚之脉，但尚未见下利清谷、手足厥冷等少阴阳虚阴盛之证，即少阴阳虽虚而尚不太甚，所以用表里同治，温阳发汗法，方用麻黄细辛附子汤。

原文302

少阴病，得之二三日，麻黄附子甘草汤微发汗。以二三日无证[1]，故微发汗也。

麻黄附子甘草汤方

麻黄二两，去节　甘草二两，炙　附子一枚，炮，去皮，破八片

上三味，以水七升，先煮麻黄一两沸，去上沫，内诸药，煮取三升，去

滓，温服一升，日三服。

注释

①无证：此处指无吐利等里虚寒证。《玉函经》《注解伤寒论》均为“无里证”。

释义

补充少阴病兼表的证治。

上条以麻黄发汗，附子温经，本条也用麻黄、附子，所以亦当是少阴与太阳两感证，亦当有发热、无汗、脉沉等证。“无里证”是审证要点，是指无吐利等典型的里虚寒证而言。只有在无里证的情况下，才能采用表里同治的发汗与温经并用之法治疗，否则，如见吐利等典型的里虚寒证，其治疗则当采用先里后表之法，而不能表里同治。

本方证的病机仍是太阳少阴两感，只是证情稍缓，其治疗仍以温经解表，微发其汗为法，方用麻黄附子甘草汤。

原文303

少阴病，得之二三日以上，心中烦，不得卧，黄连阿胶汤主之。

黄连阿胶汤方

黄连四两　黄芩二两　芍药二两　鸡子黄二枚　阿胶三两［一云：三挺］

上五味，以水六升，先煮三物，取二升，去滓，内胶烊尽，小冷，内鸡子黄，搅令相得，温服七合，日三服。

释义

少阴病阴虚热盛的证治。

少阴病有寒化、热化之分。本条“少阴病，得之二三日以上，心中烦，不得卧”则是少阴热化证的脉证代表。然而，少阴热化证的形成，既可是邪从热化，即寒邪化热，也可是由阳明热邪灼伤真阴而成，还可因感受温热之邪内灼真阴所致。只要具有真阴伤而邪热炽的脉证，就可确诊为少阴热化证。

少阴病，得之二三日以上，便出现“心中烦，不得卧”之证，说明肾水素亏，即素体阴虚，邪从热化，肾水不足，心火亢旺，心肾不交，水火不济，是以“心中烦，不得卧”。本条叙证较略，临床见证还当有咽干口燥、舌红苔黄、脉沉细数等证。是证并非纯属虚证，除有阴伤之虚外，尚有邪热之实，故治以黄连阿胶汤滋阴清热而交通心肾。

本证的烦躁不得卧自与阳虚阴盛，虚阳浮越，阴阳离绝的烦躁不得卧不同，临床不难鉴别。而与栀子豉汤证虽皆有邪热，但其见证及病机不同，当予以鉴别。栀子豉汤证的虚烦不得眠为热扰胸膈，其肾水不虚，而见证尚有反复颠倒、心中懊侬、胸中室、心中结痛等，且舌苔多见黄白，治宜清宣郁热而除烦。黄连阿胶汤证为阴虚阳亢而有热，其证当有咽干口燥，而无热扰胸膈的见证，其舌红苔黄而乏津，治宜滋阴清热降火而交通心肾。

黄连阿胶汤是阴虚热盛，吴鞠通谓“阴既虚而实邪正盛”，并强调“邪少虚多者不可用黄连阿胶汤”。其治以滋阴清热降火，交通心肾为法。

原文304

少阴病，得之一二日，口中和[①]，其背恶寒者，当灸之，附子汤主之。

附子汤方

附子二枚，炮，去皮，破八片　茯苓三两　人参二两　白术四两　芍药三两

上五味，以水八升，煮取三升，去滓，温服一升，日三服。

注释

①口中和：即口中不苦、不燥、不渴。

释义

阳虚寒湿证的证治。

“口中和”是少阴阳虚寒湿证的审证要点。口中不苦、不燥、不渴谓之口中和，知里无邪热，是以背恶寒当是少阴阳虚，失于温煦所致。治以灸、药同用，用灸法以壮元阳、消阴寒，可选大椎、膈俞、关元、气海等穴。用附子汤以温经散寒，补益阳气。灸法与汤药配合使用，可增强药物温经散寒的作用，以提高治疗效果，且示人治病不可拘于一法。

本证“背恶寒”与白虎加人参汤证的“背微恶寒”的性质完全不同，白虎加人参汤证的背微恶寒，是由于邪热内炽，汗出太多，肌腠疏松，津气不足所致，必口中燥渴引饮；本证背恶寒为阳虚寒盛，失于温煦所致，除口中和外，尚有脉沉肢冷而无热无汗等证。

本证“背恶寒”与太阳表证的恶寒也不相同，太阳表证的恶寒为邪袭肌表，卫阳被郁所致，必与发热头痛、脉浮等证并见。

原文305

少阴病，身体痛，手足寒，骨节痛，脉沉者，附子汤主之。

释义

少阴阳虚寒湿凝滞身痛证的证治。

此条与上条同为少阴寒盛。上条口中和，其背恶寒者，附子汤主之，侧重于阳虚；本条身体痛，手足寒，骨节痛，脉沉者，附子汤主之，侧重于寒盛。若二者兼有，则更可用附子汤主之。

本条“手足寒，脉沉者”是辨证关键，由于身体痛、骨节痛并非皆属虚寒，而手足寒、脉沉才能说明是阳气虚弱。里阳不足，生阳之气，陷而不举，故其脉沉；阳气虚衰，不能充达于四末，故手足寒；阳气虚衰，阴凝之气滞而不行，留着于经脉骨节之间，不通则痛。少阴阳虚而寒湿凝滞，故治以附子汤温经驱寒除湿，俾阳气复而寒湿除，则身痛可愈。

原文306

少阴病，下利，便脓血者，桃花汤主之。

桃花汤方

赤石脂一斤，一半全用，一半筛末　干姜一两　粳米一升

上三味，以水七升，煮米令熟，去滓，温服七合，内赤石脂末方寸匕，日三服。若一服愈，余勿服。

释义

虚寒下利便脓血，滑脱不禁的证治。

结合下条桃花汤证，则知当有腹痛、小便不利、下利不止、便脓血等证。证由脾肾阳气不足，肠胃虚寒，肾阳虚衰，火不暖土，中焦运化失司则下利。下利日久，肾阳愈衰，下焦失于固摄，以致滑脱不禁，甚则由气及血，气不摄血，而致下脓血。既属下焦虚寒性下利，是证当有以下特点：下利脓血，滑脱不禁，其色必晦暗不鲜，其气腥冷不臭，无里急后重和肛门灼热，而腹痛绵绵，喜温喜按，脉沉细等。治以桃花汤旨在温阳涩肠固脱。

原文307

少阴病，二三日至四五日，腹痛，小便不利，下利不止，便脓血者，桃花汤主之。

释义

补充少阴虚寒便脓血的证治。

少阴病，二三日至四五日，则寒邪入里更深，虚寒更甚，阳虚阴盛，中焦失运，阴寒凝滞，故腹痛；脾肾阳衰，失于温化，统摄无权，故下利不止，且夹脓血，而呈滑脱之势；下利不止，势必伤阴，津液损伤则小便不利。因证属脾肾阳衰，滑脱不禁，仍以桃花汤温涩固脱。

从辨证的角度出发，本证的腹痛、小便不利、下利便脓血都有虚寒证的

特点，自与热证、实证不同，当详于辨别。

本证的腹痛是隐隐作痛，痛势绵绵，喜温喜按；与阳明腑实的腹痛疼痛剧烈而拒按有明显差异。

本证的小便不利，既不同于热盛津伤的小便不利，也不同于膀胱气化不利蓄水证的小便不利。热盛津伤的小便不利，必伴有高热、烦渴、舌苔黄燥等证；膀胱气化不利蓄水证的小便不利，必伴有脉浮、发热、口渴、少腹里急、苔白等证；本证的小便不利，是下利过多而致津液损伤，必先有虚寒下利，且无发热证。

原文308

少阴病，下利，便脓血者，可刺[①]。

注释

①可刺：可以用针刺的方法治疗。

释义

少阴病，下利便脓血，也可用刺法。

本条示人下利便脓血者，除可用药物治疗外，也可以用针刺的方法来治疗。针刺有泄邪、固摄的双重作用，对下利便脓血证有很好的治疗作用，临床若能针药结合使用，疗效定会更好。

原文309

少阴病，吐利，手足逆冷，烦躁欲死者，吴茱萸汤主之。

吴茱萸汤方

吴茱萸一升　人参二两　生姜六两，切　大枣十二枚，擘

上四味，以水七升，煮取二升，去滓，温服七合，日三服。

释义

肝胃虚寒，浊阴上逆而正虚邪争的证治。

本条虽以少阴病冠首，且吐利、四逆亦酷似四逆汤证，但治疗却不用四逆汤而用吴茱萸汤，其关键在“烦躁欲死”一证，“欲死”是病人的自觉证，是形容烦躁之甚令病人难以忍受，说明阴寒之邪虽然很盛，但阳虚尚未至甚，尚能与阴寒之邪剧争。证属胃寒肝逆而浊阴上犯，而非心肾之阴寒至甚阴盛阳亡，故其治疗不用四逆汤而用吴茱萸汤，旨在温降肝胃泄浊通阳。此非少阴病的正治方法，列此以与四逆汤证鉴别。然既以少阴病冠首，说明少阴病并非皆为虚寒至盛之证，在少阴病发展过程中，亦可见少阴阳虚不甚，而见

胃寒肝逆浊阴上犯之证。

此证为胃寒肝逆而浊阴上犯，致使中焦升降逆乱，故见吐利，阳为阴寒所郁，而不能达于四末，是以手足逆冷。阴寒之气虽盛，但终非心肾阳虚阴盛可比，阳气与阴寒之邪剧争，故见烦躁欲死，既是胃寒肝逆而浊阴上犯，故是证当以呕吐为主，治以吴茱萸汤温降肝胃而泄浊通阳。

原文310

少阴病，下利，咽痛，胸满，心烦，猪肤汤主之。

猪肤汤方

猪肤[①]一斤

上一味，以水一斗，煮取五升，去滓，加白蜜一升，白粉[②]五合，熬香，和令相得，温分六服。

注释

①猪肤：去掉内层肥白的猪皮。

②白粉：白米粉。

释义

少阴阴虚火炎咽痛的证治。

少阴邪从热化，邪热下注则下利，利则阴气更伤，因而虚火上炎，注于胸中，上熏咽嗌，故咽痛、胸满、心烦。虚火上炎之咽痛，其咽部多不太红肿，唯觉干痛，痛势也不剧烈，不若风热实证之红肿而痛甚。既非实热之证，故无须苦寒之品以直折其火，证属阴虚火炎，且虽属少阴，实与肺有关，故以猪肤汤滋肾、润肺、补脾。方由猪肤合白蜜、米粉熬制而成。猪肤即去掉内层肥肉的猪皮，寒成入肾，滋肾水而清热润燥；白蜜甘寒润肺，清上炎之虚火而利咽；米粉甘缓和中，扶土止利。三药合用，有滋肾、润肺、补脾之功，为治疗阴虚火炎咽痛之良方。

原文311

少阴病，二三日，咽痛者，可与甘草汤；不差，与桔梗汤。

甘草汤方

甘草二两

上一味，以水三升，煮取一升半，去滓，温服七合，日二服。

桔梗汤方

桔梗一两　甘草二两

上二味，以水三升，煮取一升，去滓，温分再服。

释义

少阴客热咽痛的证治。

本条叙证太简，难以辨其寒热虚实，然以方测证，治以甘草汤、桔梗汤，以生甘草能清热解毒，桔梗能开肺利咽，是知本条所叙之证当属客热之咽痛，其轻者用甘草汤，重者用桔梗汤。

邪热客于咽嗌，损伤脉络，以致咽痛不适，局部可见有轻度充血红肿。治以甘草汤清热解毒而止咽痛。若服甘草汤而咽痛不除，是肺气不宣而客热不解，可用桔梗汤，即于甘草清热解毒的基础上，加用桔梗以开肺利咽。

原文312

少阴病，咽中伤，生疮[①]，不能语言，声不出者，苦酒[②]汤主之。

苦酒汤方

半夏，十四枚　洗，破如枣核　鸡子一枚，去黄，内上苦酒，着鸡子壳中

上二味，内半夏着苦酒中，以鸡子壳置刀环中，安火上，令三沸，去滓，少少含咽之。不差，更作三剂。

注释

①生疮：此处指咽喉部溃疡。

②苦酒：酸醋。

释义

咽中疮伤，声不得出的证治。

“咽中伤，生疮”，多为邪热痰浊损伤咽喉，而致咽部溃烂，声门不利，需用苦酒汤涤痰消肿，敛疮止痛，利窍通声。汤由半夏、鸡子白、苦酒组成，半夏涤痰散结，开喉痹；鸡子白甘寒利血脉，止疼痛，润咽喉，开声门；苦酒即米醋，味苦酸，消疮肿，敛疮面，活血行瘀止痛。半夏得鸡子白，有利窍通声之功，无燥津涸液之弊；半夏得苦酒，辛开苦泄，能加强劫涎敛疮的作用。全方共成涤痰消肿、敛疮止痛之剂。

原文313

少阴病，咽中痛，半夏散及汤主之。

半夏散及汤方

半夏，洗　桂枝，去皮　甘草，炙

上三味，等份，各别捣筛已，合治之。白饮和服方寸匕，日三服。若不能散服者，以水一升，煎七沸，内散两方寸匕，更煮三沸，下火，令小冷，少少咽之。[半夏有毒，不当散服。]

释义

少阴客寒咽痛的证治。

咽中痛治以半夏散及汤，方由半夏、桂枝、甘草组成，桂枝辛温散寒，半夏辛燥涤痰，若无风寒，则不用桂枝，若无痰阻，则无须用半夏，是知此之咽痛当属风寒客于咽嗌，且痰湿阻滞。寒邪痰湿客阻咽喉，其咽痛一般较甚，同时伴有恶寒，痰涎缠喉，咳吐不利，气逆欲呕等证。治以半夏散及汤散寒通咽，涤痰开结。白饮和服，取其保胃存津，且可防桂枝、半夏辛燥劫阴之弊。

原文314

少阴病，下利，白通汤主之。

白通汤方

葱白四茎　干姜一两　附子一枚，生，去皮，破八片

上三味，以水三升，煮取一升，去滓，分温再服。

释义

阳虚阴盛戴阳证证治。

本条叙证太简，根据第315条“少阴病，下利，脉微者，与白通汤”，则知本证亦当是脉微。方中用干姜、附子，则知本证亦属脾肾阳虚，阳气不能通达于四肢，是以本证还当有恶寒、四肢厥冷等证。白通汤即四逆汤去甘草加葱白，根据第317条通脉四逆汤方后加减法，谓“面色赤者，加葱九茎”，可推知白通汤证中应有“面色赤”一证。阳虚阴盛而见面赤，是阴盛格阳于上的表现，加葱白取其急通上下阳气。

原文315

少阴病，下利，脉微者，与白通汤。利不止，厥逆无脉，干呕烦者，白通加猪胆汁汤主之。服汤脉暴出①者死，脉微续②者生。

白通加猪胆汁汤方

葱白四茎　干姜一两　附子一枚，生，去皮，破八片　人尿五合　猪胆汁一合

上五味，以水三升，煮取一升，去滓，内胆汁、人尿，和令相得，分温再服。[若无胆亦可用。]

注释

①脉暴出：脉象突然出现浮大躁动之象。

②微续：脉搏渐渐而出。

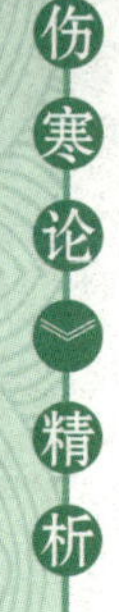

释义

阳虚阴盛戴阳证服热药发生格拒的证治及预后。

阳虚阴盛之下利，与白通汤治疗，理应病情有减，今病情不见减轻，反而增剧，不但下利不止，反见厥逆无脉、干呕烦等证，此非药不对证，而是由于过盛之阴邪与阳药发生格拒所致，应遵循“甚者从之”的治疗原则，仍主以白通汤，更加入咸寒苦降的猪胆汁、人尿以反佐，使热药不至于被阴寒之邪所格拒，从而达到破阴回阳之目的。

阴寒之邪与阳药发生格拒，证情已相当严重，即使采取了正确的治疗方法，但其预后转归也未必尽如人意。如药后“脉暴出”，则为虚阳完全发露于外，其预后多极坏，故曰“死”。如药后脉“微续”而现，为阳气渐复之象，其预后多较好，故曰“生”。

原文316

少阴病，二三日不已，至四五日，腹痛，小便不利，四肢沉重疼痛，自下利者，此为有水气，其人或咳，或小便利，或下利，或呕者，真武汤主之。

真武汤方

茯苓三两　芍药三两　白术二两　生姜三两，切　附子一枚，炮，去皮，破八片

上五味，以水八升，煮取三升，去滓，温服七合，日三服。若咳者，加五味子半升，细辛一两，干姜一两；若小便利者，去茯苓；若下利者，去芍药，加干姜二两；若呕者，去附子，加生姜，足前为半斤。

释义

少阴阳虚水泛的证治。

肾阳虚衰，水气不化，水寒之气泛溢为患，外攻于表，则四肢沉重疼痛；内渍于肠，则腹痛下利。水气变动不居，故多或然之证。水气上逆犯肺则咳嗽；水气停滞于中，犯胃而胃气上逆则呕吐，下趋大肠，传导失司，则下利更甚；停滞于下焦，阳虚不能制水，膀胱气化不行，则小便不利。见证虽异，但总属肾阳虚而水气泛溢，治以温肾阳，散水气，方用真武汤。

方中附子辛热以壮肾阳，使水有所主；白术健脾燥湿，使水有所制；术、附同用，更可温煦经脉以除寒湿。生姜宣散，佐附子助阳，于主水中有散水之意；茯苓淡渗，佐白术健脾，于制水中有利水之用；芍药活血脉，利小便，且有敛阴和营之用，可制姜、附刚燥之性，使之温经散寒而不伤阴。诸药相辅相成，相互为用，共成扶阳散水之剂。

若咳者，是水寒犯肺，加干姜、细辛以散水气，加五味子以敛肺气，与

小青龙汤中干姜、细辛、五味子同用作用一致；小便利则不须利水，故去茯苓；下利甚者，是阴盛阳衰，芍药苦泄，故去之，加干姜以温里；水寒犯胃而呕者，可加重生姜用量，以和胃降逆。附子为本方主药，以不去为宜。

原文317

少阴病，下利清谷，里寒外热，手足厥逆，脉微欲绝，身反不恶寒，其人面色赤，或腹痛，或干呕，或咽痛，或利止脉不出者，通脉四逆汤主之。

通脉四逆汤方

甘草二两，炙　附子大者一枚，生用，去皮，破八片　干姜三两，强人可四两

上三味，以水三升，煮取一升二合，去滓，分温再服。其脉即出者愈。面色赤者，加葱九茎。腹中痛者，去葱，加芍药二两。呕者，加生姜二两。咽痛者，去芍药，加桔梗一两。利止脉不出者，去桔梗，加人参二两。病皆与方相应者，乃服之。

释义

阴盛格阳于外的证治。

本条的辨证要点是“里寒外热”。“里寒”是肾阳虚衰而阴寒内盛，故见下利清谷、手足厥逆、脉微欲绝等证。“外热”是虚阳被格于外的假热，阳虚阴盛，证当恶寒而不恶寒，故曰“身反不恶寒”，是虚阳浮越于外的表现。“里寒外热”是里真寒而外假热，即阳虚阴盛，虚阳被格于外，治以破阴回阳，通达内外为法，方用通脉四逆汤。

方后提出“病皆与方相应者，乃服之”，是示人处方用药，包括随证加减，都必须与病机相符，才能收到预期疗效。

“其人面色赤”一证，虽是阴盛格阳证的临床主要表现，从条文文字叙述来看，紧接于“身反不恶寒”之后，属“外热”之象。但细观之，通脉四逆汤的方后注中，有“面色赤者，加葱九茎”，可见“面色赤”当属或有之证，不宜作为通脉四逆汤的主证。阴寒内盛而见“面色赤”后世称之为“戴阳”，即阴寒内盛而虚阳被格于上。此与身反不恶寒的阴寒内盛同为格阳证。格阳于外者，治以通脉四逆汤；格阳于上者，治以白通汤。

本证之身反不恶寒、面色赤、咽痛等证皆属虚阳浮越之象，与阳热实证不同，临床须善于鉴别。阳浮于外的身热或身反不恶寒，必有众阴寒内盛之证，病人虽觉热而热必不甚，并且久按之则不热。阳热实证之热，多为里热熏蒸，按之灼手，必有口舌干燥、大渴引饮之证。虚阳浮越之面色赤必红而娇嫩，游移不定，且必伴有其他寒证。阳热实证的面赤，是面部通红而不游移，如阳明病的“面合赤色”，且必伴有其他热证。

原文318

少阴病，四逆，其人或咳，或悸，或小便不利，或腹中痛，或泄利下重者，四逆散主之。

四逆散方

甘草，炙　枳实，破，水渍，炙干　柴胡　芍药

上四味，各十分，捣筛，白饮和服方寸匕，日三服。咳者，加五味子、干姜各五分，并主下利。悸者，加桂枝五分。小便不利者，加茯苓五分。腹中痛者，加附子一枚，炮令坼。泄利下重者，先以水五升，煮薤白三升，煮取三升，去滓，以散三方寸匕内汤中，煮取一升半，分温再服。

释义

肝胃气滞，阳郁致厥的证治。

以药测证，方用四逆散，药用柴胡、枳实、芍药、甘草，而不用姜附，可见本证四逆，和以上所述阳虚阴盛的四逆，其性质是根本不同的。从治疗方药来看，本证的四逆是由肝胃气滞，气机不畅，阳郁于里，不能通达四末所致。因此，此证四逆，其程度并不严重，且无其他虚寒见证。

本条冠以“少阴病”，列于少阴病篇，主要是为了鉴别诊断。根据本证的病机特点，还当有腹中痛、泄利下重等症状。因为肝木有病，每易侮土，木邪乘土，肝气不舒，常可见腹痛、泄利下重等，治用四逆散以疏肝理气，透达郁阳。

原文319

少阴病，下利，六七日，咳而呕渴，心烦不得眠者，猪苓汤主之。

猪苓汤方

猪苓去皮　茯苓　阿胶　泽泻　滑石各一两

上五味，以水四升，先煮四物，取二升，去滓，内阿胶烊尽，温服七合，日三服。

释义

少阴阴虚有热，水气不利的证治。

本条少阴下利，伴见咳而呕渴、心烦、不得眠，则当属少阴热化之证，结合第223条“若脉浮发热，渴欲饮水，小便不利者，猪苓汤主之”，可知本证当有小便不利，其病机为阴虚有热，水气不利。水气不利，偏渗大肠，则下利；水气上逆，犯肺则咳，犯胃则呕；水热互结，津不上承，加之阴液虚少，故见口渴；阴虚则内热，虚热上扰，故见心烦不得眠；湿热内停，水气不化，故小便短赤而不利。证属阴虚有热，水气不利，治以猪苓汤清热滋

阴利水。

原文320

少阴病，得之二三日，口燥咽干者，急下之，宜大承气汤。

大承气汤方

枳实五枚，炙　厚朴半斤，去皮，炙　大黄四两，酒洗　芒硝三合

上四味，以水一斗，先煮二味，取五升，去滓，内大黄，更煮，取二升，去滓，内芒硝，更上火，令一两沸。分温再服，一服得利，止后服。

释义

燥实伤津，真阴将竭，治当急下。

本条之急下证，因肠腑燥实耗津，而致真阴大伤，土燥水竭，用大承气汤，旨在急下燥结以救真阴，即急下阳明之实而救少阴之水。论中叙证简略，只提出“口燥咽干”一症作为辨证要点，口燥咽干虽然是燥屎内结，蒸灼津液，肾阴损伤的表现，但作为急下的依据，似嫌不足，当兼有阳明腑实燥结及其他阴分耗伤之证，不应理解为仅据口燥咽干即用急下。本证属阴虚邪结，病才二三日即见如此重证，燎原之火将竭尽西江之水，必须以大承气汤急下，才能救被耗之真阴。

原文321

少阴病，自利清水，色纯青①，心下必痛，口干燥者，可下之，宜大承气汤。[一法用大柴胡汤。]

注释

①色纯青：大便呈黑色，绿色，或黑绿相杂之色。青，黑色。又，草色。《说文解字》：“青，东方色也。”

释义

燥实阻结，迫液下泄，火炽津枯，治当急下。

少阴病而下利，多为虚寒之证，但虚寒证之下利，必清稀如鸭溏，质薄而气腥，或下利清谷，且有脉微肢冷等阳虚阴盛之证。

本证自利清水，不夹渣滓，与鸭溏或清谷迥异，且兼色纯青、心下痛、口干燥之证，可见不属寒而属热，乃因燥屎阻结，不能自下，迫液下奔而旁流，故所下纯是稀水，即所谓热结旁流之证。

本证除所列诸证外，亦当有阳明里实之证，虽自利清水，但必有腹满拒按、绕脐痛、舌苔焦黄等症状。

本证之治，已经下利，复用攻下，乃通因通用之法，只有腑实去，利始能止，欲竭之阴始能得救。

原文322

少阴病，六七日，腹胀，不大便者，急下之，宜大承气汤。

释义

肠腑不通，土燥水竭，治当急下。

本条亦是土燥水竭之证，冠以少阴病，旨在提示是少阴阴虚，是少阴阴虚阳旺的热化证。

病经六七日，又见腹部胀满、大便不通的阳明燥实证，肾阴势必进一步耗伤而濒临竭绝的危险，因而必须急下阳明之实，方可救将竭之阴。

“腹胀，不大便”是本证的审证要点，其腹胀不是一般的腹胀，而是腹大满不通，或腹满不减，减不足言，说明燥屎内结，壅滞很甚。

原文323

少阴病，脉沉者，急温之，宜四逆汤。

四逆汤方

甘草二两，炙　干姜一两半　附子一枚，生用，去皮，破八片

上三味，以水三升，煮取一升二合，去滓。分温再服。[强人可大附子一枚，干姜三两。]

释义

少阴病脉沉，治当急温。

“少阴病”三字，提示本条当与提纲证相参。脉见沉而微细，是少阴虚寒本质的显露，若不急用温法，则下利、厥逆的亡阳之证就会接踵而至。因此，提出“急温之”，不但可以提高疗效，而且寓有见微知著、防止病势增剧的积极意义，提示虚寒证应该早期治疗，以免延误病情。

证属阳虚阴盛，治以回阳救逆，方用四逆汤，本方由甘草、干姜、附子组成，方中附子温肾回阳，干姜温中散寒，甘草调中补虚，合为回阳救逆之要方，因其主治少阴阳虚阴盛而四肢厥逆，故方名四逆。

原文324

少阴病，饮食入口则吐，心中温温欲吐[①]，复不能吐，始得之，手足寒，脉弦迟者，此胸中实，不可下也，当吐之。若膈上有寒饮，干呕者，不可吐也，当温之，宜四逆汤。

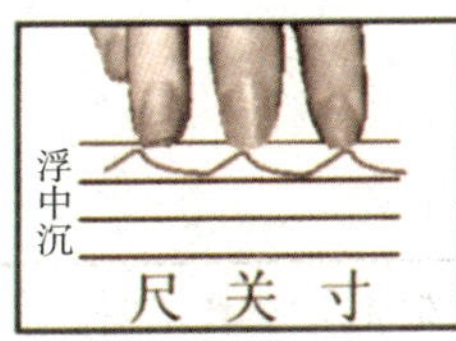

弦脉端直以长，如按琴弦。
弦脉主肝胆病、主痰饮、主诸痛、主疟疾，弦脉亦主虚。

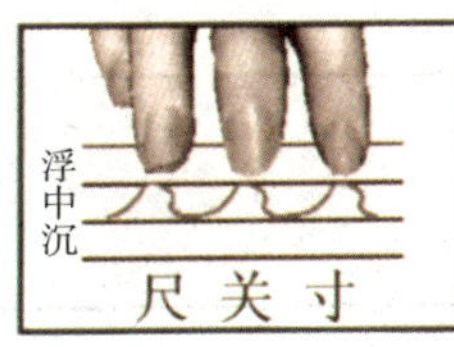

迟脉来去迟慢，一息三至。
迟脉主寒证，迟而有力为寒实证（或为实热证）；迟而无力为虚寒证。

注释

①温温欲吐：欲吐不吐，心中自觉泛泛不适。温同愠。

释义

胸中实邪与膈上寒饮的辨证治疗。

少阴病，饮食入口则吐，心中温温欲吐，复不能吐，既可见于少阴之阴寒上逆证，同时亦可见于痰实阻于胸膈证，临床必须详于辨证。

疾病初起，即见手足寒冷，脉象弦迟，而不是手足厥冷、脉微欲绝，是证则不是少阴虚寒证，而是邪阻胸中的实证。痰实之邪阻于胸膈，正气向上驱邪，故饮食入口则吐，且见心中蕴结不适而上泛欲吐，但因实邪阻滞不行，故复不能吐；胸中阳气被痰实所阻，不得达于四末，故手足寒；邪结阳郁，故脉见弦迟。另外，痰实之邪阻于胸膈，每有上越之机，还可见到“胸中痞硬，气上冲喉咽不得息”等症。实邪在上，不可攻下，治当因势利导，“其高者，引而越之”，所以当用吐法，宜瓜蒂散。

如因少阴虚寒而致寒饮停于膈上，则不可误认为胸中邪实而用吐法。脾肾阳虚而不能化气布津，以致津液停聚而成寒饮，虚寒之气由下逆上，故见干呕。寒饮宜温，是以不可用吐，当用姜附剂温运脾肾之阳而化寒饮，俾阳复则饮去，而诸病自愈。故曰“不可吐也，当温之，宜四逆汤”。

原文325

少阴病，下利，脉微涩，呕而汗出，必数更衣，反少者[①]，当温其上，灸之[②]。

注释

①必数更衣，反少者：大便次数多而量反少。

②温其上，灸之：温灸上部穴位，如灸百会穴。

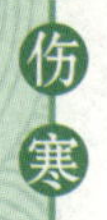

释义

少阴阳虚血少下利的特征及治法。

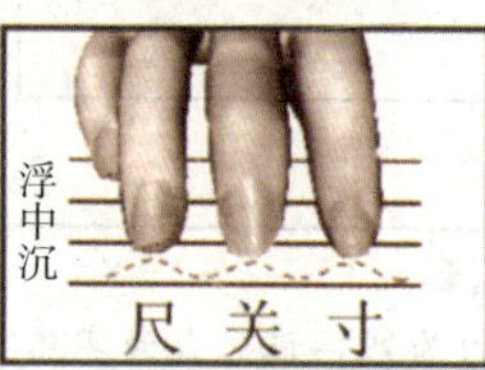

微脉极细极软，似有似无，至数不明。
微脉主气血诸虚。

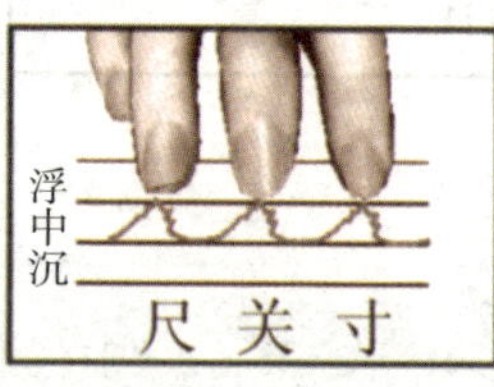

涩脉迟细而短，往来艰涩。
涩脉主精伤、主血少、主气滞、主血瘀。

少阴病下利是虚寒证。利久不仅伤阳，亦会伤阴，而致阴血不足。微为阳气虚，涩为阴血少。阳虚而阴寒上逆则呕，卫外不固则汗出；阳虚气陷，摄纳无权，故大便频数而数更衣。阴血虚少，化源不足，无物可下，是以便量反少。这种大便次数虽多，而泻下之物甚少，即所谓“数更衣，反少者”，正是阳虚血少下利的特征。既有阳虚气陷，又有阴盛气逆，若用温阳药则碍于血少，用降逆药则碍于下利，用升阳药又碍于呕逆。然毕竟以阳虚气陷为主，以灸法温其上，益气升陷，可补汤药之不及。亦有医家认为本证是少阴阳衰，以致虚寒下利日久，进而造成阳气下陷，阴液渐涸之重证。津伤因于阳虚，有形之阴液不能速生，而无形之阳气则必须先固，灸其上以温阳消阴，急救于顷刻，然后可从容煎煮药物，固阳摄阴。

第 7 章　辨厥阴病脉证并治

厥阴即足厥阴、手厥阴二经与肝、心包二脏，并兼及其所络属的脏腑。足厥阴肝主藏血，寄相火，主疏泄，性喜条达而恶抑郁，与胆为表里，对脾胃的受纳、消化和气机的升降起重要作用。手厥阴心包为心之外卫，代心用事。心包之火以三焦为通路而达于下焦，使肾水温暖以养肝木。在生理情况下，肝胆疏泄条达，一身气机和畅，肝火不亢，肾水不寒，胆木生发之机充盛，以维持人体各部分组织器官正常的功能活动。若病人厥阴，则肝失条达，气机不利，阴阳失调。

厥阴为六经中最后一经，具有阴尽阳生，极而复返的特性，故厥阴为病，在阴寒盛极之时，每有阳气来复之机，其病往往是阴中有阳，如《诸病源候论》所说“阴阳各趋其极，阳并于上则上热，阴并于下则下冷”，故厥阴病的特征，以上热下寒、寒热错杂为主。

厥阴病的形成，一般有 3 种途径：一是三阳误治或失治，邪气内陷。其中以少阳之邪最易陷入厥阴，以少阳与厥阴相表里故也，此属表里经传。二是太阴、少阴病不愈，致使邪气进一步内传厥阴，此属循经相传。三是本经发病，多因先天禀赋不足，脏气虚弱，以致邪气直犯厥阴，此即外邪直中。

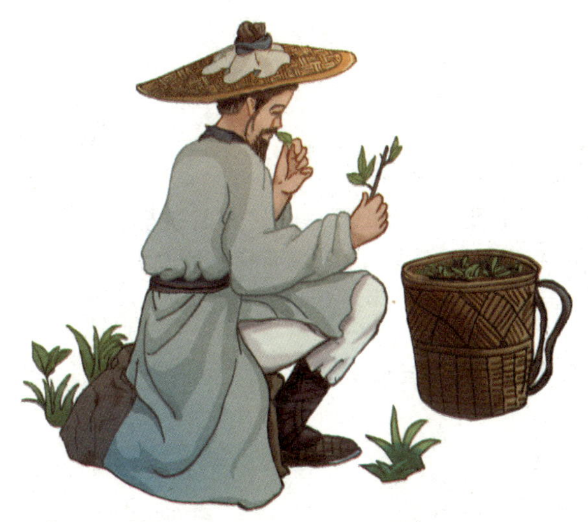

原著精读

原文326

厥阴之为病，消渴[①]，气上撞心[②]，心中疼热[③]，饥而不欲食，食则吐蚘[④]，下之，利不止。

注释

①消渴：饮水多而口渴仍不解的症状。非同于内科杂病范畴的消渴病。

②气上撞心：病人自觉有气向心胸部冲逆。此处的“心”泛指心胸部位。

③心中疼热：胃脘部疼痛，伴有灼热感。

④食则吐蚘：进食后会吐出蛔虫。

释义

厥阴病上热下寒症的证候特征。

肝为风木之脏，内寄相火，主疏泄。邪犯厥阴，则肝气横逆，最易乘犯中焦脾胃。肝气上逆犯胃，多从阳化燥，出现胃热津伤，口渴思饮，饮水后仍不能解渴。逆气上冲犯胃，每见胃脘部灼热作痛，嘈杂似饥，并有顶窜上攻之候。由于肝木犯脾，致脾土不运，故虽饥而不欲食。脾虚肠寒，若已感染蛔虫者，则易于扰动，而见吐蛔。若因上热，过用清下，则脾阳更伤，脾气下陷，利下不止。

原文327

厥阴中风，脉微浮为欲愈，不浮为未愈。

释义

从脉象浮沉判断厥阴病预后。

邪入厥阴，病邪在里，若正气趋旺，奋起抗邪，则脉象应之浮而向愈；正气不足，则正不能奋起抗邪，脉仍沉而病不能向愈。

原文328

厥阴病，欲解时，从丑至卯上[①]。

注释

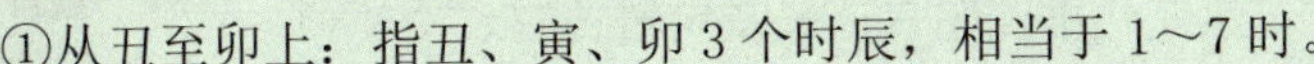
①从丑至卯上：指丑、寅、卯3个时辰，相当于1～7时。

释义

从人与自然相关理论推测厥阴病欲解的时辰。

丑至卯上指丑、寅、卯3个时辰，是凌晨1～7时前的一段时间，为自然界阴尽阳生的阶段。根据天人相应理论，此时段自然之气与人体厥阴经气相通，厥阴经气得渐生的自然之气相助，正气渐充，其病易解。正因为此，厥阴病往往在丑、寅、卯3个时辰内得到缓解。

原文329

厥阴病，渴欲饮水者，少少与之愈。

释义

厥阴病热将去津不及复或阳虽复津不及布的辨证与护理。

渴欲饮水，是热将去而津未及生，或阳虽复而津未及布，少少与之饮水，渴即得愈。

此处的“渴欲饮水”既不同于胃热津伤，亦非肝热内迫，热盛耗液。“少少与之愈”，点出了其区别之处。其意义在于：厥阴病中出现口渴，应仔细辨证。对厥阴病恢复阶段的口渴，要护理有方，不要恣饮无度，以免水饮内停。

原文330

诸四逆厥者，不可下之，虚家亦然。

释义

虚寒厥证忌用清下等祛邪治法。

“诸四逆厥者”中的“诸”字不是指全部，而是指多数虚寒性厥证不能使用清下之类的治法。

虚寒厥是正虚所致的厥证，妄用祛邪方法，会令正气愈加耗散，甚至出现阴阳离决之变。

对本条理解，一是需对“诸”字有明确的认识，二是注意“下之”的“下”字实包括清下之类的多种祛邪方法在内。

原文331

伤寒，先厥，后发热而利者，必自止，见厥复利。

释义

从病人厥、热变化推测阳气消长及病情转归。

手足厥冷并见下利，其下利呈现发热时消失，厥冷时复利的特征，证候性质多属虚寒。此类厥利并见的厥为真正的寒厥，利为真正的寒利，因此，病人必见一派阳伤寒盛之象，如神情委顿、畏寒肢冷、下利清冷、口淡不渴、舌淡苔白、脉微细等症。

虚寒证厥热交替，下利亦随之进退，这是病人阳气盛衰变化的反映。因阳虚寒盛致手足厥冷、下利清谷者，若阳气来复，正能与邪相抗争，则必见发热，其下利随阳旺而停止。反之，若阳复不及，或些微之阳再度耗散，则厥利又复并见。

原文332

伤寒，始发热六日，厥反九日而利。凡厥利[①]者，当不能食，今反能食者，恐为除中[②][一云：消中]。食以索饼[③]，不发热者，知胃气尚在，必愈，恐暴热来出而复去也。后三日脉之[④]，其热续在者，期之旦日夜半[⑤]愈。所以然者，本发热六日，厥反九日，复发热三日，并前六日，亦为九日，与厥相应，故期之旦日夜半愈。后三日脉之而脉数，其热不罢者，此为热气有余，必发痈脓也。

注释

①厥利：手足厥冷而又下利。

②除中：中气消除。病人胃气垂绝应不能进食，现反要多吃，是胃气衰竭时的一种反常表现。

③食以索饼：给病人吃面条之类的食物。“食”通“饲（sì）”，给东西与人吃的意思。索饼，是以面粉做成的条状食物。

④脉之：此处是诊查疾病。

⑤旦日夜半：次日的半夜。

释义

从厥、热的长短推测疾病不同转归。

病人发热六日后，手足厥冷却长达九日，而且伴见下利（下利物必清稀），为厥多热少之证，是阴盛阳衰的反映。此病人阳气衰微，脾胃消磨不力，应当不能食。若反见能食者，是症状与病机不符，临床需仔细观察分析。因“能食”既有胃气未至大虚者，亦有胃气欲绝（除中）者，两证性质迥然有别。

喂饲“索饼”是判断中气存亡的一种测试方法。索饼系面制的条索状物，所以能验中气的存亡，是因为其进入胃肠后，必赖中气以消磨。

中气仅剩些微之人，在消化索饼的过程中，必令中气更伤，而致阳气浮散，而且索饼停积于中焦，更阻虚阳出入，病人因而突然发热，且其热暴来暴去，犹如残灯之焰，忽明忽暗，系虚阳外散之象，应伴见手足逆冷、精神委顿等阳气衰微症状。

中虚不甚之人，食入索饼后，虚阳未至外浮，一般并无发热现象，疾病常可向愈。

胃气由虚转实之人，食入索饼后，也可能有发热，但其发热是持续不断，不会暴来暴去，其预后又与病人的厥热胜复有关。

手足厥冷的日数与发热的日数相等，所谓“本发热六日，厥反九日，复发热三日，并前六日，亦为九日，与厥相应”，且精神渐转爽慧，脉象亦转和缓者，是疾病向愈的佳兆。

食入索饼后，发热不止，脉数者，是病情由寒化热，邪热转盛，致血肉腐败，常可形成痈肿，是热复太过。

原文333

伤寒，脉迟六七日，而反与黄芩汤彻[1]其热。脉迟为寒，今与黄芩汤，复除其热，腹中应冷，当不能食。今反能食，此名除中，必死。

注释

①彻：通“撤”，除去的意思。条文中指通过黄芩汤来清热。

释义

虚寒证误用苦寒，致成除中的证候特征及预后。

伤寒病理进程中出现迟脉，且病程已达六七日之久，是阳虚不足的寒证。在脉迟的同时还有发热存在，需加细辨。脉迟发热若属阳热亢盛，其脉必迟而有力，且伴见口渴、烦躁、舌红、苔黄等证。相反，阳虚不足的脉迟必迟而无力，发热为阳气外浮所致，多伴见手足厥冷、下利、舌淡苔白滑等阴寒之象。

正由于本已阳气大虚，治当急予温补，若误以为有热而用黄芩汤清泄，则苦寒更伤其阳，胃气更形斫伤，因见除中之证，预后自然凶险。

原文334

伤寒，先厥后发热，下利必自止，而反汗出，咽中痛者，其喉为痹[1]。发热无汗，而利必自止，若不止，必便脓血，便脓血者，其喉不痹。

注释

①其喉为痹：指喉部肿痛闭塞不畅。

释义

厥阴寒证化热、阳热内盛的两种变证。

由厥而热或由热而厥的厥热胜复证，是厥阴病进程中的一种特殊表现形式。一般而言，病人由手足俱厥、下利清稀，向发热转化，是阳气回复、正气奋起抗邪的表现，随着阳气的升发，病人下利亦将告止。发热预示着机体正气渐旺，通过自身的调节，病人脉象会趋于和缓，周身温暖舒适，疾病常可向愈。

若病人发热不退、汗出、咽中疼痛，甚则喉中痹阻不畅，或见发热无汗、利下脓血臭秽，又是所谓阳复太过之证，常伴见口渴心烦、舌红苔黄脉数等表现。其中发热、汗出、咽中疼痛作痹，是邪热在于气分，为火热上熏之故。若见发热无汗、利下臭秽脓血不止，是邪热由气分迫入大肠血分，致血肉腐败之候。

原文335

伤寒，一二日至四五日厥者，必发热。前热者后必厥，厥深者热亦深，厥微者热亦微。厥应下之，而反发汗者，必口伤烂赤[①]。

注释

①口伤烂赤：口腔糜烂，舌上生疮。

释义

热厥证的病理、治则及治禁。

“厥者必发热”表明病人厥与发热并见，因此与前述厥证不同。究其原因乃热邪郁伏而致，故复云“前热者后必厥”，是指病人之厥起于发热之后，与前述厥热转化病理过程中阳气复伤的“由热复厥”不同，区别之点在于热厥是“厥者必发热”，手足虽冷，但身反发热。“厥者必发热”意在强调其在热厥辨证中的意义。由于热厥的形成与热邪郁伏关系密切，故热邪郁伏愈深重，手足厥冷愈严重。反之，热邪郁伏愈轻浅，手足厥冷愈轻微。

热厥证的治疗，张仲景提出了“厥应下之”的治法，实际就热厥而言，下法固然是可用之法，但却非唯一方法，根据热厥证候多样性及其热势的轻重，清、下等一切能祛除邪热的方法皆可使用。

热厥多由热邪郁伏于里，故多以清、下之法，而若以发汗治之，则不仅药不得病所，更因“发表不远温”而导致邪热愈炽，出现火热上炎，口腔破溃、红赤的变证。

原文336

伤寒病，厥五日，热亦五日，设六日当复厥，不厥者自愈。厥终不过五日，以热五日，故知自愈。

释义

厥、热相等为阴阳平衡、疾病向愈之候。

伤寒病程中，手足厥冷五日，复发热五日，第六日如手足不厥冷，是机体阳气恢复的表现，张仲景断为“不厥者自愈”。若与前第 334 条参照，自愈的标准不仅是第六日手足“不厥冷”，还应是“不发热”方为“自愈”之候，否则，虽不厥但热不止亦为病进之象。

张仲景在本条中不仅描述了这一证候变化的特征，更对其自愈的原因作了分析，所谓“厥终不过五日，以热五日，故知自愈”，即厥与热的时间大致相等，则疾病向愈。

原文337

凡厥者，阴阳气不相顺接，便为厥。厥者，手足逆冷者是也。

释义

厥证的病理及其证候特征。

《伤寒论》中的“厥”是以手足逆冷为特征的一类病证。

从临床分析，厥证的原因众多，证候各别，故张仲景用一“凡”字，寓有“厥”非一种，宜当细辨之意。通观《伤寒论》全篇，便有气郁厥、寒厥、热厥、水厥、痰厥、蛔厥、冷结膀胱关元厥以及血虚寒凝厥等种类。尽管如此，厥证形成的机制又有其共通之处，张仲景概括为“阴阳气不相顺接”，可谓深得其要，真正体现了中医学探求疾病之本的思想。

中医学认为五脏之气健旺则气血流畅，温煦濡养四末，四末自然温暖。或因邪实阻隔或因气血虚衰而推动无力，里气不得外达，表里失却交通，自然手足逆冷，此即张仲景所谓“阴阳气不相顺接”的含义。

原文338

伤寒，脉微而厥，至七八日肤冷，其人躁，无暂安时者，此为藏厥[①]，非蚘厥[②]也。蚘厥者，其人当吐蚘。今病者静，而复时烦者，此为藏寒[③]，蚘上入其膈，故烦，须臾复止，得食而呕，又烦者，蚘闻食臭出，其人常自吐蚘。蚘厥者，乌梅丸主之。又主久利。

乌梅丸方

乌梅三百枚　细辛六两　干姜十两　黄连十六两　当归四两　附子六两，炮，去皮　蜀椒四两，出汗④　桂枝六两，去皮　人参六两　黄柏六两

上十味，异捣筛，合治之，以苦酒渍乌梅一宿，去核，蒸之五斗米下，饭熟，捣成泥，和药令相得，内臼中，与蜜杵二千下，丸如梧桐子大。先食饮服十丸，日三服，稍加至二十丸。禁生冷、滑物、臭食等。

注释

①藏厥：即脏厥，是指内脏真阳极虚而致的四肢厥冷。

②蚘厥：是指因蛔虫窜扰而引起的四肢厥冷。

③藏寒：这里指肠中虚寒。

④出汗：是指以微火炒蜀椒，使其所含水分及油质向外蒸发的意思。

释义

脏厥与蛔厥的辨证、蛔厥的治疗及乌梅丸的功用。

病人手足厥冷，同时脉亦微弱，且病程长达七八日，全身肌肤触之亦冷，病人烦躁不安，无有安时，此属于脏厥，而非蛔厥证。

脏厥证缘于脏气真阳大衰，机体失却温养，因而其不仅手足冷，肌肤亦冷，由于阳气大虚，失于敛藏，浮游不定，因而始终烦躁不安，且手足躁动更为明显。

蛔厥证缘自蛔虫窜扰致阴阳逆乱，必有吐蛔病史可寻，由于并非真阳大衰，病人虽厥，其程度必不甚深，肌肤亦不至冷，此外，蛔厥之烦躁乃蛔虫窜扰所致，故多时作时止，非若脏厥证的始终烦躁不安可比。

蛔厥虽起于蛔虫窜扰，但在机体却表现为肝气郁滞化热、肠中阳虚生寒的上热下寒证。根据“寒者热之、热者寒之”的治疗学思想，当以清上（肝、胃）温下（脾、肠）治之，方用乌梅丸。

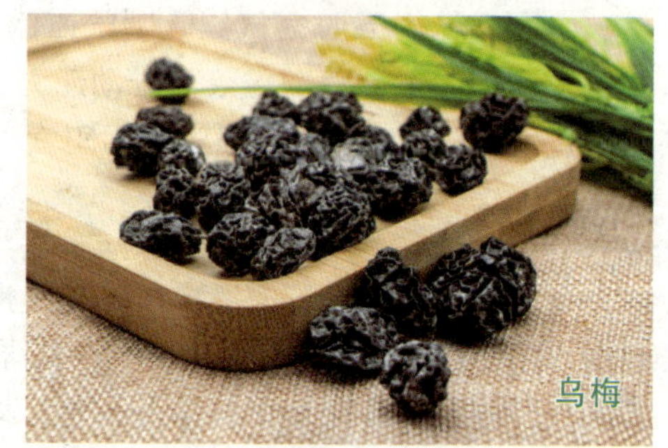
乌梅

从乌梅丸效应分析，本方在对蛔厥的病因——蛔虫产生直接作用的同时，更能调理蛔扰所致的脏腑阴阳失调。因此，该方不仅治疗蛔厥，也能治疗厥阴肝热犯胃、脾肠虚寒的多种病症，如久利不愈等。

原文339

伤寒热少微厥，指［一作稍］头寒，嘿嘿不欲食，烦躁，数日，小便利，色白者，此热除也，欲得食，其病为愈。若厥而呕，胸胁烦满者，其后必便血。

释义

热厥轻证的两种转归。

此厥见于发热不甚，且其厥亦仅限于指头部位，足见热邪内郁较轻，即“热微者厥亦微”。由于热邪内郁，不得外达，故除发热轻、指头寒外，还可见及神受热扰的烦躁及热郁胃气不苏的嘿嘿不欲食等证候。一般认为其热在胃，实际结合本证出现“嘿嘿不欲食”及其后热转盛厥加深而并见“呕，胸胁烦满”等症来看，应该属于少阳胆火内郁轻证，与单纯胃热内郁的白虎汤证不同，而与少阴病篇四逆散证更为相似。

由于热势较轻，随着时间的推移，人体有望通过自身的调节机制实现体内阴阳的平衡，此时病人往往小便通利、颜色由黄转白，热邪渐去，胃气得苏，病人还希望进食自养，最终实现病体的阴平阳秘，疾病向愈。

原文340

病者手足厥冷，言我不结胸，小腹满，按之痛者，此冷结在膀胱关元[①]也。

注释

①膀胱关元：此处指少腹部位。关元即关元穴，在脐下 3 寸，属任脉经穴。

释义

冷结下焦厥证脉证。

病人手足厥冷，属于厥证。根据病人小腹胀满，且按之疼痛，显属邪气内实有余之证，盖实邪内结则气机阻滞，因致阳气不达而见手足厥冷之象。此外，据“言我不结胸”及胀满疼痛位居小腹不难确定其邪踞所在。关于邪结的寒热性质，张仲景虽未出可赖辨别的相关证候表现，却在条文中明确病性属“冷结在膀胱关元”，因此不难想及尚应见寒邪凝滞的相关证候，诸如小腹喜热恶冷、小便清长、口淡不渴、舌淡苔白、脉迟等，只是因其证属邪实内结，故病人必苔白而有根、脉迟而有力，与阴盛阳虚证不同。

原文341

伤寒，发热四日，厥反三日，复热四日，厥少热多者，其病当愈；四日至七日，热不除者，必便脓血。

释义

从热、厥时间的长短推断厥证的病势及转归。

从病人先发热、后见厥、复发热的临床表现及病程中发热与手足发厥时间长短的比较，可以推知这一病理进程中阳气的通达与否及其盛衰变化，从而大致推断厥证的演变趋势及其转归，就此而言，条文中“三日”“四日”“七日”等应是约略之辞，实际含有长短比较的意思。

病人在发热后见手足厥冷，既有属热邪内郁而致的阳气不达，亦有属阳气由盛转衰的阳失温煦。若见于前者，病人手足冷同时必伴见胸腹灼热，口干舌红等，此属热厥；若属后者，其手足冷时胸腹必不热，甚或周身畏冷，口淡不渴，舌淡苔白，病属寒厥。两者由热而厥的转化虽相似，性质却有天壤之别。

厥、热时间相等或热稍多于厥为顺象，即“厥少热多者，其病当愈”。厥多于热，多为阳复不及或阴寒复聚之象，预后不佳。如因过用阳药而生火，或因邪热复聚而燔炽，则血肉腐败，化为脓血，亦属逆候。

原文342

伤寒，厥四日，热反三日，复厥五日，其病为进。寒多热少，阳气退，故为进也。

释义

厥多热少，其病为进的病势推断。

厥、热更替及其时间长短，反映了机体阴阳盛衰的变化。病人因阳虚而见手足厥冷，4 日后续见发热，又是机体阳气恢复的佳兆，但由于发热仅见 3 日，其后手足复见厥冷，且时间达 5 日之久，反映机体阳气来复不及且有衰退之势，故其病为进。

原文343

伤寒，六七日，脉微，手足厥冷，烦躁，灸厥阴[①]，厥不还者，死。

注释

①灸厥阴：即灸厥阴经的穴位。

释义

阳气衰微，灸而阳不得复的预后。

伤寒六七日，是病已入厥阴的互词。证见脉来微弱，手足厥冷，是阳气衰微、失于温养的表现。烦躁一证既有因于热盛者，更有由于阳气微而虚阳欲脱、心神涣散者，本条烦躁与脉微、手足厥冷并见，显是属于后者。

阳虚欲脱证若证情重笃，虽经灸治仍阳不回复，表现为手足仍厥而不温者，是预后险恶的表现，故断为死证。

原文344

伤寒，发热，下利，厥逆，躁不得卧者，死。

释义

阳虚阴盛、虚阳浮越死证的脉证。

伤寒病程中证见发热，多为正邪交争的反映，但亦可见于虚阳外浮时。二者鉴别之处在于前者发热与下利臭秽、肛门灼热、口渴舌红苔黄等并见，若因热邪内闭殊盛而见手足厥逆则必然周身灼热，心烦不已。相反，若属虚阳外浮，则病人在发热同时必出现喜近衣被、下利清稀甚或完谷不化，口不渴，舌淡苔白滑等症状；由于阴寒内盛，四肢温煦不及，病人见手足厥冷之象；因阴寒内盛、阳气外浮，病人见躁而不烦等证，与热盛而厥的心烦不已迥然有别。阴盛阳浮，阴阳失却维系，故为死证无疑。

原文345

伤寒，发热，下利至甚，厥不止者，死。

释义

阴盛阳浮的死证。

伤寒病程中发热往往是正气尚在，正邪相争之象，故病程中见发热一般应属佳兆。何以此处张仲景反言为死证？其实如能弄清此处发热的特征及其病机性质，就不难知晓张仲景作出死证判断的缘由。

与发热同时见下利臭秽，手足虽厥而胸腹灼热，口渴舌红苔黄等证不可同日而语。正因微阳已见散漫，更因阳失固摄，下利至甚，顷刻有阴竭阳脱之虞，故为死证。

原文346

伤寒，六七日，不利，便发热而利，其人汗出不止者，死，有阴无阳[①]故也。

注释

①有阴无阳：这里意思是只有阴邪而无阳气。

释义

有阴无阳者病情险恶。

伤寒六七日，为病人三阴之时，但因未见下利，且未有发热之候，说明病虽属三阴，而阳虚却不太甚。其后出现发热，似有阳气来复、正能奋起抗邪之兆，但若属阳气来复，一般不应下利，即或是"脾家实"的"腐秽当去"，亦当有"必自止"的结局，此处张仲景不仅未言下利"必自利"，更在"其人汗出不止"表现的基础上将该证断为"死"证。

原文347

伤寒，五六日，不结胸，腹濡[①]，脉虚，复厥者，不可下，此亡血[②]，下之死。

注释

①腹濡：腹部按之柔软。
②亡血：这里指阴血亏虚。

释义

血虚致厥的辨证及其治禁。

伤寒病历五六日，是邪可能入于里而见结胸、腑实等里实证的时日，现病人既未见胸脘硬满疼痛拒按等结胸证，更未见邪入肠腑的腹满痛等阳明腑气内结证，张仲景以"不结胸""腹濡"5字，为病虽久而邪未与有形之实相结的诊断提供了依据。

邪既未内入与有形实邪内结，又见虚而无力的脉候，则"手足厥冷"径可排除系实邪壅盛、气血阻滞所致，亦正因其厥缘之于虚，故攻下之法禁用，所谓"诸四逆厥者，不可下之，虚家亦然"即是。

尽管此处的"不可下"是因于阴血亏虚，但"脉虚复厥"也有阳气虚衰者，辨证时应当仔细分辨。血虚致厥不仅禁下，亦当禁汗。

原文348

发热而厥，七日，下利者，为难治。

释义

厥证下利的预后判断。

厥证下利且见发热者，既有属阴盛阳衰、虚阳格于外所致，亦有因热邪内闭、热逼阴泄者而成，故有寒厥、热厥之异。若属寒厥，虽然厥、下利是其常见脉候，但与发热并见，反映虚阳外浮，随时有离散之虞，故与一般虚寒厥证相比，证情尤重；若属热厥，内闭热邪耗阴，复加下利，阴气下泄，阴液损耗尤速，阴愈伤而热愈炽，成恶性循环，顷刻有阴竭之虑。两厥虽性质迴异，而病至“发热”与“下利”并见，则皆属难治之候。

原文349

伤寒，脉促，手足厥逆，可灸之。[促，一作纵。]

释义

阳虚脉促，治宜温灸。

本条的“伤寒脉促，手足厥逆”是虚寒之候，故可用灸法治疗。

同为促脉，临床又如何分辨其属于虚寒抑或是阳热亢盛？后世认为鉴别之点在于脉的有力、无力。若能结合四诊所见，则更能准确把握其属性。

原文350

伤寒，脉滑而厥者，里有热，白虎汤主之。

释义

无形热盛致厥的证治。

脉滑而厥，滑为脉来动数流利，与四肢厥冷同见，是热盛气壅之象。因是无形邪热内壅致厥，故为热厥。

本条叙证简略，根据其证候特征及治疗着眼点，病人还应见及胸腹灼热，口渴欲饮水，舌红苔黄等。其脉滑既反映了病人里热壅盛，亦表明了其邪热未至与有形实邪相结，故脉多滑数有力。

热厥因热邪内壅为证候特征，其治应以清泄邪热为法，用白虎汤去其邪热，热去厥自还。

原文351

手足厥寒，脉细欲绝者，当归四逆汤主之。

当归四逆汤方

当归三两　桂枝三两，去皮　芍药三两　细辛三两　甘草二两，炙　通草二两　大枣二十五枚，擘［一法十二枚］

上七味，以水八升，煮取三升，去滓，温服一升，日三服。

释义

血虚寒凝致厥的证治。

“手足厥寒”是言其部位尚局限于四肢末端，而未延及上部，反映其逆冷程度不很严重；“脉细欲绝”反映其血虚脉道不充的病理本质。合而观之，其厥虽有阳气不足的存在，更有阴血亏虚、脉道失充、手足失却血液温养的影响，因此，与前述四逆汤证单纯阳虚致厥相较，不仅阳虚程度不同，病机性质亦有较大区别。

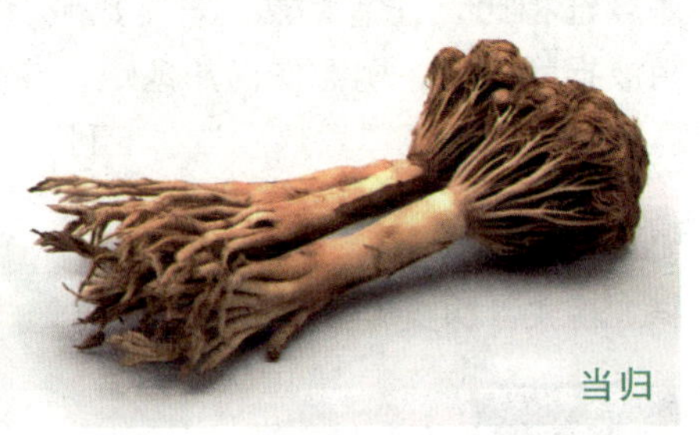
当归

该类病人除可见及阳气不足、阴血亏虚的手足厥寒、脉细欲绝症外，更当见及血虚及寒凝的相应表现。由于血虚，病人常有面色萎黄不华、头晕心悸、爪甲少华、唇色淡白等症；因于寒凝，病人多见及手足遇冷青紫、舌有紫气紫斑等象。妇女多伴月经衍期，经来腹痛，经色黑而有血块等。

针对上述阳虚不足，温煦不力，阴血因寒而凝、因虚失濡的复杂病机，治疗中既应注意温经散寒以治手足厥寒，更应在温经的同时益养阴血、复脉通经，用当归四逆汤。

原文352

若其人内有久寒者，宜当归四逆加吴茱萸生姜汤。

当归四逆加吴茱萸生姜汤方

当归三两　芍药三两　甘草二两，炙　通草二两　桂枝三两，去皮　细辛三两　生姜半斤，切　吴茱萸二升　大枣二十五枚，擘

上九味，以水六升，清酒六升和，煮取五升，去滓，温分五服。［一方水、酒各四升。］

释义

血虚寒凝兼肝胃陈寒证的证治。

本条是在血虚寒凝的基础上又兼久寒的证治。病情仍以血虚寒凝为主，故仍当见及前条所述的症状表现。兼有久寒，从方中用吴萸、生姜分析，二药入肝、胃二经，因知其寒为肝胃之寒无疑。正因肝胃有寒，结合前述吴茱萸汤证的相关表现，不难推知病人可见及干呕、吐涎沫、头痛、不能食等寒在肝胃的证候表现。

与当归四逆汤相比较，本方加入了温降肝胃的吴萸、生姜，对肝胃虚寒，气机上逆者更属对证。方中以清酒和水煎药，更能增强其通阳散寒之力。

原文353

大汗出，热不去，内拘急[①]，四肢疼，又下利，厥逆而恶寒者，四逆汤主之。

注释

①内拘急：腹中挛急不舒。

释义

阳虚阴盛寒厥证兼有表邪不去的证治。

本证虽列于厥阴，但其性质实属少阴阳衰，因其出现厥逆，为了与厥阴之“厥”鉴别，才连类提出。也有医家认为本条所述之证不仅少阴阳气内虚，更有表证未除。还有医家认为本条所述之证为厥阴寒盛于内，格阳于外的重证。

原文354

大汗，若大下利，而厥冷者，四逆汤主之。

释义

误治伤阳后阳衰阴盛厥证的辨治。

误治后伤阳，阳虚阴盛而致厥。后世医家对误治种类的认识有分歧。一种观点认为本条是缘于误汗，因大汗而致阳伤，阳气耗散，而见大下利、手足厥冷等证。另一种观点则认为“大汗”及“大下利”皆属误治方法，病因一误再误，导致阳气耗散，因见厥冷之候。征之临床，上述两种情况皆有可能存在，只要手足厥冷的性质属于阳虚寒盛，便可用回阳救逆的四逆汤。

原文355

病人手足厥冷，脉乍紧者，邪[①]结在胸中[②]，心下满而烦，饥不能食者，病在胸中，当须吐之，宜瓜蒂散。

注释

①邪：这里指停痰食积等致病因素。

②胸中：概括胸胃而言。

释义

痰阻胸中致厥的证治。

病人手足厥冷，若属阳虚阴盛，必脉来微细无力，此则脉现紧象，从其证候分析，还应紧而有力，是邪（痰）结于胸中使然。正因痰阻胸中，胸阳阻隔，气机不畅，阳气不达四末，因见手足厥冷之候，其“阴阳气不相顺接”的主因是“痰”。正因痰阻胸中，胸脘气机不畅，中焦升降失司，因见心下痞满、烦闷不舒及脘中饥嘈但又不能食等症，根据其痰阻的病机本质，病人还应见及头目昏眩、舌苔厚腻等痰阻之象。

《伤寒论》中述及瓜蒂散证 3 条，一为第 166 条，出于太阳病篇，以“胸中痞硬，气上冲喉咽不得息”为主证；二为第 324 条，出于少阴病篇，以“饮食入口则吐，心中温温欲吐，复不能吐，始得之，手足寒，脉弦迟”为主证；三为本条，见于厥阴病篇，以手足厥冷，脉紧等为主证，虽然表现各有侧重，但病性则一，即同为痰阻胸脘之候，故其治法方药相同，体现了“异病同治”的治疗学思想。

原文356

伤寒，厥而心下悸，宜先治水，当服茯苓甘草汤，却[①]治其厥；不尔[②]，水渍入胃[③]，必作利也。

茯苓甘草汤方

茯苓二两　甘草一两，炙　生姜三两，切　桂枝二两，去皮

上四味，以水四升，煮取二升，去滓，分温三服。

注释

①却：然后。

②不尔：不这样。指不先治水。

③水渍入胃：这里指水饮渗入肠中。胃实指肠而言。

释义

胃阳不足、水饮内停致厥的证治及其延误治疗后的转归。

手足厥冷同时见有心下悸动不安，从“宜先治水”分析，是水饮内停所致。厥是阴阳气不相顺接致成，水饮亦是重要原因之一。津液在局部不正常堆积，留而为饮，阻碍阳气的运行及阴阳之气的相互交接，最终形成以手足厥冷为特征的厥证。

水饮内停的具体部位，从病人症见“心下悸”及病情进一步发展出现“水渍入胃”而见下利的转归分析，其水饮显然是停于胃肠。何以知之？首先从“水渍入胃，必作利也”分析，其“下利”的病机是水饮迫肠、肠失传导所致。文中的“胃”包括胃肠。

证属胃阳不足、寒饮内停，治当温化以散其水，水散则阳气得通，阴阳交接，不治厥、悸，而厥、悸自除。水饮得化，不致下迫，肠不受累，则不会出现下利的变证。

方中茯苓甘淡以渗利水湿；桂枝辛温，既可温阳化气以助茯苓利水除湿，更可与甘草合用辛甘化阳以通血脉，并除厥逆；生姜辛散，功擅温胃散水，与茯苓同用，更增化饮通阳之力。

原文357

伤寒，六七日，大下后，寸脉沉而迟，手足厥逆，下部脉①不至，喉咽不利②，唾脓血，泄利不止者，为难治，麻黄升麻汤主之。

麻黄升麻汤方

麻黄二两半，去节　升麻一两一分　当归一两一分　知母十八铢　黄芩十八铢　玉竹十八铢［一作菖蒲］　芍药六铢　天冬六铢，去心　桂枝六铢，去皮　茯苓六铢　甘草六铢，炙　石膏六铢，碎，绵裹　白术六铢　干姜六铢

上十四味，以水一斗，先煮麻黄一两沸，去上沫，内诸药，煮取三升，去滓，分温三服。相去如炊三斗米顷令尽，汗出愈。

注释

①下部脉：指尺脉而言。亦有认为指足部脉。

②喉咽不利：咽喉疼痛，吞咽困难。

释义

邪热陷肺，正伤脾寒，虚实夹杂证的证治。

本条虽列于厥阴病篇，同为厥证，与乌梅丸证亦有上热下寒的相似病机表现，但其病位却属肺与脾，是肺热脾寒之候。

“喉咽不利，唾脓血”，是因伤寒误用大下，邪不外泄，反陷入里，而肺合皮毛，邪气内陷最易内归于肺，壅遏化热而成肺热之证。喉咽乃肺与外界相通的要冲，肺热上冲，壅聚于喉，发为喉咽不利；肺热内闭，壅遏气血，化为脓血，因见唾脓血之证。正因肺热内闭，阳气内郁，因见手足厥逆之候，故其手足冷更多属之阳郁肺热的热厥证。肺位最高，上以候上，肺热内闭，气血阻遏，寸脉因见沉而迟之象。

方中重用麻黄，与石膏、甘草相伍，发越郁阳，清泄肺热，有越婢汤意；升麻升提散郁，既能助麻黄升散之力，亦可引黄芩、知母等苦寒之味直趋肺之高位以清肺热，更有增甘温之剂以举脾气下陷之能，一药而兼三用，可谓用功精巧；当归、天冬、芍药、玉竹四味养阴血而滋肺燥，因脓血乃热壅肺络后气血腐败之物，

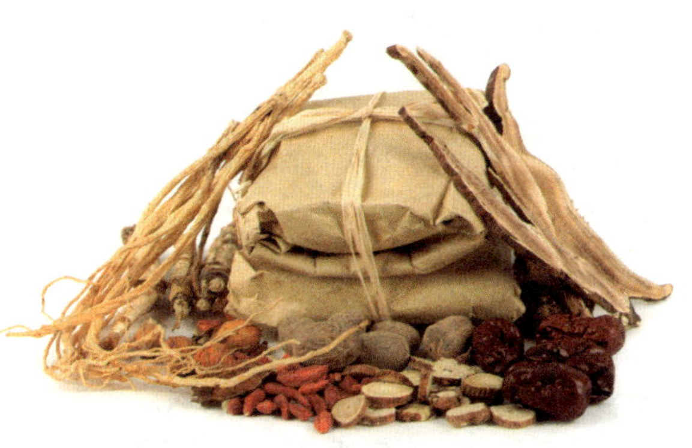

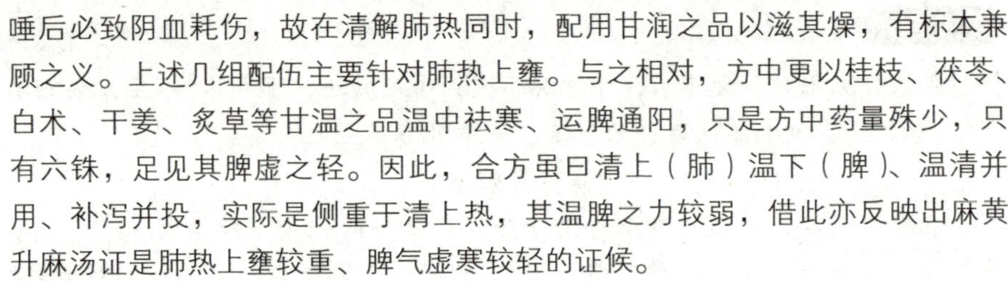

唾后必致阴血耗伤，故在清解肺热同时，配用甘润之品以滋其燥，有标本兼顾之义。上述几组配伍主要针对肺热上壅。与之相对，方中更以桂枝、茯苓、白术、干姜、炙草等甘温之品温中祛寒、运脾通阳，只是方中药量殊少，只有六铢，足见其脾虚之轻。因此，合方虽曰清上（肺）温下（脾）、温清并用、补泻并投，实际是侧重于清上热，其温脾之力较弱，借此亦反映出麻黄升麻汤证是肺热上壅较重、脾气虚寒较轻的证候。

原文358

伤寒，四五日，腹中痛，若转气下趣[1]少腹者，此欲自利也。

注释

①下趣：转气向下迫近少腹。

释义

伤寒病程中欲作下利的先兆。

伤寒病经四五日，病人出现腹痛，并觉腹中有气自上向下冲迫，直至少腹，这些都是将要发生下利的先兆。

由于本条出现在厥阴病篇，故而历代医家多以为是厥阴阳虚寒盛下利，从临床实际分析，出现此等证候既有病属厥阴者，更有尚在太阴者，即使病人厥阴，亦有因阳虚寒盛或肝热内迫者，更有肠道湿热内蕴或寒热错杂者，临床应结合其他证候仔细分辨。

原文359

伤寒，本自寒下，医复吐下之，寒格[1]，更逆吐下，若食入口即吐，干姜黄芩黄连人参汤主之。

干姜黄芩黄连人参汤方

干姜　黄芩　黄连　人参各三两

上四味，以水六升，煮取二升，去滓，分温再服。

注释

①寒格：这里指上热与下寒相格拒，其证以饮食入口即吐为特征。

释义

上热下寒相格拒的证治。

伤寒病程中如出现肠腑结实之证，自当采用寒下之法，但因寒下乃祛邪攻击之剂，极易引发证情变化，故需据下后情况，对治疗方案作相应调整。如果不察病情变化，恣意再以吐、下之法治之，则病情会进一步发生变化，因误吐不仅具升散动火之性，更有伤津化热之变，而误下则易致脾阳耗伤，形成胃热内蕴脾阳耗伤的脾寒与胃热格拒的寒格证。值此之时，如医者一误再误，再以吐、下之法治之，则寒热格拒之象更形加重，出现脾升胃降逆乱、饮食入口即吐的重证。

根据本证脾寒上格、胃热气逆的病机特征，方中用芩、连清泄胃热，俾胃热得清、胃气得降、呕吐自止；干姜辛温祛寒，寒去则脾气得升，下利可停；人参甘温，益气补中，以复中焦升降斡旋之职，更利寒热诸药各行其道，以解胃热脾寒之阻格。

本证与前述黄连汤证、栀子干姜汤证虽皆属胃热脾寒，但其间病机、证候表现又有细微差异。概括而言，本证以脾寒胃热相格拒的胃热气逆、食入即吐为主。黄连汤证虽亦可见及胃热上逆，但“欲呕吐”的一个“欲”字反映其呕吐表现未至太甚或仅有泛恶之感，而以脾寒络阻的腹中痛更加明显，这可能正是方中用桂枝以通阳和络止痛之目的所在。与上二证不同，栀子干姜汤证的上热较轻，未至胃热气逆，而仅见胃热的“微烦”之候，脾寒则存在较多的相似。

原文360

下利，有微热而渴，脉弱者，今自愈。

释义

虚寒下利自愈的预兆。

虚寒下利病人，病程中见微微发热，且口中作渴，脉现弱象是欲自愈的征兆。

病人由不发热向微发热的转变，反映出阴邪渐化，寒邪渐去，正气奋起抗邪之势。值得注意的是，张仲景特别强调病人发热是微热，认为微热才是转愈佳兆。否则，若见大热，则或为阳复太过，或为虚阳外浮，又都非佳象。

虚寒下利病人，由于寒湿内蕴，口多不渴。如病人由口不渴向口渴转化，乃寒湿渐化，津不及布的表现，与热盛津伤不同，临床较易区分。

脉弱既反映了病程中正气不足，亦表明其时邪气不盛，值此之时，病人才有向愈之机。

原文361

下利，脉数，有微热，汗出，今自愈，设复紧，为未解。[一云：设脉浮复紧。]

释义

寒利自愈与不解的脉证判别。

本条紧承上条，列出了寒利证自愈的另一种表现及不解的证候特征。条文中“设复紧为未解”句中的“复”字，点出了在脉数出现前，当见“紧脉”，属于虚寒下利之脉。下利同时脉现数象，并见微发热汗出，既是病欲自愈之象，应是反映了患病机体阳气回复、正气渐旺、正能奋起祛邪的机转。其脉数必兼和缓之象，为正能与邪相抗争的反映，而若数而空豁，则虽数亦非欲自愈之候。病程中由原来的不发热转为微发热是正能胜邪的标志，若大热暴现，又当注意其虚阳暴脱的另一端；汗出见于下利欲自愈之证是阳气渐充，津得输布，灌溉全身的佳象，但必微微汗出方为佳兆，否则，若大汗出不止又是津气外泄、阳失外固之候。因此，下利欲自愈的判断不仅要注意四诊的合参，更应注意相关证候表现在不同病理转化中的特征。

下利病程中脉由数而和缓复转为紧者，是邪气复聚，寒邪又盛之象，为病不解。

原文362

下利，手足厥冷，无脉者，灸之不温，若脉不还，反微喘者，死；少阴负趺阳[①]者，为顺也。

注释

①少阴负趺阳：少阴即太溪脉，用以候少阴肾气盛衰；趺阳即冲阳脉，用以候阳明胃气盛衰。少阴负趺阳，即太溪脉小于趺阳脉。

释义

寒利证运用温灸后的预后判断。

阴盛阳虚，清气不升则下利；真阳耗伤，四末失温故手足厥冷；阳气不足无以鼓动血脉，因见无脉之候。值此之时，治当温补阳气。灸法作为温补阳气的快捷治法对此类证候有确切的疗效。若用灸法后厥冷不回、脉搏不出，往往是阴寒极盛而阳气已绝，病情至为严重，若再加上微喘，则为肺肾之气已绝之象，故主死候。

若于温灸后寸口脉虽未及，但太溪脉有微弱搏动，趺阳脉搏动更为明显的，提示肾阳虽衰而胃气尚存，病虽重而仍可救治，故为顺候。

原文363

下利，寸脉反浮数，尺中自涩者，必清脓血。

释义

热利热壅气滞、血肉腐败出现的病症转变。

热邪内蕴不去，火热上冲故见寸脉浮数之象；热邪下迫，肠腑经络气血阻滞，因见尺脉滞涩不利。热壅气血，血肉腐败，故见大便下脓血之证。

原文364

下利清谷，不可攻表，汗出必胀满。

释义

里虚寒证兼表的治则及治禁。

下利清谷为脾肾阳虚、清气不升、腐熟无力的表现，病人可能还当伴见畏寒肢冷、小便色白、舌淡苔白滑、脉微细等脾肾阳衰的证候表现。值此正气不足之时，机体抵御外邪力下降，极易招致外邪的侵袭，出现里虚寒兼表证的复杂证候。对此类证候的治疗当以“攘外必先安内”为治疗准则，否则，一经发表，不仅外邪不去，更会因汗出阳伤，导致在里虚阳的外散，出现脾阳更耗、寒湿更盛、气机阻滞证之腹部胀满表现。

原文365

下利，脉沉弦者，下重①也；脉大者，为未止；脉微弱数者，为欲自止，虽发热，不死。

注释

①下重：肛门部有重滞的感觉。

释义

从不同脉候来判断下利预后的顺逆。

下利脉见沉弦，沉为在里，弦为气机不畅，故常伴后重之感。下利而脉象现大反映邪气盛实，故病不会转愈，所谓“大则病进”“大则邪至”。下利脉现微弱数者是邪气渐至衰微，阳气逐渐回复之象，故下利必将自然停止，即或有发热之象，亦是正能抗邪之象，因邪气已衰，病人预后必不致太过凶险。

原文366

下利，脉沉而迟，其人面少赤，身有微热，下利清谷者，必郁冒①，汗出而解，病人必微厥。所以然者，其面戴阳②，下虚③故也。

注释

①郁冒：郁闷眩冒，乃虚阳奋与邪争，邪将从汗解的先兆。

②其面戴阳：疾病过程中，病人出现面部淡红如妆，浮游不定的表现为戴阳。因红色属阳，面色发红犹如阳气戴于上面，故称戴阳。

③下虚：下焦虚寒。

释义

阴盛阳虚轻证下利可得郁冒而解的机转。

下利，脉沉而迟，面赤，身热，下利清谷等证，一派阴盛阳虚之象，治当温补阳气，破阴回阳，方得生机，应无自愈之理，何以病人可得郁冒汗出而解？几个程度副词点出了缘由所在，病人虽下利清谷，脉沉而迟，但面赤是“少赤”，身热是“微热”，手足厥是“微厥”，“少”与“微”既是对相应症状轻重的描述，更是对病人阳虚程度较轻的判定。正因其阳虚程度较轻，生机之阳未得尽散，患病机体在进行自我充分调养过程中，正气有渐复的可能，随着正气渐趋充盛，正气蓄积到一定程度时，必会出现正邪交争激烈的病理生理反应，出现心胸郁闷、头晕目眩、汗出，随之病解的转归。所以会出现这样的变化，归根结底是由于下焦阳已虚的缘故。

原文367

下利，脉数而渴者，今自愈。设不差，必清脓血，以有热故也。

释义

寒利阳复自愈及阳复太过的转属。

下利属阳虚，脉当现沉紧，今反见脉数且口渴是阳气有恢复之机，反映正能与邪相争，津液未及得布，随着时间推移，机体将发挥自我调节机制，而疾病自愈。如果阳气来复，疾病不能自愈，说明机体阴阳不能达成平衡，多属阳复太过之证，因为阳热偏盛，必见下利脓血的症状表现。

原文368

下利后，脉绝，手足厥冷，晬时脉还，手足温者，生，脉不还者，死。

释义

下利致阳气垂绝证的预后判断。

下利止后，病人现脉绝、手足厥冷等症，是阳气耗伤、些微欲绝之象，一般预后不良。但由于其利已止，些微之阳尚有渐复之机，故观以时日便可测知其预后如何，如一日一夜后由脉绝转至脉微或细弱和缓、手足亦温，说明患病之体通过自身调节，阳气有渐复之机。相反，如虽经昼夜观察脉仍未见好转，则系机体阳气无回复之望，故为死证。

原文369

伤寒，下利，日十余行，脉反实[①]者，死。

注释

①脉反实：实，谓脉来坚实有力，多见于大实证。现虚证而见实脉，故称反。

释义

证虚脉实者预后不良。

此处的下利概指虚寒下利，因若属邪实之利，则脉见实象自属正常，未必即属死证。与此相对，虚寒下利若见微细、微弱之象，既是正虚，亦示邪微，而若再见实脉之候，则示正虚邪实、正不胜邪之证，极易出现邪势鸱张、正气暴脱的死证。故证虚脉实者其预后不良。

原文370

下利清谷，里寒外热，汗出而厥者，通脉四逆汤主之。

通脉四逆汤方

甘草二两，炙　附子大者一枚，生，去皮，破八片　干姜三两［强人可四两］

上三味，以水三升，煮取一升二合，去滓，分温再服。其脉即出者愈。

释义

虚寒下利致阴盛格阳证的辨治。

下利清谷为脾肾阳衰、清气不升、腐熟不能之象，较之一般下利清稀其阳气损伤尤重。里寒外热不是证候性质，而是对证候表现的概括，所谓“里寒”是指由于脾肾阳衰而致的下利清谷、畏寒肢冷、小便色白、舌淡苔白滑、脉细欲绝等。所谓“外热”并非指表热之证，而是指病人由于正阳些微，虚阳被格拒于外而见的一系列证候表现，诸如身大热反欲得衣被、面赤如妆、浮游不定等。汗出是阳气衰微，阳不固阴而致，与表证汗出不同，更与里热证汗出不可同日而语。手足厥冷正是阳气衰微、四末失于温煦的真实反映。正由于阳气衰微明显，已至虚阳被格于外的局面，故治疗不仅应注意温补虚阳，更应使内外格拒得到解除，否则将有阳气外散之虞。

原文371

热利下重者，白头翁汤主之。

白头翁汤方

白头翁二两　黄柏三两　黄连三两　秦皮三两

上四味，以水七升，煮取二升，去滓，温服一升。不愈，更服一升。

释义

厥阴肝经热邪迫肠下利的证治。

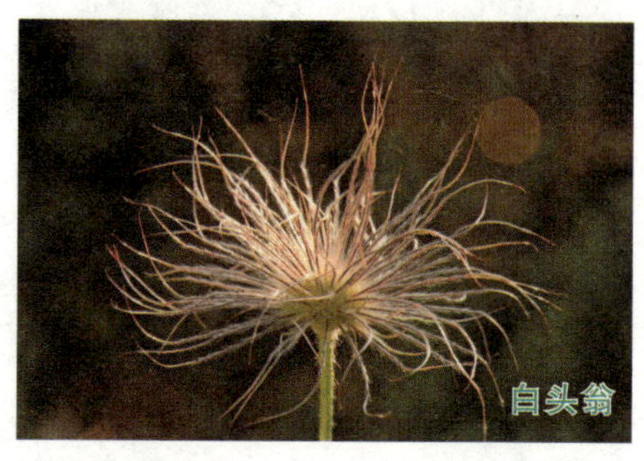

“热利”二字既指出了该证以下利为特征的证候特点，又揭示了该证热邪下迫大肠的性质，由此亦不难想见该证应具有下利臭秽、肛门灼热、小溲黄赤、口苦而干、舌红苔黄、脉数等热邪内蕴之象。“下重”二字点出了该证肝热内迫、气机阻滞的另一侧面，正因为此，气血必为之壅遏，病人自当见腹痛之证。气机壅滞，气血壅遏，加之热邪内蕴，壅遏气血，极易化为脓血，因此常见及利下脓血之证。

肝经热邪，下迫大肠，当以凉肝清热止利为治，方用白头翁汤。方中以白头翁为主药，其味苦性寒，能凉肝疏肝，尤善清下焦热毒，是治肝经下迫大肠下利的要药。黄芩、黄连苦寒，清热坚阴，并厚肠胃；秦皮苦寒，能清肝胆及大肠之热，且能凉血坚阴止利。四药相伍共成凉肝解毒、清肠止利之剂。

原文372

下利，腹胀满，身体疼痛者，先温其里，乃攻其表，温里宜四逆汤，攻表宜桂枝汤。

桂枝汤方

桂枝三两，去皮　芍药三两　甘草二两，炙　生姜三两，切　大枣十二枚，擘

上五味，以水七升，煮取三升，去滓，温服一升，须臾，歠热粥一升，以助药力。

释义

虚寒下利兼表当先里后表。

本条的下利腹胀满，非热邪内蕴，亦非寒湿外侵，而是脾肾阳虚，火不温土，腐熟无权，寒湿不运，气机壅滞之证，其下利物必清稀，甚或完谷不化，腹满亦必“腹满时减，复如故”，喜得温按，另见舌淡胖苔白滑等阳虚寒

湿内蕴之象。在此基础上，病人复见身疼痛，是夹有表邪，属于里虚兼表寒不解的表里同病，治疗当以温补里虚为急。里气先虚，径以表散，会令已虚正气更形耗散，表邪反有入里传变之虞，先安其内，则正气健旺，尤可驱使表邪外散。里气充实，下利停止后，若表邪尤在，可再拟表散之剂，以外散其邪。只是此时里虚证初差，正气尚未完全恢复，故应选择既可散表邪，又不碍里气的方剂治之。桂枝汤既能解肌祛风、调和营卫而祛在外之邪，更有内和脾胃之力，用于此等证候，至为恰当。其证虽见身疼痛，断不可用峻烈之剂麻黄汤，以防耗散太过，触动里气。

原文373

下利，欲饮水者，以有热故也，白头翁汤主之。

释义

补述厥阴热利的证候表现。

厥阴热证下利，除下重的表现外，还有因热邪内蕴致津液耗伤的口渴欲饮水证，这是热证下利诊断的又一依据。

“欲饮水”是热证下利的重要诊断依据，但不是唯一依据。从临床来看，下利欲饮水更有证属阳虚水津不能上承者，少阴病“自利而渴”即指此而言。热证下利必见利下物臭秽、口渴喜冷饮、小便色黄、舌红苔黄腻、脉数等；阳虚下利津不上承的口渴，其利下物多清稀、口虽渴但不多饮或喜热饮、小便色白、舌淡苔白、脉细。两者可资鉴别。

原文374

下利，谵语者，有燥屎也，宜小承气汤。

释义

热结旁流下利的证治。

下利与谵语并见，是燥热内结，用小承气汤治疗。以方测证，应见腹胀满疼痛，拒按，口干而苦，舌红苔黄燥等，其下利物必臭秽难闻，且纯为臭水，属燥屎阻结于肠，热迫津液下奔。其虽见下利，但燥屎内结依然，故结者自结、流者自流。其病机为燥结阻于肠道，故拟攻下通腑的小承气汤，“通因通用”俾燥结得去，邪热得清，则下利自除，是不治利而利自止的治本之法。

原文375

下利后，更烦，按之心下濡者，为虚烦也，宜栀子豉汤。

释义

大便通利后无形邪热内郁的心烦证治。

大便通利后，有形之燥结可随之而去。若在便通后心烦更盛，但按之心下，脘腹部柔软，是燥结已去，邪热未除之象。“虚烦”非为正虚所致，而是相对于有形实结内停而言。正因实结已去，无形邪热内扰，致心神失宁，故宜清宣无形邪热，用栀子豉汤。

原文376

呕家，有痈脓者，不可治呕，脓尽自愈。

释义

内有痈脓而致呕的治疗禁忌。

呕因痈脓内积而作者，不可单纯止呕，待脓尽痈消则呕自除。因痈脓内积而致的呕吐常是正气奋起驱邪外出的反映，若见呕只知止呕必致邪不得出而致生他变。本条提出了“见呕休止呕”的治疗主张，不仅对内痈致呕的治疗有指导意义，对其他邪实致呕的治疗也具有普遍意义。

原文377

呕而脉弱，小便复利，身有微热，见厥者，难治，四逆汤主之。

释义

阴盛阳虚致呕的证治。

呕而脉弱是阳气不足、阴寒上逆之象。小便复利是肾阳亏耗，固摄无力，常见夜间尿多。身有微热是虚阳外浮，与表证之发热并见及里热轻的微热证性质迥异，鉴别之处在于虚阳外浮之身有微热，必微热而欲近衣被，小便色白。阳气内虚，不能温煦四末，因见手足厥冷之证。由于阳气内虚，阴邪上逆，虚阳外浮，故断为难治，宜用四逆汤急温其阳，冀阳回阴退而呕自止。

原文378

干呕，吐涎沫[1]，头痛者，吴茱萸汤主之。

吴茱萸汤方

吴茱萸一升，汤洗七遍　人参三两　大枣十二枚，擘　生姜六两，切

上四味，以水七升，煮取二升，去滓，温服七合，日三服。

注释

①吐涎沫：吐出清稀唾液。

释义

肝胃虚寒、浊阴上逆的证治。

肝阳不足则阴寒内盛、寒气上逆，最易乘犯胃土而作干呕之状。阳虚疏达无力，土壅水积留而为饮，随气上逆，症见吐出唾液清稀。肝寒气逆，循经上冲，清阳不利则头痛，由于厥阴肝经与督脉会于巅顶，故肝寒上逆头痛常以巅顶痛为特征。正是由于病机瘕结在肝寒气逆，故治疗以温降肝逆为主，俾肝木得温，气逆得降，干呕吐涎沫头痛自除，是不止呕而呕自止"治病求本"的又一范例。

本条与上条皆为阳虚寒气上逆犯胃作呕，本条以肝寒上逆为主，前条重在肾阳不足，两者病位有所不同。前条阳虚严重，见阳浮身热等难治证候。本条阳虚相对较轻，未至虚阳外浮。虽然同属阳虚所致干呕，前条治以温肾复阳，后条治以温肝降逆。

吴茱萸汤是治疗阳明中寒与厥阴虚寒证的主方，因二者都有阳虚阴盛、寒凝气逆的共同病机，同时还与方中君药吴茱萸兼入阳明、厥阴有关。

原文379

呕而发热者，小柴胡汤主之。

释义

邪郁少阳，胆热犯胃的证治。

呕而发热，是少阳胆热犯胃，治用小柴胡汤，和解清热。

本条述证简略，从其所用之方分析，除发热症状外，可能还有少阳柴胡证的其他表现，但《伤寒论》中认为"有柴胡证，但见一证便是，不必悉具"，故抓住辨证要点即可。

原文380

伤寒，大吐大下之，极虚，复极汗者，其人外气怫郁①，复与之水，以发其汗，因得哕。所以然者，胃中寒冷故也。

注释

①外气怫郁：病人体表郁滞无汗而有烦闷之感。

释义

胃寒致哕及其成因。

吐、下之法，本是伤寒病程中常用的治法，用于邪盛正实，效如桴鼓，但需中病即止，以免过剂伤正。恣意吐、下，常致脾胃阳气大虚，若再以辛温峻剂误汗，汗后旋又表气不畅，且烦闷异常者，是脾胃之气已伤，营卫生化乏源，无以作汗之候，若误以为证属表郁未解，而以饮水助发汗，则胃阳损伤更重，寒象内生，水邪停积，胃气上逆，因见呃逆之证。究其机制，是“胃中寒冷”，失于运化所致。

原文381

伤寒，哕而腹满，视其前后，知何部不利，利之则愈。

释义

实邪致哕的治则。

哕证有寒热虚实之异，上条言哕为“胃中寒冷”，本条所述则为邪实内结，见哕而腹部胀满之候。邪结于何处，则又应据其证候不同作出判断。“视其前后”是言观察前后二阴，前阴不畅则水邪内逼，后阴不通则肠腑闭塞，皆可引发胃气上逆，导致哕证。

对邪实内积所致的哕证，应以祛邪治疗为先。根据其邪踞的部位，分别采用相应的方法导邪外出，此即张仲景“视其前后，知何部不利，利之即愈”的本旨。作为邪实致哕的治疗原则具有普遍意义。

第 8 章　辨霍乱病脉证并治

霍乱是以突发呕吐下利为主要临床表现的病症。霍，有急骤、猝然之意；乱，即缭乱、变乱之意。因其发病突然，顷刻之间吐泻交作，挥霍缭乱，故名为霍乱。

霍乱多由饮食不洁，冷热不调，或感受暑湿、寒湿、疫疠之邪，伤及脾胃，导致中焦升降失职、清浊相干、气机逆乱而成，正如《灵枢·五乱篇》所说："清气在阴，浊气在阳，营气顺脉，卫气逆行……清浊相干，乱于肠胃，则为霍乱。"

本篇所讨论的霍乱病实际上包括了多种急性胃肠病变。后世根据临床表现的不同，将霍乱分为湿霍乱和干霍乱两类。即上吐下泻，挥霍无度者，为湿霍乱；欲吐不吐，欲泻不泻，腹中绞痛，烦闷不安，短气汗出者，为干霍乱。本篇所论当属湿霍乱。因为湿霍乱又有因寒因暑之异，故有寒霍乱与热霍乱之分。寒霍乱者，因于寒湿；热霍乱者，因于邪热。本篇论述的仅仅是寒湿霍乱，而未涉及热霍乱。现代医学所说的由霍乱弧菌引起的霍乱，与本病症的概念不同，临证需作鉴别。

原著精读

原文382

问曰：病有霍乱①者，何？答曰：呕吐而利，此名霍乱。

注释

①霍乱：以吐利交作为主证，病势急而变化快，挥霍之间便致缭乱。

释义

霍乱的诊断要点。

呕吐有下利暴作，是诊断“霍乱”的重要指征，但尚需与其他病证相鉴别。首先，“呕吐下利”作为“霍乱”病的主证，往往见于起病突然，且证候表现剧烈。此与其他病证影响及胃肠而见“呕吐下利”不同；该病证有挥霍、缭乱的特性，常见吐下无度、心腹胀痛不安等，病情往往在很短时间内即发生变化，出现伤阴损阳之变。而其他病证，即或出现吐利，亦不会立即导致阴阳耗竭。

原文383

问曰：病发热，头痛，身疼，恶寒，吐利者，此属何病？答曰：此名霍乱。霍乱自吐下，又利止，复更发热也。

释义

论霍乱病证波及肌表的脉证。

暑湿、寒湿、疫疠秽浊之气外侵，或饮食不节，致邪气居于中焦，脾胃升降失司，是霍乱病的基本病理。因此，霍乱以突然发生剧烈的呕吐下利为特征。

霍乱除出现剧烈的呕吐、下利证候外，尚可伴有恶寒发热、头痛身疼等营卫不和之证。本条所述即是霍乱在里之邪，波及肌表时所见的证候类型。

因为霍乱的吐利是病从内发，而非误治，故张仲景称其“自吐下”。该证若里气平和则吐利会自然消失，但由于肌表营卫之气尚未调和，故还可见发热等肌表不和之证。

原文384

伤寒，其脉微涩者，本是霍乱，今是伤寒，却四五日，至阴经上，转入阴，必利，本呕下利者，不可治也。欲似大便，而反失气，仍不利者，此属阳明也，便必硬，十三日愈，所以然者，经尽故也。下利后，当便硬，硬则能食者愈，今反不能食，到后经中，颇能食，复过一经能食，过之一日当愈，不愈者，不属阳明也。

释义

霍乱后复染伤寒的证候特点及霍乱病后的病理转归。

机体感受外邪，正气奋起抵抗，其脉应现浮象，今脉不浮而反见微涩，显然内有虚象。究其缘由，系霍乱后阴阳两伤，复感外邪所致。霍乱由于吐泻剧烈，病程中极易出现伤阴损阳之变，此时即使霍乱病证已除，但若不加养慎，又极易招致外感。由于正气先虚，外邪侵入后，正气无力与之抗争，故脉现微涩之象。

霍乱后正虚感邪，不仅初起证候与一般伤寒病人有别，且病后转归亦不同。由于霍乱病位居于中焦，病后脾胃之气损伤尤为突出，脾升胃降之机一时难以恢复，在此基础上感受外邪，病邪最易传入中焦，所以病经四五日，即可传入阴经，致脾失升清而下利；若病人再现脾胃升降气机逆乱，吐利并见，则治疗更为困难。

若霍乱病人胃气较强，则正气渐有恢复之机，故病人见“欲似大便，而反失气”之象，是脾胃健运、中焦气机升降得以复常的象征，故虽病经时日，外侵之邪亦难入阴经，故“仍不利”，由于脾升胃降之机渐得恢复，病人大便会由稀溏转硬。此类病人由于正气有恢复之机，故虽感外邪亦能待正旺后驱邪外出，故“十三日愈”。

霍乱病下利止后，如脾气渐旺，则大便会逐渐转硬，此时胃纳功能恢复，又是疾病向愈的重要因素。病人胃纳如常，则正气得食气之助，更易驱邪外出，故病易愈。如仍不愈，则病情较为复杂，病变不是仅仅局限于胃纳功能方面，可能还有其他原因，需重新审察。

原文385

恶寒，脉微而复利，利止，亡血[①]也，四逆加人参汤主之。

四逆加人参汤方

甘草二两，炙　附子一枚，生，去皮，破八片　干姜一两半　人参一两

上四味，以水三升，煮取一升二合，去滓，分温再服。

注释

①亡血：此处作亡津液解。

释义

霍乱阳气衰微、阴液将竭证治。

对张仲景在条文中提出的病人由下利到利止的转变颇应引起注意，初看起来，病情似乎有好转之趋，但从张仲景对该病证性质的判断来看，病人的病情非但没有好转，反认为病情出现了“亡血”之变。此处的“亡血”应是亡津液的互词，“利止”乃利下过度以至津液耗竭，无物可下而出现的证候特征，并非病情转愈之象。故而本证性质应是阳气既虚、阴分亦不足。

关于亡血亡津液与阳气得复利止的区别，则可根据四诊合参而得以分别。如虽利止，但恶寒更甚，脉象细微，且四肢逆冷、躁扰不宁、眼眶凹陷者属阳亡液脱之象；若利止同时伴脉转和缓有力，或由短见长，且四肢转温、精

神转振为阳回欲复的佳兆。

由于本证不仅阳气衰微，更因利下过度而致阴亦欲竭，故治疗不仅应顾其阳，亦应兼顾其阴。方用四逆汤回阳救逆为主，更以人参大补元气、生津益液。

原文386

霍乱，头痛，发热，身疼痛，热多欲饮水者，五苓散主之；寒多不用水者，理中丸主之。

五苓散方

猪苓去皮　白术　茯苓各十八铢　桂枝半两，去皮　泽泻一两六铢

上五味，为散，更治之，白饮和服方寸匕，日三服。多饮暖水，汗出愈。

理中丸方

［下有作汤加减法］

人参　干姜　甘草炙　白术各三两

上四味，捣筛，蜜和为丸，如鸡子黄许大。以沸汤数合，和一丸，研碎，温服之，日三四，夜二服。腹中未热，益至三四丸，然不及汤。汤法，以四物依两数切，用水八升，煮取三升，去滓，温服一升，日三服。若脐上筑[①]者，肾气动也，去术，加桂四两；吐多者，去术，加生姜三两；下多者，还用术；悸者，加茯苓二两；渴欲得水者，加术，足前成四两半；腹中痛者，加人参，足前成四两半；寒者，加干姜，足前成四两半；腹满者，去术，加附子一枚。服汤后，如食顷[②]，饮热粥一升许，微自温，勿发揭衣被。

注释

①脐上筑：筑，捣也。形容脐上跳动不安，如捣物之状。

②食顷：约吃一顿饭的时间。

释义

脾阳虚否对寒湿阻遏霍乱证治的影响。

霍乱属邪阻中焦，而中阻之邪复可波及肌表，故霍乱在吐利同时常常伴见恶寒、发热、头痛、身痛等肌表之症。由于中焦阳气盛衰的不同，病人的证候表现会出现细微的差异。若脾阳尚旺，正气奋起与邪抗争，则可见发热症状明显的“热多”之象；若属脾阳不足，正气不能与邪相争，则多见恶寒症状明显的“寒多”之象。

条文中的“寒多”“热多”实际言及的是恶寒、发热症状表现的轻重，张仲景借此所要反映的是中焦阳气盛衰的不同，从两证性质而言，应该都是寒湿阻于中焦之证。

寒湿内阻，治当温化疏利，若脾阳尚旺者，则治疗着眼点在于使脾运复常而湿邪有出路，故以五苓散化气运脾，渗利水湿，脾运得健，寒湿得利，则脾升胃降之机得以恢复，而吐利自得解除。况五苓散不仅有运脾、内利寒湿之功，更具外疏和表之能，故用后不仅吐利能速得缓解，肌表不和之象亦能速除。

对中阳不足明显者，由于脾运功能减退，仅以运脾利湿力有不及，故需赖甘温补益以振奋中阳，兼以刚燥以化寒湿，方用理中丸，至其服法，需待病人腹中有由冷转热之感者方为有效，否则应增加用药分量。若属病情重、急，因丸剂作用和缓，恐力有不及，又需赖汤剂以增强其温化之力。药后饮入热粥亦是增强药效、温养中气的重要方法之一。

理中丸的方后加减，是针对其病理进程中可能见及的不同兼证而设的，应明确是举例而非全部。如兼见脐上跳动为兼肾虚水寒上冲，故去掉白术之壅补，仿桂枝加桂汤意，增入桂枝以温阳制水平冲；若因脾阳不足，致寒饮内停，上冲于胃而见呕吐者，则治疗又当去白术之壅补而仿茯苓甘草汤意，加生姜以化饮和胃降逆；若脾土不厚，清气不升，水湿下注者仍用白术之厚土；若因水气凌心而致心下悸者，加用茯苓既可利水更可宁心定悸；若渴欲饮水由脾运不健，津不上承者，宜重用白术以补土布津；因中虚而致腹中痛喜按者，重用人参以补虚缓急而止痛；而如属中寒明显，腹中冷痛，手足不温者，宜重用干姜以温中散寒止痛；若阳虚寒凝致气滞不行，腹中胀满不舒者，应去白术之壅，增附子辛温通阳以散寒除满。

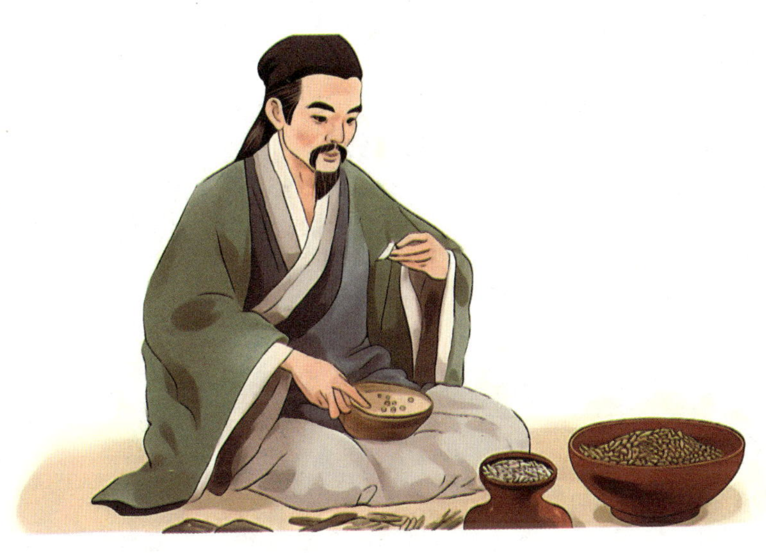

原文387

吐利止，而身痛不休者，当消息[①]和解其外，宜桂枝汤小和[②]之。

桂枝汤方

桂枝三两，去皮　芍药三两　生姜三两　甘草二两，炙　大枣十二枚，擘

上五味，以水七升，煮取三升，去滓，温服一升。

注释

①消息：斟酌之意。

②小和：即微和，谓不需猛烈之剂。

释义

霍乱里证消失而营卫不和的证治。

霍乱吐利停止，首先得分清其吉凶。若为里气调和，脾升胃降之机得以恢复，则在吐利止同时，应见精神爽慧、手足转温、苔腻渐化、脉来和缓等佳象；若属吐下太多，无物可吐可利者，则吐利止同时当见精神萎靡、手足冰冷、眼眶凹陷、皮肤干瘪、脉微欲绝等。

对“身痛不休”性质的判定，一般认为是微邪在表不去，此外，亦有为营卫之气不和而不夹表邪者，不可不知。

若“身痛不休”属里气调和而营卫未调或微邪在表者，应当采用桂枝汤调治，因该方不仅能外和营卫，更有利于霍乱病后脾胃升降之机的恢复。

对吐利虽止而证属津气耗竭、无物可下的身痛不休，桂枝汤亦不适宜，需根据病情性质，灵活选用相应方剂，如白通加猪胆汁汤之类，以先治其里。

原文388

吐利汗出，发热恶寒，四肢拘急[①]，手足厥冷者，四逆汤主之。

四逆汤方

甘草二两，炙　干姜一两半　附子一枚，生，去皮，破八片

上三味，以水三升，煮取一升二合，去滓，分温再服。[强人可大附子一枚、干姜三两。]

注释

①四肢拘急：四肢拘挛紧急，即所谓抽筋。

释义

霍乱心肾阳衰、肌表失和的证治。

霍乱以中焦脾胃升降之机逆乱为主。在其病理进程中，从正气的角度分析，既有脾阳未至太虚的五苓散证，亦有脾阳已虚的理中丸证，更有心肾阳气衰微的四逆汤证。本条所述即是并发心肾阳气衰微的霍乱吐利证。

由于心肾阳气衰微，阴盛于内，虚阳不得温运中焦脾胃，因而霍乱病表现将进一步加重。由于阳衰不固，营阴不守，见汗出之象。“发热恶寒”一症，前人多认为属“虚阳外浮”，如果是，则决非四逆汤所能胜任，而当用通脉四逆之类治之，鉴此，其性质仍当为邪在中焦波及肌表或夹有表邪之象。由于阳衰温煦不力，筋脉失于柔顺，故手足厥冷、四肢拘急，本条实际仍是阳伤为主，所不同者，只是阳伤更重，出现了心肾阳虚之候。正因其阳衰为急，故治疗仍遵循“伤寒，医下之，续得下利，清谷不止，身疼痛者，急当救里。后身疼痛，清便自调者，急当救表。救里宜四逆汤，救表宜桂枝汤”的先后原则，里急先救里，以四逆汤治之。

原文389

既吐且利，小便复利，而大汗出，下利清谷，内寒外热，脉微欲绝者，四逆汤主之。

释义

霍乱病阳气更伤，虚阳被格于外的证治。

霍乱病病程中，由于阳气（少阴心肾阳气）进一步损伤，则不仅阳失温煦、火不暖土而致吐利剧烈、下利清谷，而且由于阳微失于收摄致关门不利、玄府洞开因见小便复利、大汗出等象，此时由于虚阳丝微，了无根本，而有浮散外越之势，故病人复见内寒外热之“身大热，反欲得近衣”的“真寒假热”之象。尽管有在外之“身大热”，其脉候仍因阳气衰微而见“微而欲绝”之象。阴盛阳衰，虚阳被格于外，其治自应破阴回阳，通达内外，参少阴病篇相关证候应当使用四逆加人参汤或通脉四逆汤，方为合拍。原文用四逆汤恐力有不逮。

原文390

吐已下断[①]，汗出而厥，四肢拘急不解，脉微欲绝者，通脉四逆加猪胆汤主之。

通脉四逆加猪胆汤方

甘草二两，炙　干姜三两［强人可四两］　附子大者一枚，生，去皮，破八片　猪胆汁半合

上四味，以水三升，煮取一升二合，去滓，内猪胆汁，分温再服，其脉即来。［无猪胆，羊胆代之。］

注释

①吐已下断：吐利停止。

释义

霍乱阳气衰微、阴液亦竭证证治。

霍乱病人吐利停止后，未见手足转温、精神转振、脉来和缓，而是汗出、四肢拘急、冰冷，脉微欲绝，显为病情加重之象。其吐利停止为吐利太过致阴液耗竭而无物可吐可下。因其阳气衰微、阴液内竭，筋脉失于濡养、温煦，因见四肢拘急不解。阳气衰微失于固守则汗出，失于温煦则手足厥冷。阴阳俱虚，则脉来微而欲绝。针对此证治疗自当以温阳益阴为方案，但由于有形之阴不能速生，且由于“阴伤而阳未亡者，其阴自得续生”，故治疗以温阳为主，俾阴得阳生而生生不息，方用白通汤以回阳救逆、通达内外为主，佐以猪胆汁兼益其阴，且有反佐之意。

原文391

吐利发汗，脉平[①]，小烦者，以新虚，不胜谷气[②]故也。

注释

①脉平：脉来平和。

②谷气：此处指饮食。

释义

霍乱病后脾胃虚弱、运化不力而致微烦的证候。

霍乱病以中焦脾胃升降逆乱为特征，经治疗后虽然霍乱病证已除，但脾胃运化功能由于吐利难免不遭损伤，因而病后常见中焦乏运之象，值此之时，犹须注意调节饮食，以利脾胃功能的恢复，若食入过多或过啖肥甘厚味，极易招致食气内停，出现轻微烦闷表现。

此症未出方治，含有不需药治，重在食养的思想。从临床实际来看，可酌予运中之品以促其恢复。

第 9 章　辨阴阳易瘥后劳复病脉证并治

阴阳易是因房事导致男女之间互相染邪而发生的病证。差后劳复是疾病痊愈期因劳累、饮食、起居等因素导致疾病复发的病证。

伤寒热病初愈，正气尚虚，气血未复，余邪未尽，当此之际，惟宜慎起居，调饮食，静养调理，预防疾病复发。古人认为，若病后因房事导致男女之间互相染邪而发生的病证，称为阴阳易。若不因房事，而由于饮食起居失常，作劳伤正，疾病复发者，称为瘥后劳复。其中因劳而发者，称为劳复；因饮食调理不当而发者，称为食复。

原著精读

原文392

伤寒阴阳易①之为病，其人身体重，少气，少腹里急，或引阴中拘挛②，热上冲胸，头重不欲举，眼中生花［一作眵］。膝胫拘急者，烧裈散主之。

烧裈散方

妇人中裈，近隐处，取烧作灰

上一味，水服方寸匕，日三服，小便即利，阴头微肿，此为愈矣。妇人病，取男子裈，烧服。

注释

①阴阳易：因病后过早房事而致疾病复发的病证。由于病后精气虚损，症状与原病已大有不同，故称“易”，“易”作变异解。亦有认为“易”作交易解，谓病后交媾，男病传女，女病传男。

②阴中拘挛：牵引阴部拘急痉挛。

释义

阴阳易证治。

伤寒病后大多正气内虚而余邪留恋，过早房事一则易耗不足之气，二则损却内虚之精，余邪乘虚而发，导致阴阳易证。病人身体沉重、感觉气少不足以息是房事后耗伤元气之象。少腹紧张急迫，有的甚至出现阴部牵引拘挛是阴精内亏筋脉失去濡养之征。房事后伤及肾中之精，致令精亏于下而火热之毒炎于上，病人出现热气上逆冲于胸膈，头重抬不起，眼睛发花，膝和小腿拘急痉挛之象。

此证实则为“房劳复”证，针对精气内耗、热毒留扰这一虚实夹杂的病机，治当调补阴阳，祛除热毒之邪。

烧裈散是张仲景用于治疗阴阳易证的方药，该方取用男子或女子裤裆或裙裆近阴部的布料，烧灰制成。传统理论认为，该方能畅利小便，使热毒从阴部下泄，进而达到引邪外出之目的。现代诊断学中对阴阳易证的研究内容缺如，该方药的作用机制存疑，有待研究后重新评估。

原文393

大病差后[①]，劳复[②]者，枳实栀子豉汤主之。

枳实栀子豉汤方

枳实三枚，炙　栀子十四个，擘　豉一升，绵裹

上三味，以清浆水[③]七升，空煮取四升，内枳实、栀子，煮取二升，下豉，更煮五六沸，去滓，温分再服，覆令微似汗。若有宿食者，内大黄如博棋子[④]五六枚，服之愈。

注释

①差后：是热病过程中余邪未尽，正气损伤，机体功能尚未完全恢复正常时出现的一组病理变化的总称。

②劳复：病后正气尚虚、邪犹未尽时，因劳力过度而诱发的病证。

③清浆水：一说即淘米泔水，久贮味酸者佳，如徐灵胎持此观点；亦有认为是将粟米烧成饭后投入水中，浸五六日后，生白花，色类浆，则清浆水即成，如《本草蒙荃》。

④博棋子：一说如方寸匕大小，如《千金方》；一说长 1 寸、方 1 寸大小，如《服食门》。

释义

概述劳复证证治方药。

劳复证的特征是因“劳”而致病复发，不仅有体力劳动、脑力劳动及房劳等“劳”的形式上的差异，更有过早或过度劳作内容的不同。至于其形成机制，大多是因病后劳则气上，余热复聚使然。

所述劳复证候，内容至为简单，需以方测证，并结合方后注逆推的方法，来加以理解。使用方药是枳实栀子豉汤，该方由栀子豉汤加枳实三味药组成，据方药分析，所述之证应属无形热盛致气机郁滞。

劳复治用枳实栀子豉汤，仅是举例而已，临床所见劳复的证候类型较为复杂，医师应结合所见之证，灵活选方用药。

原文394

伤寒差以后，更发热，小柴胡汤主之。脉浮者，以汗解之，脉沉实［一作紧］者，以下解之。

小柴胡汤方

柴胡八两　人参二两　黄芩二两　甘草二两，炙　生姜二两　半夏半升，洗　大枣十二枚，擘

上七味，以水一斗二升，煮取六升，去滓，再煎，取三升，温服一升，日三服。

释义

瘥后发热的不同证治。

发热是临床常见证候，亦是病人大病瘥后易见的症状之一。对其认识常有两种不同的倾向。其一认为瘥后发热多属虚证，是因阴血不足，不能配阳，致阴虚阳浮所成，治当补养阴血以潜浮阳。另一看法则认为发热属邪热复炽或复感外邪，主张以清解祛邪为先。

原文395

大病差后，从腰以下有水气者，牡蛎泽泻散主之。

牡蛎泽泻散方

牡蛎熬　泽泻　蜀漆暖水洗去腥　葶苈子熬　商陆根熬　海藻洗去咸　栝楼根各等份

上七味，异捣，下筛为散，更于臼中治之，白饮和服方寸匕，日三服。小便利，止后服。

释义

伤寒之类热病初愈并发湿热内蕴水肿的证治。

伤寒之类热病初愈，由于阳气耗伤、气化不行或阴液不足、湿热停滞，

常可并发水肿之证，其证多属正虚或正伤邪恋，与之相对，临床亦有表现为纯属实证者。从条文用牡蛎泽泻散治疗分析，该方以祛邪药祛邪为主，足见该证属之邪实有余。

从牡蛎泽泻散组成分析，方中泽泻、商陆根泻水利小便，蜀漆、葶苈子开凝逐饮，祛水热之内停；牡蛎、海藻软坚以消痞；栝楼根滋润津液而利血脉之滞，合方共凑逐水清热，通利血脉之功。因此，其所对应之证为湿热壅滞，气机不畅之候。

本证虽为湿热壅滞，但毕竟属之大病之后，因此，用此等攻击之剂犹当慎重。用时应以米汤等和服，以保养胃气，防止攻逐之剂损伤正气。用药宜中病即止。

原文396

大病差后，喜唾[1]，久不了了[2]，胸上有寒，当以丸药温之，宜理中丸。

理中丸方

人参　白术　甘草炙　干姜各三两

上四味，捣筛，蜜和为丸，如鸡子黄许大，以沸汤数合，和一丸，研碎，温服之，日三服。

注释

①喜唾：即频频泛吐唾沫。

②久不了了：长时间不好转。

释义

瘥后中阳不足喜唾的证治。

病人口吐唾沫，更有虚、实之异，若为实证，则因正气不虚，停积之痰饮每随吐而得去，故吐后多不复再吐，不至久久不愈。此证之吐不仅因寒饮内生，上泛胸膈，而见口吐唾沫不止，且因阳气内虚、津不得运而痰饮不断滋生，故不复其阳则病根不除而寒饮凝聚不止，因而旋唾旋生，久久不得息止，非若邪实停留，得吐则愈可比。

“胸上有寒，当以丸药温之”实即指出了该证的性质属之虚寒。至其病位，又以脾肺为中心。因脾为机体水谷、水湿运化的本源，其功能异常又是水湿滋生之根本，故有“脾为生痰之源”之说。脾阳不足，肺金失去脾土温养，则肺气日虚而布散无力，甚则肺气失敛，至此，津液不但不司其濡养之职，反聚为饮而成邪，脾失运化、肺不布津所生痰饮，停于胸膈，而为“喜唾，久不了了”之证。

本证虽有寒饮内停，但病根在于脾肺阳气不足，饮从中生，故温补脾肺为治本之法，理中丸确为的对之方。该方不仅能温补脾阳以助运化水谷、水湿，更可温肺以布散津液，脾、肺之阳得复，则津液自得正常敷布而不至留聚为痰饮，是不治饮而饮自消之意。

原文397

伤寒解后，虚羸[①]少气，气逆欲吐，竹叶石膏汤主之。

竹叶石膏汤方

竹叶二把　石膏一斤　半夏半升，洗　麦冬一升，去心　人参二两　甘草二两，炙　粳米半升

上七味，以水一斗，煮取六升，去滓，内粳米，煮米熟，汤成去米，温服一升，日三服。

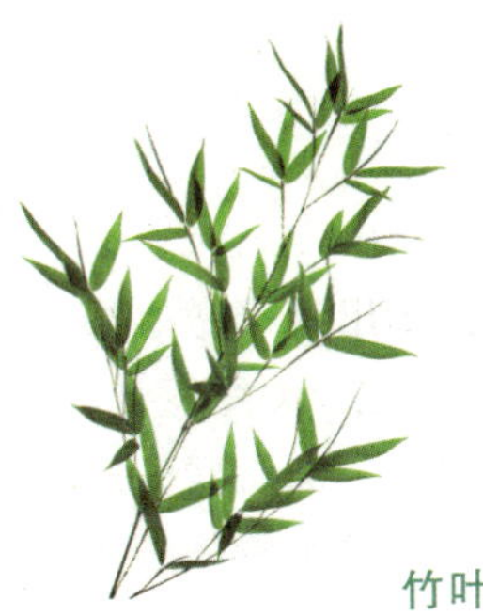

竹叶

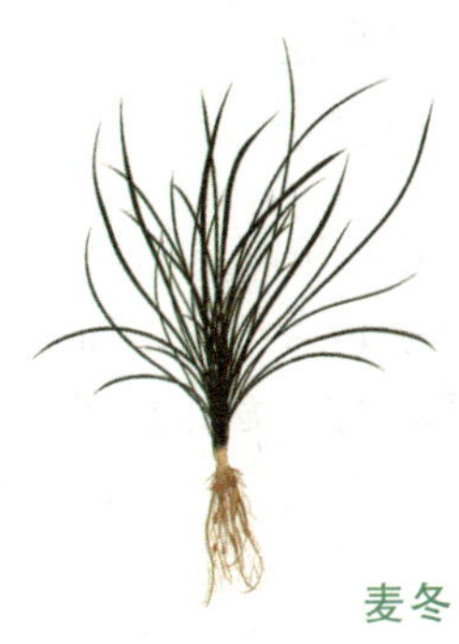

麦冬

注释

①虚羸：虚弱消瘦。

释义

病后胃热未尽、气液两伤证证治。

本条证候性质属于虚实夹杂，其“实”指胃热留扰不去；而“虚”为气阴两伤，且为“邪少虚多”之候。究其形成之因，多为素体阳盛阴伤者见及。正是由于胃热未尽，复加气阴两伤，致胃气失于和降，故见“气逆欲吐”；气伤不足以息，故见少气，阴津损伤不足以滋润形体，故见虚弱消瘦。除上述证候外，本证更可见及发热、心烦、口渴、少寐、舌红少苔、脉象虚数等热邪不尽、气阴两伤之候。

病后气阴两虚、余邪留扰、邪少虚多，宜用正邪兼顾的变通治法。竹叶石膏汤是由白虎加人参汤加减而成。正因其邪热已减，故去方中苦寒味重之知母，加入竹叶之清扬以清热除烦；以其正伤少气，故仍用人参、甘草；其阴津耗伤尤重，已至形体消瘦、舌红少苔，故增甘寒之麦冬，助粳米以滋养

胃液；妙在方中以半夏之辛散，配在甘凉滋润药中，既能防寒凉甘滋以碍胃，更有和胃降逆之妙用。经过对白虎加人参汤的合理化裁，变原先以祛邪为主，兼益气津而为以益津气为主，兼除余热。因此，就本证性质而言，其阳明胃热与白虎汤证，白虎加人参汤证相类，只是其热势已减、邪气已少，而气阴两伤的正虚较为明显。

原文398

病人脉已解[①]，而日暮微烦，以病新差，人强与谷，脾胃气尚弱，不能消谷，故令微烦，损谷[②]则愈。

注释

①脉已解：病脉已除，脉象正常。

②损谷：减少饮食。

释义

大病之后微烦的机制及调护。

病人脉象已经转为平和，而至傍晚时分却出现轻微心烦不安，或见微有发热，源于大病新瘥，病人脾胃功能尚弱，加之饮食不节，调摄失宜所致。人与天地相应，日中阳气旺盛，日暮阳气渐衰，而脾胃阳气亦衰弱，不能消谷，致胃气生郁，食积生热。对此，只要适当减少食物的摄入，则虚弱的脾胃功能就会逐渐恢复正常，胃气郁滞自然解除。